Rainer-Peter Meyer

Fabrizio Moro

Hans-Kaspar Schwyzer

Beat René Simmen

(Hrsg.)

Traumatologie am Schultergürtel

54 Instruktive Fälle

Rainer-Peter Meyer
Fabrizio Moro
Hans-Kaspar Schwyzer
Beat René Simmen
(Hrsg.)

Traumatologie am Schultergürtel

54 instruktive Fälle

Mit 735 Abbildungen

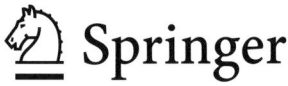 Springer

Dr. med. Rainer-Peter Meyer
Facharzt für Orthopädische Chirurgie
und Traumatologie des Bewegungsapparates
Obere Extremitäten
Schulthess Klinik
Lengghalde 2
CH-8008 Zürich

Dr. med. Fabrizio Moro
Facharzt für Orthpädische Chirurgie und
Traumatologie des Bewegungsapparates
Leitender Arzt Orthopädie Obere Extremitäten
Schulthess Klinik
Lengghalde 2
CH-8008 Zürich

Dr. med. Hans-Kaspar Schwyzer
Facharzt für Orthopädische Chirurgie
Chefarzt Orthopädie Obere Extremitäten
Schulthess Klinik
Lengghalde 2
CH-8008 Zürich

Priv.-Doz. Dr. med. Beat René Simmen
Facharzt für Orthopädische Chirurgie und
Handchirurgie
Senior Consultant Orthopädie Obere Extremitäten
Schulthess Klinik
Lengghalde 2
CH-8008 Zürich

ISBN 978-3-642-21817-0 Springer-Verlag Berlin Heidelberg New York

Bibliografische Information der Deutschen Nationalbibliothek
Die Deutsche Nationalbibliothek verzeichnet diese Publikation in der Deutschen Nationalbibliografie;
detaillierte bibliografische Daten sind im Internet über http://dnb.d-nb.de abrufbar.

Springer Medizin
Springer-Verlag GmbH
Ein Unternehmen von Springer Science+Business Media
springer.de
© Springer-Verlag Berlin Heidelberg 2011

Planung: Dr. Fritz Kraemer, Antje Lenzen, Heidelberg
Projektmanagement: Barbara Knüchel, Heidelberg
Lektorat: Thalia Andronis, Köln
Einbandgestaltung: deblik, Berlin
Satz: TypoStudio Tobias Schaedla, Heidelberg

SPIN 80044012
Gedruckt auf säurefreiem Papier   2111 – 5 4 3 2 1 0

Widmung

Für die Pioniere der Schulterchirurgie …
… dank deren Wissen wir zu neuen Grenzen vorstoßen konnten.

Für die jungen Schulterchirurgen …
… die uns nachfolgen und durch ihr Können und ihren Einsatz weitere Fortschritte realisieren werden.

Für Werner Degelo und Mario Piderman …
… die – jeder in seinem Spezialgebiet – täglich Exzellentes für unsere Klinik leisten.

Vorwort

Anhand von 54 Fällen werden hier traumatologische Problemstellungen am Schultergürtel analysiert, wie sie in großer Regelmäßigkeit jahraus, jahrein an einer schulterchirurgischen Spezialabteilung auftreten. Das Team der Abteilung *Obere Extremitäten* an der Schulthess Klinik hat diese Fälle zusammengetragen, die – alle auf ihre Art – instruktiv, didaktisch wertvoll und in ihrem Verlauf aussagekräftig sind.

Es handelt sich keinesfalls um eine systematische Auflistung mit Anspruch auf Vollständigkeit. Vielmehr soll jeder einzelne Fall auf ein spezifisches Problem hinweisen und zeigen, wie wir dieses mit unseren Ideen, Vorstellungen und technischen Möglichkeiten angepackt haben.

Jeder Fall wird anamnestisch, klinisch und mit den entsprechenden bildgebenden Verfahren vorgestellt, die Indikation zum Eingriff erläutert und auch das operationstechnische Vorgehen kurz erklärt. Anhand des Verlaufs werden dann Erfolg oder Misserfolg – manchmal auch mit Reinterventionen – offen besprochen. Großes Gewicht legen wir auf eine möglichst großzügige Bebilderung, soweit dies möglich war. Bei jedem Fall wird zum Schluss in einer kurzen Diskussion das Vorgehen analysiert. Auf Literaturangaben haben wir bewusst verzichtet. Unser Buch soll ein kleiner Leitfaden hin zur direkten Problemlösung darstellen, also eher ein breit bebildertes »Kochbuch« als ein »unbestechliches« wissenschaftliches Dokument sein. Ob unsere Lösungen dann auch immer die bestmöglichen waren, soll der Leser selbst entscheiden. Viel Vergnügen bei der Lektüre.

Zürich im Frühjahr 2011
R.P. Meyer
F. Moro
H.K. Schwyzer
B.R. Simmen

Dank

Danken möchten wir all jenen, die zum guten Gelingen dieses Buches beigetragen haben, allen voran den Autoren der einzelnen Beiträge. Sie haben neben ihrer intensiven Arbeit in der Klinik Zeit gefunden, die hier präsentierten 54 Fälle aufzuarbeiten und so ein profundes Fachwissen weiterzugeben.

Danken möchten wir aber auch allen Mitarbeitern, die »hinter den Kulissen« wertvolle Arbeit geleistet haben: dem Röntgenteam der Schulthess Klinik, das das Gros der radiologischen Dokumentationen beigesteuert hat, und Herrn Andreas Lütscher von der Fotoabteilung, der die illustrierenden Bewegungsaufnahmen und alle intraoperativen Bilder eingebracht hat.

Ein ganz besonderer Dank geht an Frau Betty Hess, die als Sekretärin das Gros der Beiträge geschrieben und für die Koordination des Projekts Exzellentes geleistet hat.

Ein spezieller Dank gilt auch Herrn Dr. med. Christoph Kolling, der alle Beiträge verlagskonform elektronisch aufgearbeitet und die einzelnen Kapitel in Text und Illustration standardisiert hat.

Unser Dank geht aber nicht zuletzt auch an das einmal mehr perfekt arbeitende Team des Springer-Verlags: Dr. Fritz Kraemer war von Anfang an mit positivem Impetus für unser Buchprojekt eine wertvolle Stütze. Frau Antje Lenzen hat das Buch von Beginn bis zur Drucklegung mit hoher Fachkompetenz begleitet. Frau Barbara Knüchel und Frau Thalia Andronis leisteten in ihren Aufgabenbereichen wiederum ausgezeichnete Arbeit – herzlichen Dank an alle.

R.P. Meyer
F. Moro
H.K. Schwyzer
B.R. Simmen

Inhaltsverzeichnis

Mitarbeiterverzeichnis

Durchholz H., Dr. med.
Schulthess Klinik
Lengghalde 2
8008 Zürich, Schweiz

Flury M., Dr. med.
Schulthess Klinik
Lengghalde 2
CH-8008 Zürich

Frey P., Dr. med.
Schulthess Klinik
Lengghalde 2
CH-8008 Zürich

Glanzmann M.C., Dr. med.
Schulthess Klinik
Lengghalde 2
CH-8008 Zürich

Kolling C., Dr. med.
Schulthess Klinik
Lengghalde 2
CH-8008 Zürich

Meyer R.P., Dr. med.
Schulthess Klinik
Lengghalde 2
CH-8008 Zürich

Moro F., Dr. med.
Schulthess Klinik
Lengghalde 2
CH-8008 Zürich

Schwyzer H.K., Dr. med.
Schulthess Klinik
Lengghalde 2
CH-8008 Zürich

Simmen B.R., Priv.-Doz. Dr. med.
Schulthess Klinik
Lengghalde 2
CH-8008 Zürich

Spormann C., Dr. med.
Schulthess Klinik
Lengghalde 2
CH-8008 Zürich

1 Adoleszentenfraktur des proximalen Humerus mit doppelschräger Frakturebene

R.P. Meyer, F. Moro

Klinischer Fall

Ein 17½-Jähriger stürzt beim Snowboarden im Dezember 2008 auf seine rechte Schulter und zieht sich eine subkapitale Humerusfraktur rechts zu. Der Patient meldet sich zur Beurteilung des therapeutischen Vorgehens 3 Tage später in unserer Klinik, nachdem das erstversorgende Krankenhaus eine konservative Therapie favorisiert hat. Nach nochmaliger ausführlicher radiologischer Abklärung entschließen wir uns wegen der erheblichen Fehlstellung mit dorsaler Abkippung und Varusposition (❐ Abb. 1.1) zur blutigen Reposition und Kirschner-Drahtfixation. In Anbetracht des jugendlichen Alters ziehen wir die einfache Kirschner-Drahtstabilisierung und Schraubenosteosynthese einer hier auch möglichen Plattenosteosynthese vor.

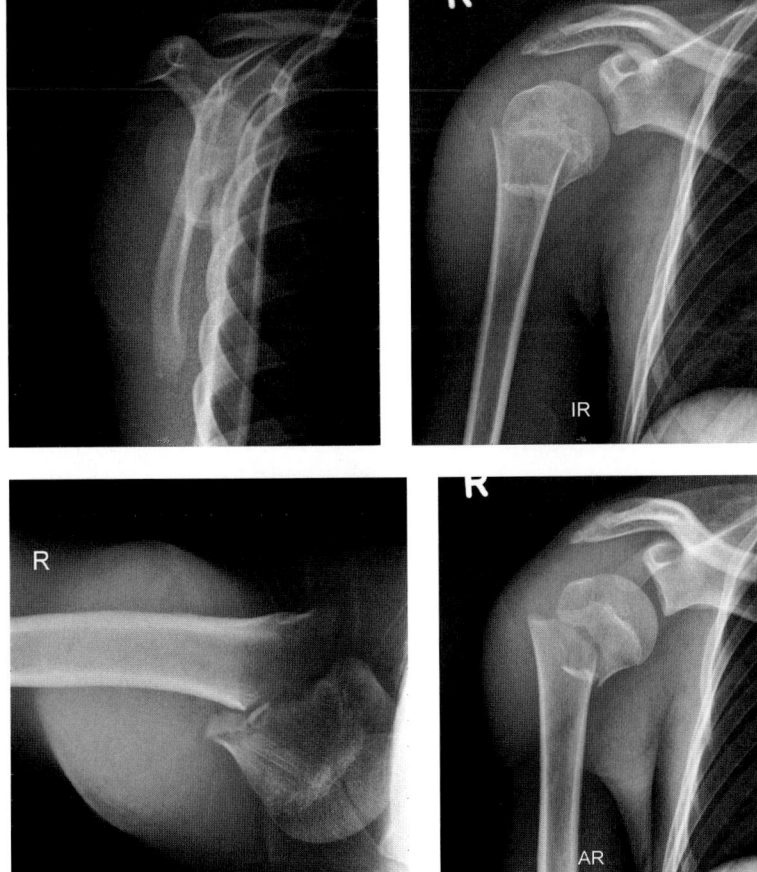

❐ Abb. 1.1

Operative Korrektur

Der Eingriff erfolgt eine knappe Woche später. Die Reposition ist wegen der doppelschrägen Frakturfläche und interponierten Weichteilen inklusive langer Bizepssehne erschwert. Die fächerförmig eingebrachten Kirschner-Drähte ergeben eine gute Stabilität. Die isolierte Kortikaliszugschraube fasst den metaphysären dorsalen Keil zusätzlich und dient gleichzeitig als Anker für die im Sinne einer Zuggurtung durch die Rotatorenmanschette gestochene PDS-Kordel (◘ Abb. 1.2).

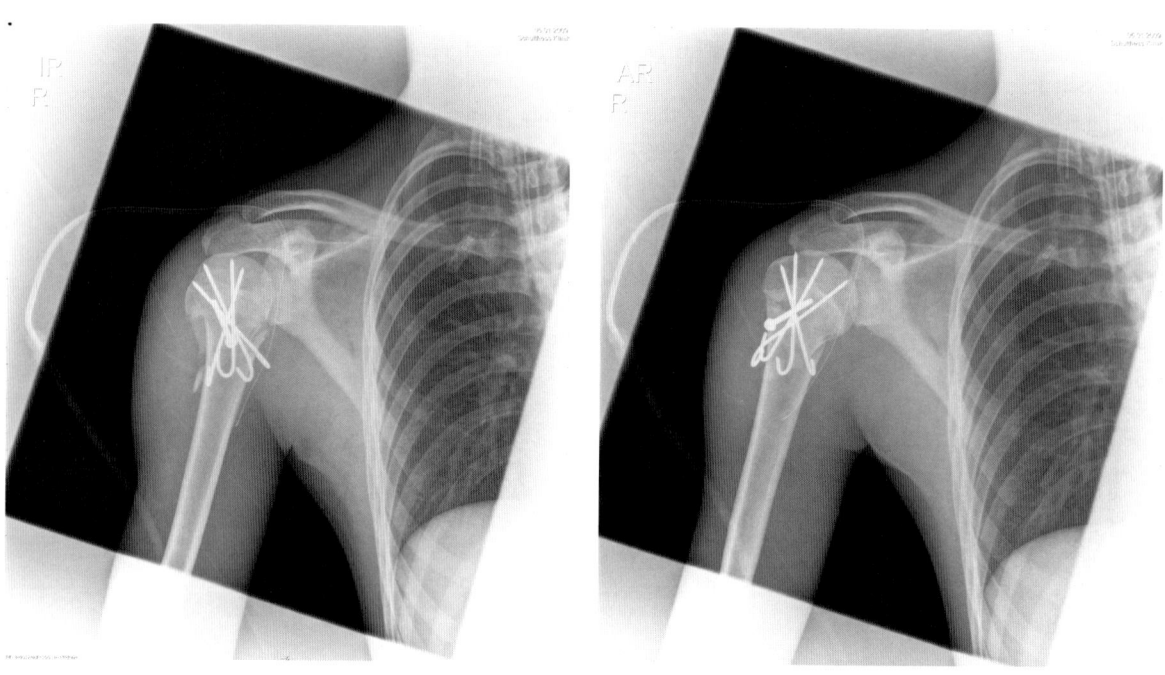

◘ Abb. 1.2

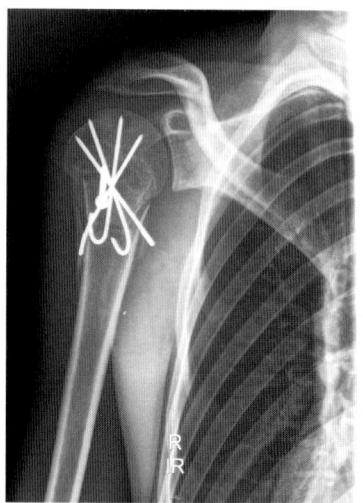 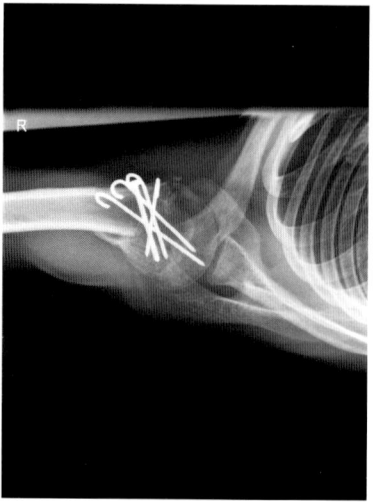 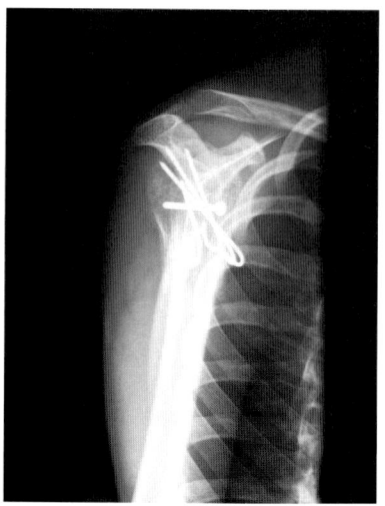

◘ Abb. 1.3

Verlauf

Der postoperative Verlauf gestaltet sich problemlos: Tragen eines Orthogilets für 6 Wochen, vorerst mit Pendelübungen in den ersten 2 Wochen, dann passive Remobilisation der Schulter unter physiotherapeutischer Anleitung. Eine erste postoperative klinische und radiologische Kontrolle 6 Wochen nach dem Eingriff ergibt korrekte Verhältnisse mit bereits sicher durchführbarem Nacken- und Schürzengriff bei idealen radiologischen Stellungsverhältnissen und deutlicher periostaler Kallusüberbrückung der Fraktur (◘ Abb. 1.3). Die Kontrolle 3 Monate nach Intervention zeigt eine symmetrische Schulterfunktion bei radiologisch in korrekter Stellung weitgehend durchgebauter Fraktur (◘ Abb. 1.4). Die Metallentfernung erfolgt 9 Monate nach dem Eingriff.

Diskussion

Die sog. Übergangsfrakturen bei Adoleszenten im proximalen Humerusbereich bedürfen betreffend eines konservativen oder operativen Vorgehens einer sorgfältigen Abwägung. Doppelschräge, steil abfallende Frakturebenen, interponierte Weichteile mit Periost und langer Bizepssehne bestätigen im hier vorgestellten Fall die Richtigkeit der offenen Reposition. Auch ist das zu erwartende Korrekturpotenzial bei einem 17½-jährigen Patienten mit weitgehend geschlossener Wachstumsfuge beschränkt. Das ideale klinische und radiologische Endresultat ein Jahr nach dem Unfall spricht für das gewählte Vorgehen.

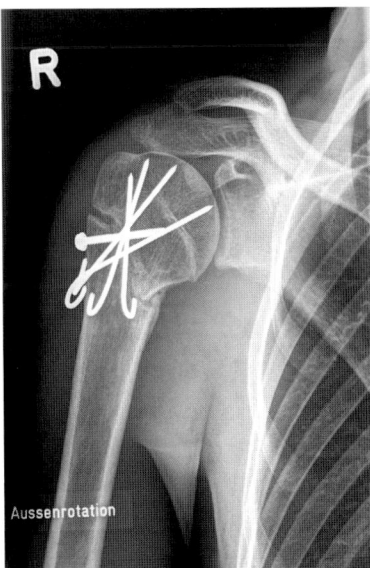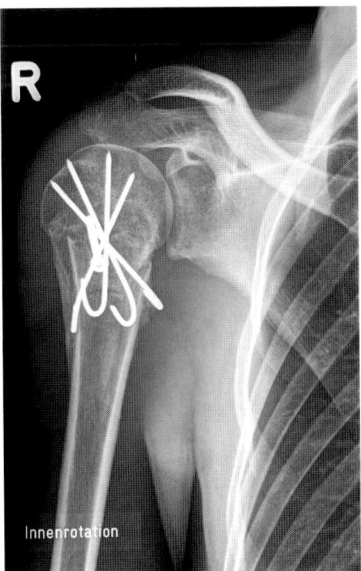

◘ Abb. 1.4

2   Subkapitale Humerusfraktur – konservative oder operative Therapie?

R.P. Meyer, H.K. Schwyzer, F. Moro

Klinischer Fall

Ein 70-jähriger Mann zieht sich im Dezember 2009 beim Schlittenfahren mit Sturz über eine 2 m hohe Mauer und direkter Schulterkontusion links eine subkapitale Humerusfraktur links zu (◘ Abb. 2.1; linke Schulter a.-p. und transskapulär). Die Erstversorgung erfolgt im örtlichen Krankenhaus mit Gilchrist-Verband. Die konservative Therapie wird vorgeschlagen mit Option auf ein operatives Vorgehen bei Abkippen des Kopffragmentes respektive Auftreten einer Instabilität im Frakturbereich.

Verlauf

Der Patient meldet sich am nächsten Tag in unserer Klinik zur Weiterbetreuung. Eine computertomographische Untersuchung, am selben Tag durchgeführt, zeigt die subkapitale Humerusfraktur links mit Trümmerzone

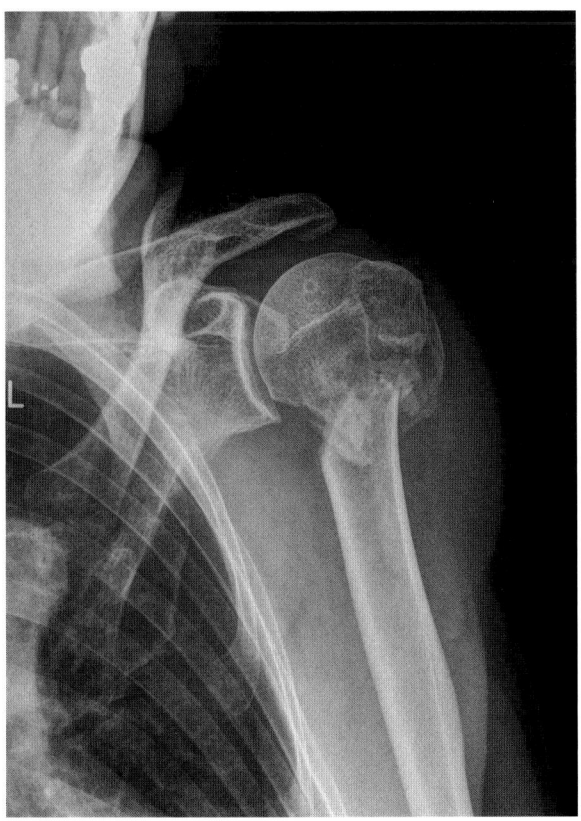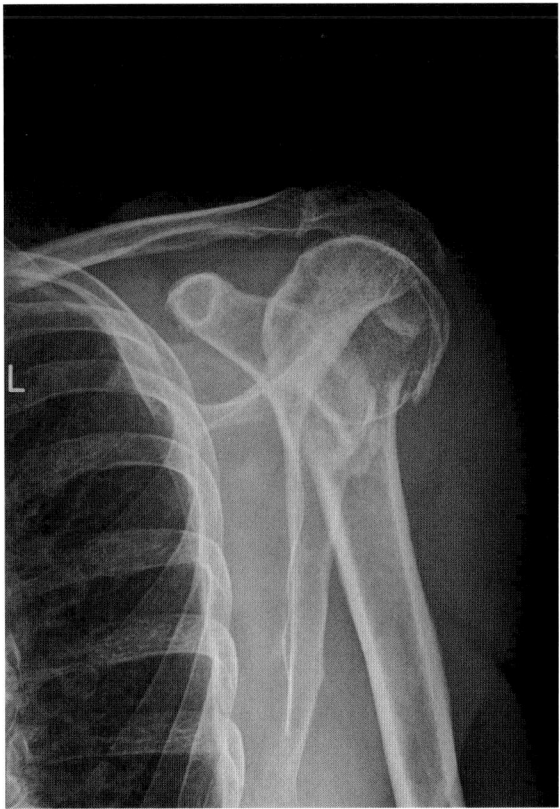

◘ Abb. 2.1

und Einstauchung des diaphysären Fragmentes sowie eine geringe dorsale Abkippung des Kopffragmentes ohne wesentliche Varus-/Valgusfehlstellung (◘ Abb. 2.2; 3D-Aufnahmen CT linke Schulter). Wir bestätigen die konservative Therapie mit relativ strikter Ruhigstellung im Gilchrist-Verband im Wechsel mit Orthogilet für die kommenden 2 Wochen. Die nächste klinische und radiologische Kontrolle findet unmittelbar danach statt. Klinisch kommt der Humeruskopf auf kleine Drehbewegungen am Schaft palpatorisch gut mit, ohne Krepitation. Die Röntgenbilder vom selben Tag – linke Schulter a.-p. AR/IR sowie Aufnahme nach Morrison – zeigen unveränderte Stellungsverhältnisse (◘ Abb. 2.3). Das konservative Vorgehen ist weiterhin indiziert mit geringgradigen Pendelübungen aus dem Orthogilet heraus.

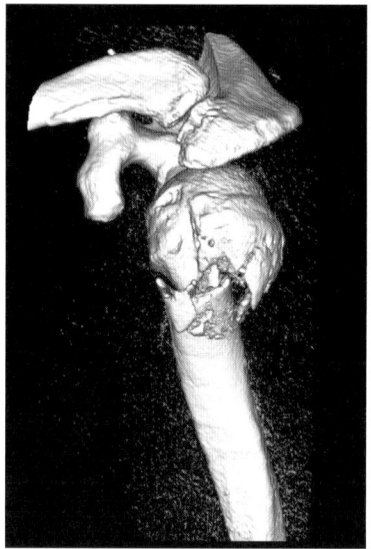 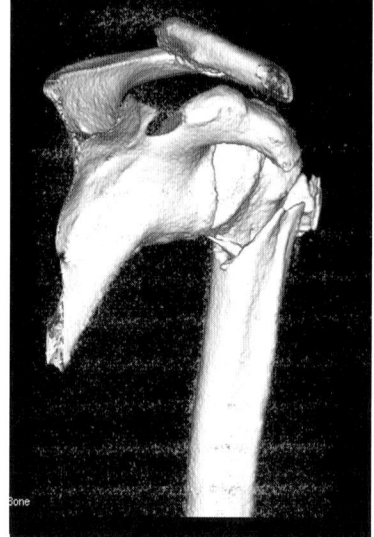 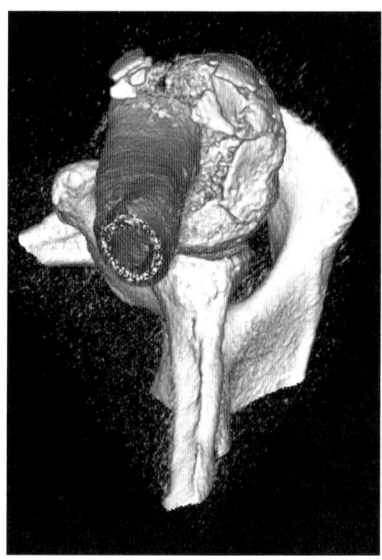

◘ Abb. 2.2

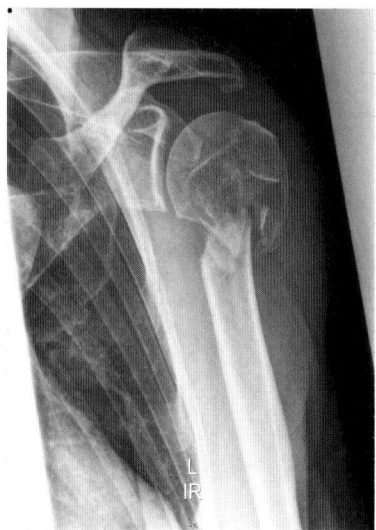 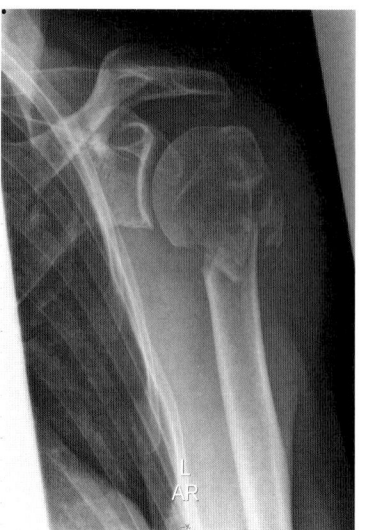 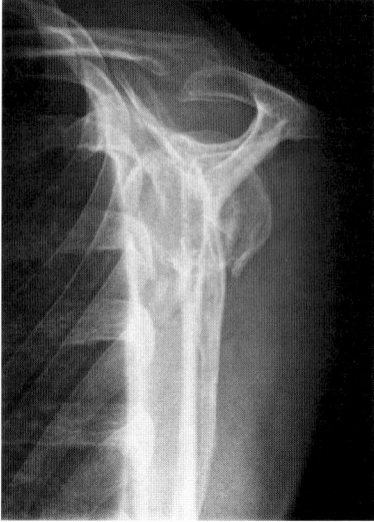

◘ Abb. 2.3

3 Wochen nach dem Unfallereignis ergibt die klinische Kontrolle ein deutliches Mitkommen des linken Humeruskopfes auf Drehbewegungen hin. Die Schwellung im Schultergürtel ist regredient, die Ellbogenbeweglichkeit links ist frei. Die Röntgenkontrolle – linke Schulter a.-p. AR/IR sowie Aufnahme nach Morrison – zeigt im Vergleich zu den Voraufnahmen weiterhin unveränderte Stellungsverhältnisse (◘ Abb. 2.4). Die konservative Therapie wird weitergeführt mit nochmals 1 Woche konsequentem Tragen des Orthogilets, anschließend wird das Gilet im Wechsel mit einer Mitella getragen.

6 Wochen nach dem Unfall ist eine passive Abduktion um 50° möglich, die Rotationen sind im mittleren Bereich zentriert, der Humeruskopf kommt gut mit. Die aktuelle Röntgenkontrolle – linke Schulter a.-p. AR/IR und Aufnahme nach Morrison – zeigt eine verheilte subkapitale Humeruskopffraktur mit deutlicher Kallusbildung und unveränderten Stellungsverhältnissen (◘ Abb. 2.5). Der Verlauf ist weiterhin günstig. Die Mitella wird noch 2 Wochen getragen, der Patient beginnt mit aktiv-assistiver Bewegungstherapie.

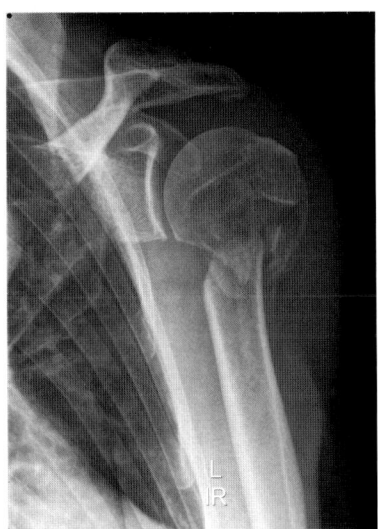 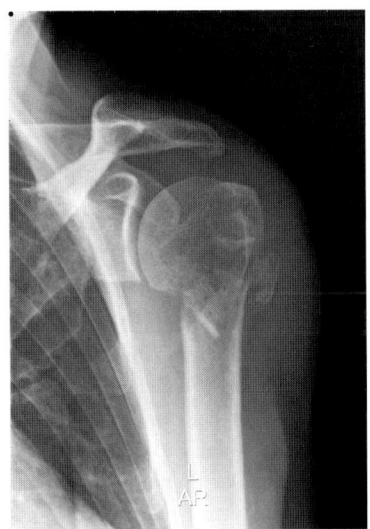 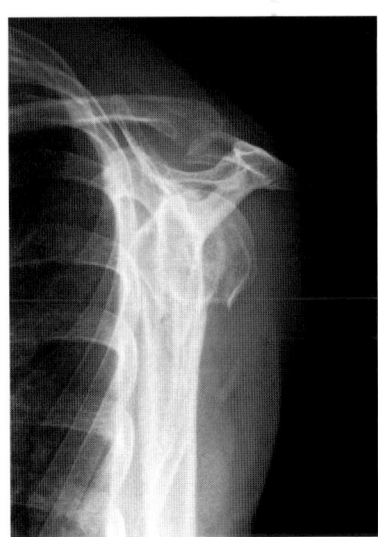

◘ Abb. 2.4

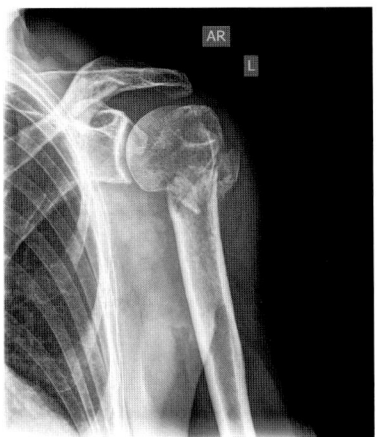 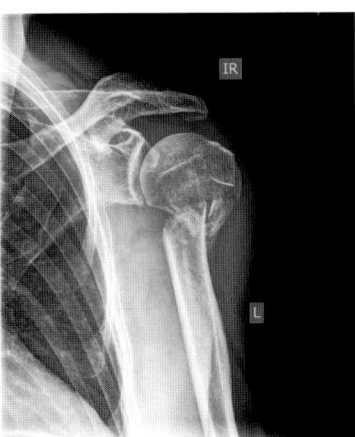 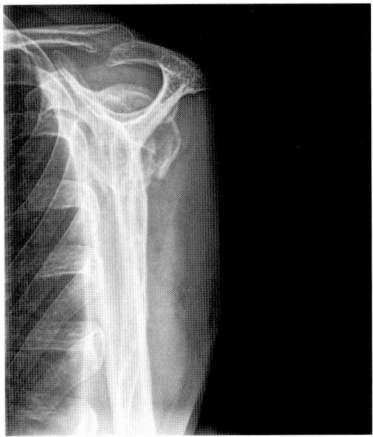

◘ Abb. 2.5

8 Wochen nach subkapitaler Humerusfraktur links präsentiert sich ein weiterhin günstiger Verlauf. Eine aktive Flexion und Abduktion von je ca. 60–70° sind möglich, ebenso der Schürzengriff bis gut glutaeal. Eine zusätzlich durchgeführte Sonographie der linken Schulter dokumentiert eine stark ausgedünnte Supraspinatussehne, teils perforierend, sowie eine kraniolaterale, nicht transmurale Partialruptur der Subscapularissehne mit Subluxation der verdickten langen Bizepssehne. Die erneut erstellten Röntgenbilder – linke Schulter a.-p. AR/IR und axial – ergeben im Vergleich zu den Voraufnahmen unveränderte Stellungsverhältnisse mit nun deutlichen Zeichen des ossären Durchbaues (◘ Abb. 2.6). Die aktive Therapie darf weitergeführt werden, auch mit dosierter Kräftigung.

3 Monate nach dem Unfall weist die linke Schulter eine aktive Flexion/Elevation von 110–120° sowie eine Abduktion von 80° auf bei gut durchführbarem Nacken- und Schürzengriff. Aktuelle Röntgenbilder – linke Schulter a.-p. AR/IR und axial – zeigen eine vollständig konsolidierte Fraktur bei guter glenohumeraler Korrespondenz (◘ Abb. 2.7). Die linke Schulter ist nun wieder belastbar. Die Physiotherapie wird bis 6 Monate nach dem Unfall weitmaschig weitergeführt. Eine Abschlusskontrolle, je nach Verlauf mit radiologischer und sonographischer Kontrolle, ist ein halbes Jahr nach dem Unfall geplant.

Diskussion

Bei den subkapitalen Humerusfrakturen ist der Entscheidungsbereich zwischen konservativer und operativer Therapie oft recht eng. Es müssen die verschiedensten Faktoren mitberücksichtigt werden: Frakturtyp, Knochenqualität, Ausmaß und Art der Impaktion, zusätzliche Fehlstellungen, Compliance des Patienten. Bei dem von uns hier vorgestellten Fall liegt eine kräftige mediale Abstützung vor mit deutlicher dorsaler palisadenartiger Impaktion der medialen Kortikalis bei nur geringer dorsaler Abkippung. Die suffiziente mediale Abstützung gepaart mit guter Knochenqualität und einer exzellenten Compliance sind hier der Schlüssel zum Erfolg. Dieser Fall demonstriert auch eindrücklich, dass die konservative Therapie mit enger Führung des Patienten und entsprechend häufigen Kontrollen oft anspruchsvoller ist als eine operative Behandlung.

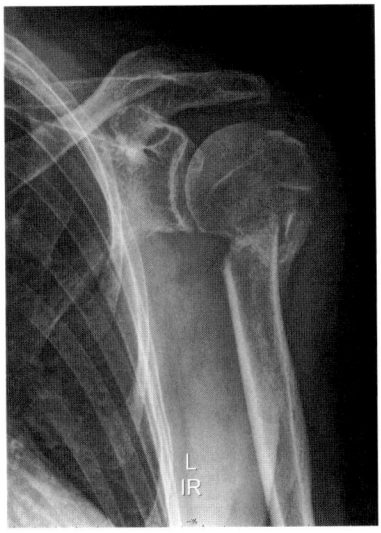
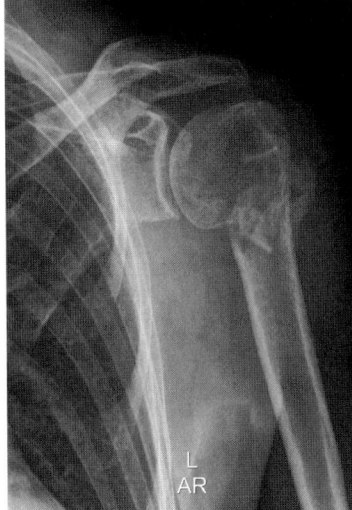
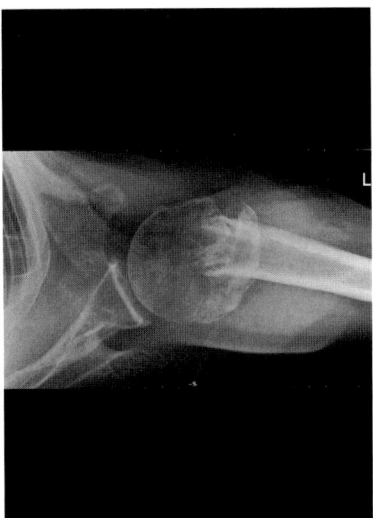

◨ Abb. 2.6

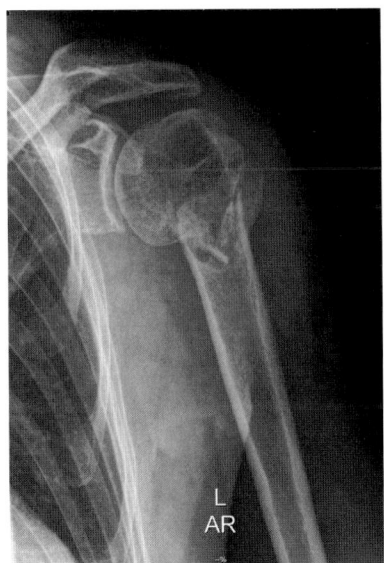
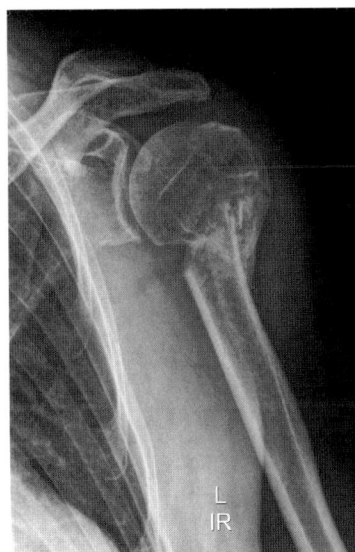
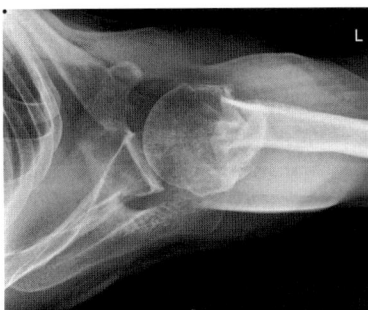

◨ Abb. 2.7

3 Humerusschaftspiralfraktur – konservative Therapie mit Sarmiento-Brace

H. Durchholz, F. Moro

Klinischer Fall

Ein rechtsdominanter Patient ist im September 2006 beim Deltasegeln aus ca. 5 m Höhe abgestürzt und auf den linken Arm gefallen. Es zeigte sich eine langstreckige Humerusspiralfraktur mit großem Drehkeil (○ Abb. 3.1). In einem auswärtigen Krankenhaus wurde initial eine konservative Therapie und eine Ruhigstellung mit einem Sarmiento-Brace eingeleitet. 4 Monate später stellte sich der Patient mit einem deutlichen Instabilitätsgefühl im linken Oberarm sowie mit Schmerzen und einer Fehlstellung vor, die sich in den letzten 2 Monaten nicht gebessert hatten.

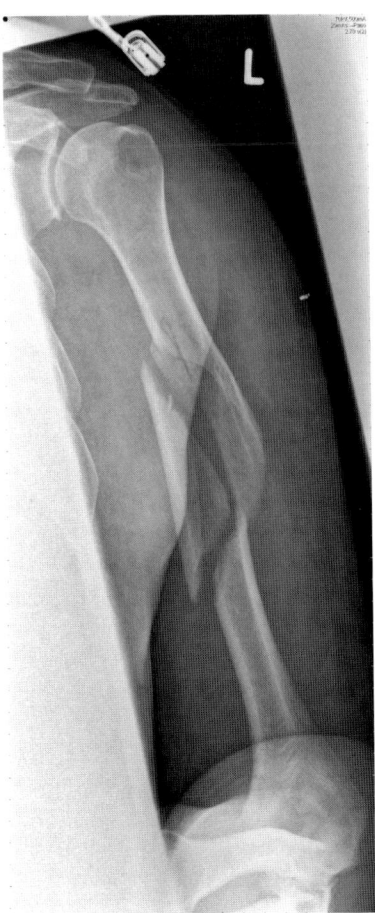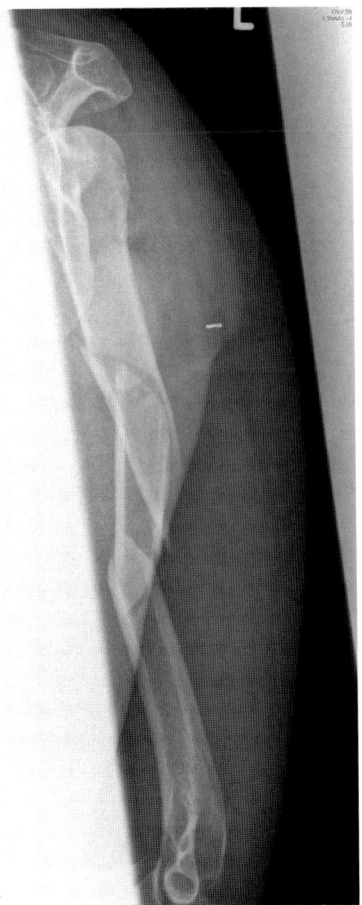

○ Abb. 3.1

Verlauf

4 Monate nach dem Trauma zeigte sich eine verzögerte Frakturheilung mit leichtgradiger periostaler Kallusbildung. Ein Rotationsfehler war klinisch nicht fassbar (◘ Abb. 3.2). Es erfolgte eine CT-Untersuchung zur Verifizierung der ossären Konsolidierung. Hier zeigte sich lediglich radial auf Höhe des Sulcus radialis eine leichte Kallusformation im Sinne eines Unruhekallus ohne Überbrückung der Fraktur. Es bestätigte sich eine »delayed union« der diaphysären Humerusfraktur links mit ca. 20° bestehender Varusfehlstellung und achsabweichend des distalen Fragmentes nach dorsal ebenfalls um ca. 20°. Hinweise für eine relevante Rotationsfehlstellung bestanden nicht. Aufgrund der Bildgebung wurde die Indikation zur Operation im Sinne einer Anfrischung der Frakturenden und Plattenosteosynthese gestellt.

Nach knapp 2 Monaten stellte sich der Patient erneut vor und gab eine Verbesserung des subjektiven Instabilitätsgefühls sowie eine Verminderung der lokalen Druckdolenz an. Das Sarmiento-Brace wurde während des gesamten Verlaufs konsequent getragen. Radiologisch stellte sich ein deutliches Fortschreiten der periostalen Kallusbildung dar (◘ Abb. 3.3). In Anbetracht der fortschreitenden Kallusbildung und der klinisch indolenten Kallusprüfung war ein Fortschreiten des Frakturdurchbaus bis zur

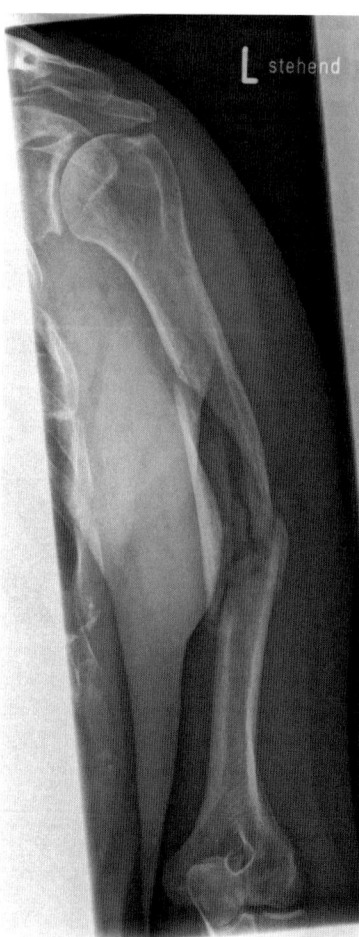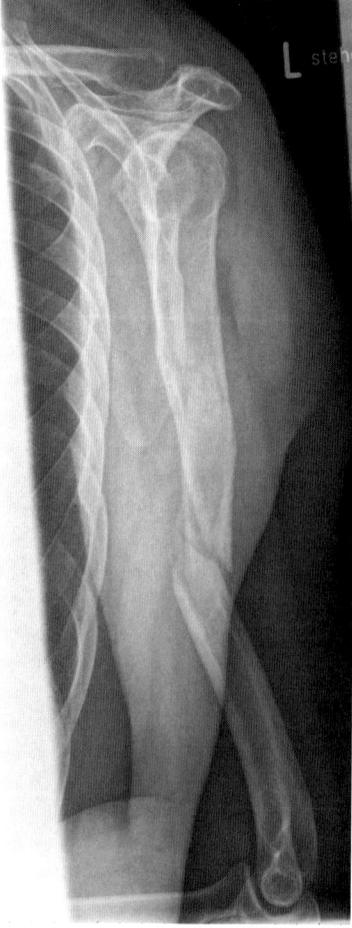

◘ Abb. 3.2

vollständigen Konsolidierung möglich. Wir sahen von einer operativen Behandlung ab.

6 Monate nach dem Unfall ergab die klinische Kallusbildung keine Dolenzen, die Beweglichkeit im linken Schultergelenk war nahezu symmetrisch zur Gegenseite. Es imponierte eine leicht varische Achse am linken Oberarm. Radiologisch zeigte sich eine gute Kallusüberbrückung des Fraktursystems (■ Abb. 3.4). Nach 12 Monaten war die Fraktur vollständig überbrückt, ein Remodeling hatte bereits stattgefunden. Es verblieb eine leicht varische Achse am linken Oberarm (■ Abb. 3.5).

Diskussion

Mit dem Sarmiento-Brace ist eine Frakturschienung sowie eine frühfunktionelle Nachbehandlung möglich. In der Patientengruppe von Sarmiento (620 Patienten) zeigte sich eine Pseudarthrosenrate von <2 % bei der Behandlung von geschlossenen Frakturen. Am häufigsten zeigte sich eine verbleibende Varusfehlstellung (16 %) zwischen 10° und 20°. Die Varusangulation wurde kosmetisch und funktionell gut toleriert.

Trotz der guten chirurgischen Möglichkeiten sollte die konservative Frakturbehandlung bei der entsprechenden Indikation nicht vergessen werden.

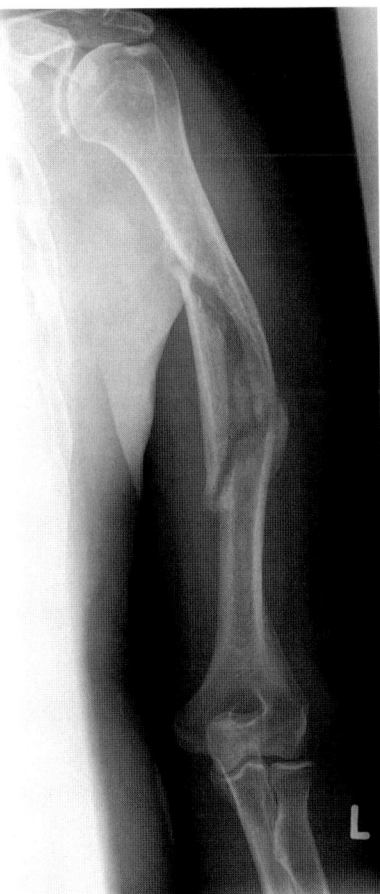
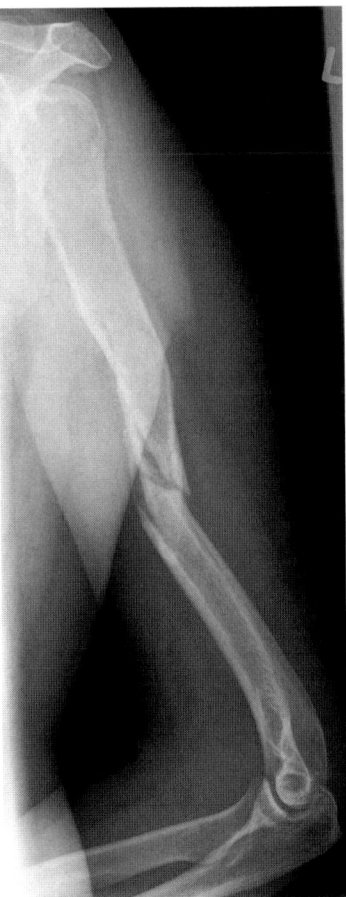

■ Abb. 3.3

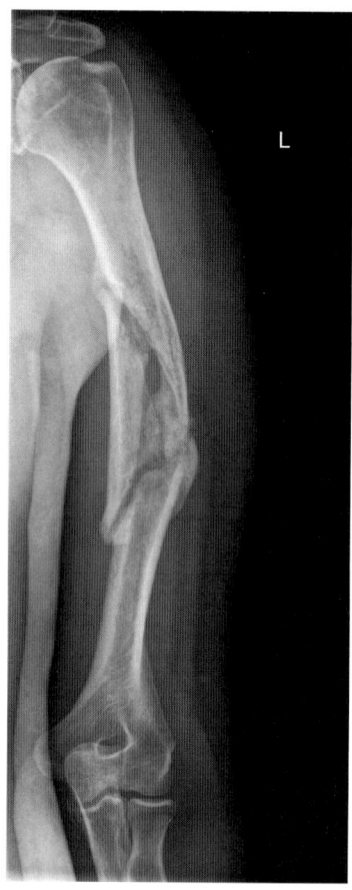
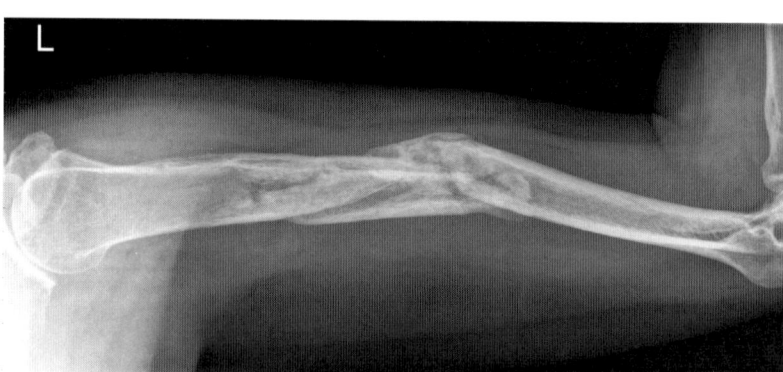

◘ Abb. 3.4

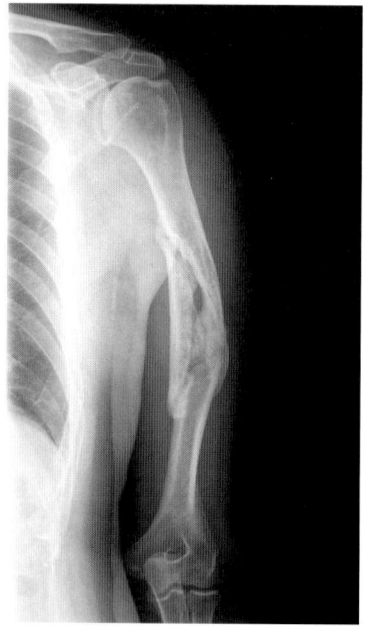
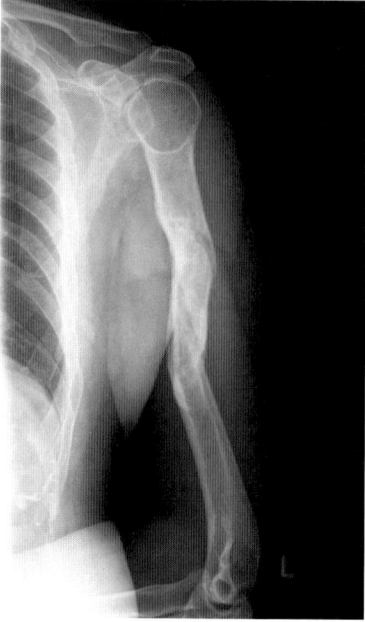

◘ Abb. 3.5

4   Derotationsosteotomie am proximalen Humerus bei Außenrotationsfehlstellung nach anterograder Marknagelung einer Humerusquerfraktur

P. Frey, F. Moro

Klinischer Fall

Bei einem Sturz auf Glatteis zog sich ein 61-jähriger Mann im Ausland eine dislozierte Humerusschaftquerfraktur im mittleren Drittel zu. Auf Wunsch der Familie erfolgte die Rückverlegung in die Schweiz zur operativen Therapie. In einer auswärtigen Klinik wurde am ersten posttraumatischen Tag eine Osteosynthese mittels T2-Marknagel durchgeführt, gemäß damaligem Operationsbericht mit korrekter Achsenstellung.

In der postoperativen Rehabilitationsphase hatte der Patient starke Schmerzen im Schulterbereich. In der Folge wurde radiologisch ein dislozierter proximaler Verriegelungsbolzen festgestellt, welcher einen Monat postoperativ entfernt wurde. Anschließend kam es zu einer leichten Verbesserung der Situation. Der Patient beklagte jedoch subjektiv Spannungen im Ellbogenbereich sowie auch weiterhin Schmerzen im Schulterbereich. Der Arm würde nicht mehr »richtig stehen«, er sei dauernd etwas nach außen gedreht. Trotz intensiver Physiotherapie blieb der Schürzengriff deutlich eingeschränkt und war nur bis zur unteren Glutaealfalte möglich (◘ Abb. 4.1). In dieser Situation erfolgte die Überweisung für eine Zweitmeinung an unsere Klinik.

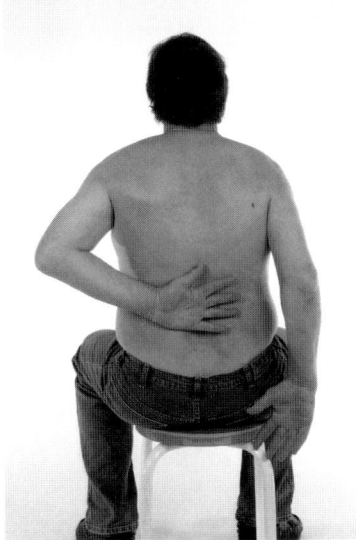 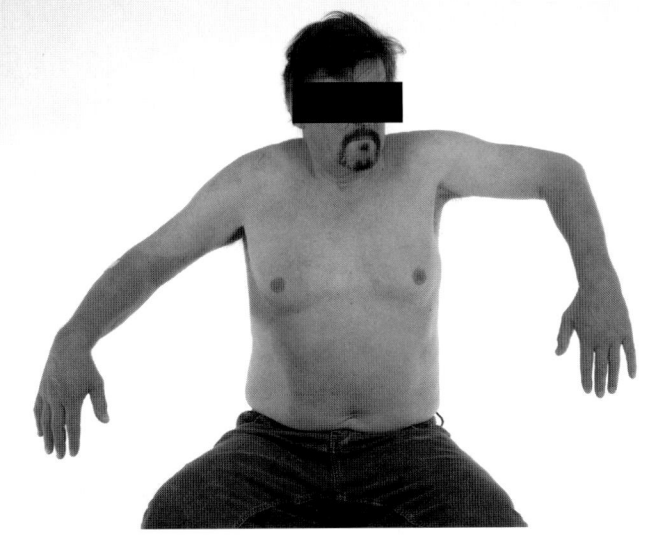

◘ Abb. 4.1

Klinisch fiel sowohl bei flektiertem als auch bei extendiertem Ellbogen eine Außenrotationsstellung auf. Flexion und Elevation waren auf ca. 70° einge-schränkt. Auf der betroffenen Seite war die Außenrotation im Vergleich zur Gegenseite deutlich größer.

Konventionell radiologisch bestand ein Kortikalisversatz auf Höhe des Fraktursitus, was auf eine Rotationsfehlstellung hinwies (◘ Abb. 4.2).

2 Monate postoperativ wurde deshalb eine weiterführende CT-Diagnostik zur Rotationsbestimmung durchgeführt, wobei eine signifikante Seitendifferenz der Rotation zwischen Humeruskopf und Epikondylenachse entsprechend einer Außenrotationsfehlstellung von 67° nachgewiesen werden konnte.

Aufgrund der dokumentierten Außenrotationsfehlstellung mit den dar-aus resultierenden klinischen Funktionseinbußen, insbesondere Einschrän-kung der Innenrotation, wurde dem Patienten die klare Empfehlung für eine proximale Korrekturosteotomie im Sinne einer Derotation gegeben. Dies bedingte jedoch eine vorzeitige Marknagelentfernung, welche erst bei suffizi-entem Durchbau der Fraktur durchgeführt werden konnte. Die Korrekturo-peration konnte dann gut 9 Monate nach dem Unfall durchgeführt werden.

Operative Korrektur

Primär erfolgte eine diagnostische Schulterarthroskopie mit Tenotomie der langen Bizepssehne, welche – bedingt durch die Außenrotationsfehlstellung – lateralisiert im Sulcus lag. Im Bereich der Insertionsstelle des Marknagels zeigte sich eine längs aufgespaltene Supraspinatussehne mit jedoch intakter Insertion am Footprint.

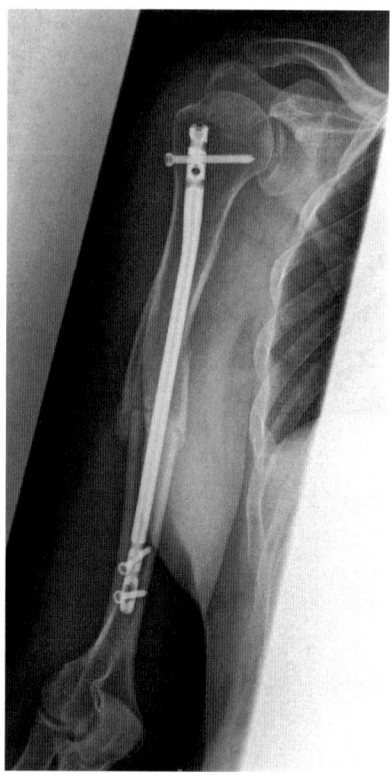 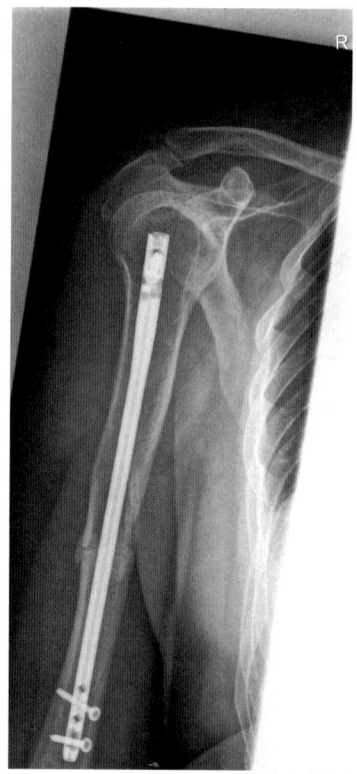

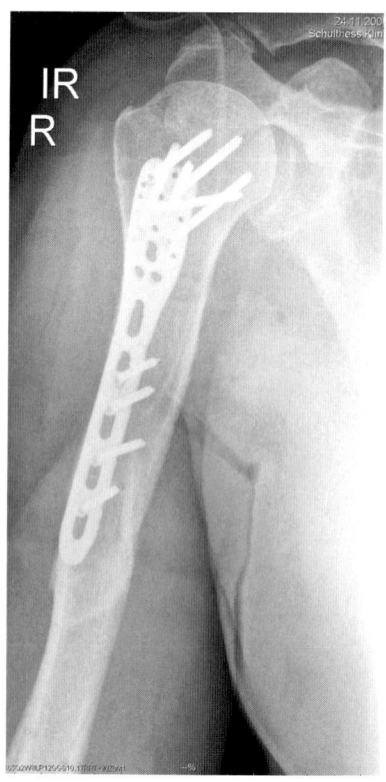

◘ Abb. 4.2   ◘ Abb. 4.3

Nach Entfernung der distalen Verriegelungsbolzen erfolgte ein deltoideopektoraler Zugang, wobei die Insertionsstellen des M. deltoideus und des M. pectoralis zur besseren Exposition eingekerbt wurden. Über einen separaten Deltoideus-Split wurde der Marknagel nach partieller Desinsertion der ventralen Supraspinatussehne vom Tuberculum majus problemlos herausgeschlagen.

Nach Präparation des proximalen Humerus wurde mit dem Meißel eine Längskerbung angebracht zur Orientierung für die spätere Derotation. Auf Höhe der geplanten Osteotomie wurde der Humerusschaft subperiostal freigelegt. Mit einem Winkelmesser wurden entsprechend der berechneten Korrektur von 60° bis 70° zwei Kirschner-Drähte als Markierung in den Humerus eingebohrt. Die Osteotomie erfolgte unmittelbar am diametaphysären Übergang unter Schonung der anterioren zirkumflexen Gefäße und unter digitalem Schutz des N. axillaris. Nach Innenrotation des Humerus um 60° wurde eine 5-Loch-Philosplatte am Humerusschaft unter Beibehalten der Korrektur anmodelliert und definitiv fixiert, wobei das proximale Fragment mit insgesamt 6 winkelstabilen Schrauben fixiert wurde. Am Schaft wurden 3 winkelstabile Schrauben und eine konventionelle 3,5-mm-Kortikalisschraube eingedreht. Nach radiologischer Kontrolle mit dem Bildverstärker (BV) erfolgte der schichtweise Wundverschluss mit Readaptation der partiell eingekerbten M. pectoralis und M. deltoideus sowie mit transossärer Reinsertion der Supraspinatussehne. Die postoperative Röntgenkontrolle zeigte eine korrekte Plattenpositionierung (🔲 Abb. 4.3).

Verlauf

Es erfolgte eine Ruhigstellung auf einem Abduktionskissen zum Schutz der transossär reinserierten Supraspinatussehne mit gleichzeitiger physiotherapeutischer Rehabilitation nach hausintern festgelegten Richtlinien. Der gesamte postoperative Verlauf war unproblematisch. Sonographisch blieb die reinserierte Supraspinatussehne intakt. 4 Monate postoperativ zeigte sich eine abgeschlossene Heilung der Osteotomie mit periostaler Kallusüberbrückung (🔲 Abb. 4.4). Klinisch waren sämtliche Komplexbewegungen möglich und der Schürzengriff gelang wieder bis LWK 2. 9 Monate postoperativ konnte der Patient seine Schulterfunktion wieder vollumfäglich erreichen (🔲 Abb. 4.5). Er war subjektiv mit dem erreichten Resultat sehr zufrieden und die Behandlung konnte abgeschlossen werden.

Diskussion

Rotationsfehlstellungen sind, obwohl selten dokumentiert, eine bekannte mögliche Komplikation nach Marknagelung von Frakturen. In der aktuellen Literatur sind sie vor allem nach Behandlung von Femurfrakturen mit einer relativ hohen Inzidenz (bis zu 28 % mit Fehlstellungen von >15°) beschrieben. In der Regel werden solche Fehlstellungen relativ früh postoperativ evident. Solange sich auf Höhe des Fraktursitus noch keine Konsolidierung abzeichnet, wäre bei höhergradigen Rotationsfehlstellungen prinzipiell eine direkte operative Korrektur durch Entfernung der distalen Verriegelungsbolzen, Korrektur der Malrotation und erneute distale Verriegelung möglich.

Im beschriebenen Fall waren zum Zeitpunkt der Diagnosestellung jedoch bereits deutliche regenerative Vorgänge vorhanden, sodass eine direkte Korrektur nicht mehr in Frage kam. Durch die Fehlrotation sind trotz der hohen Kompensationsmöglichkeiten des Glenohumeralgelenks erhebliche Funktionseinschränkungen entstanden, sodass eine operative Korrektur un-

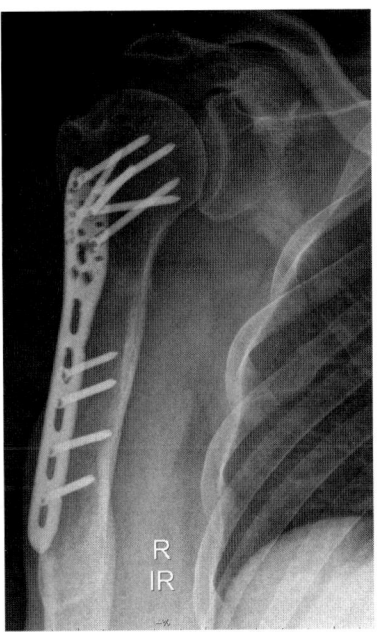
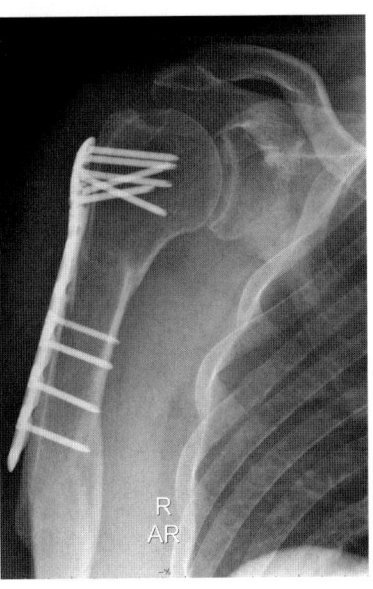

🔲 Abb. 4.4

umgänglich wurde. Durch das gewählte Vorgehen und die Implantatwahl konnte eine ausgezeichnete Stabilität auf Höhe der Osteotomie erreicht werden. Im postoperativen Verlauf zeigte sich in diesem Fall eine rasche und erfreuliche Wiedererlangung der Schulterfunktion bei beschwerdefreiem Patienten und vollständigem Durchbau der Osteotomie.

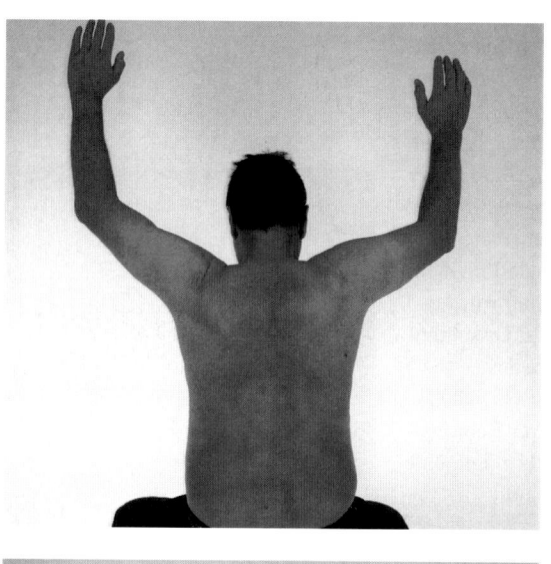
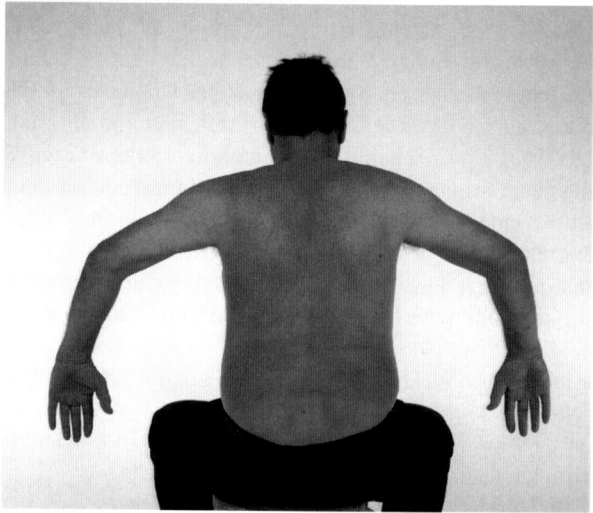
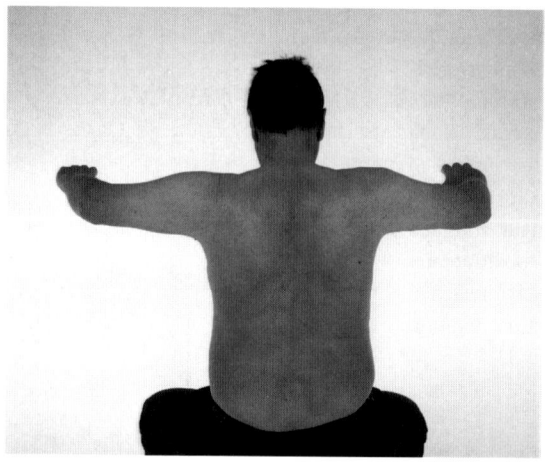
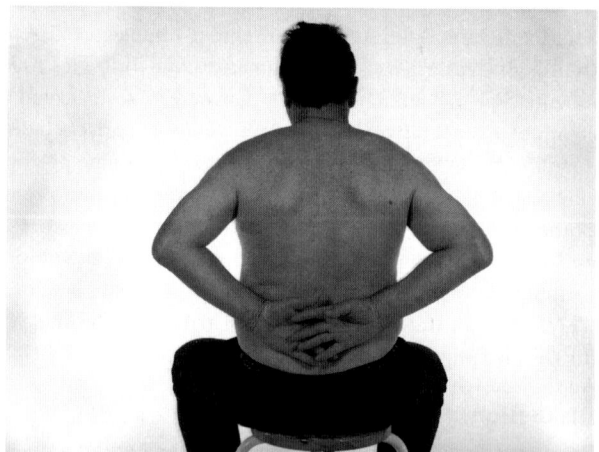

◘ Abb. 4.5

5 Korrektur einer Rotationsfehlstellung nach intramedullärer Nagelung einer Humerusschaftfraktur

M.C. Glanzmann, F. Moro

Klinischer Fall

Im Alter von 38 Jahren erlitt ein Patient bei einem Unfall eine zweitgradig offene Humerusschaftfraktur, welche nach einem initialen Wunddébridement wenige Tage später postprimär mittels eines aufgebohrten Humerusmarknagels reponiert und fixiert wurde.

Klinische und radiologische Kontrollen zeigten im mittelfristigen Verlauf eine verzögerte Konsolidierung. Aufgrund dieser »delayed union« entschlossen sich die Erstversorger zu einer Revisionsoperation mit Anlagerung von autologer Spongiosa und Rekompression der Fraktur mittels weiterer Verriegelungsschrauben. Während sich im weiteren Verlauf die Knochenheilung wunschgemäß einstellte, war das Resultat für den Patienten aufgrund der Persistenz von Schmerzen und einer relevanten Einschränkung der Innenrotation unbefriedigend (◘ Abb. 5.1). Eine computertomographische Untersuchung hielt zu diesem Zeitpunkt neben der kompletten Frakturkonsolidierung eine Außenrotationsfehlstellung von 50° im Seitenvergleich fest.

Operative Korrektur

Da die initiale Frakturheilung verzögert verlief und einen Zweiteingriff mit autologer Spongiosaplastik notwendig machte, entschieden wir uns für eine Korrekturosteotomie im metadiaphysären Übergang des proximalen Humerus.

Diese Lokalisation bietet für die Derotation den Vorteil der besseren Weichteil- und Knochenvitalität. Des Weiteren fällt dem Chirurgen die Orientierung in noch unberührtem Knochen leichter, als dies auf Höhe einer konsolidierten Fraktur mit Kallusbildung der Fall wäre. Dadurch kann die Derotation präziser und kontrollierter durchgeführt werden. Zur erneuten Stabilisierung nach Nagelentfernung dient uns eine Winkelplatte. Alternativ finden winkelstabile Platten des proximalen Humerus hier eine passende Anwendung.

Verlauf

Bei zeitgerechter Konsolidierung der Derotationsosteotomie war der Wiedergewinn der Funktion, insbesondere der Innenrotationsfähigkeit, innerhalb von 4 Monaten erreicht. Zum Zeitpunkt der letzten Nachkontrolle des Patienten 8 Monate nach Intervention persistierte einzig noch eine leicht gesteigerte Ermüdbarkeit des insgesamt 4-mal operierten rechten Arms (◘ Abb. 5.2).

Diskussion

Die Malrotation ist eine bekannte Komplikation der Marknagelung von Humerusschaftfrakturen und bedarf eines gesteigerten Maßes an Aufmerksam-

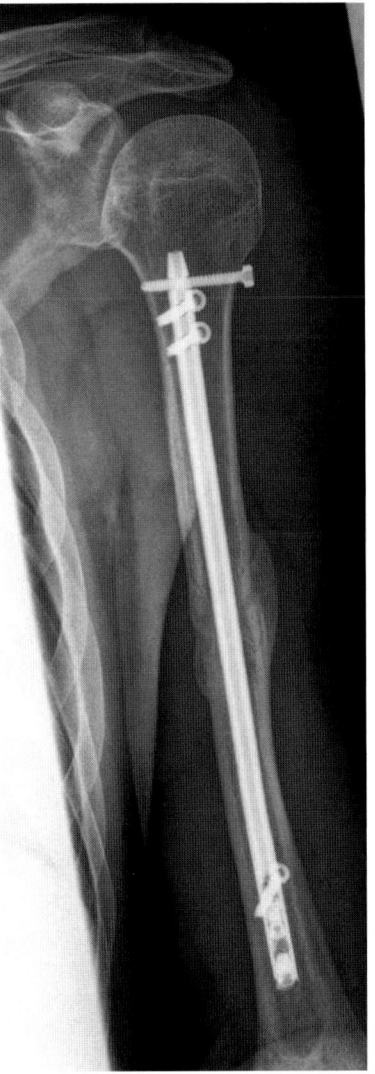

◘ Abb. 5.1

keit, um nicht unerkannt zu bleiben. Die korrigierende Derotation führen wir vorzugsweise auf der Ebene des proximalen metadiaphysären Übergangs durch. Dadurch wird darauf verzichtet, die ursprüngliche Frakturzone erneut in ihrer Vitalität zu traumatisieren. Zusätzlich fällt die Orientierung in einer unberührten Zone bedeutend einfacher und erlaubt so eine präzisere Einstellung des Korrekturgrades.

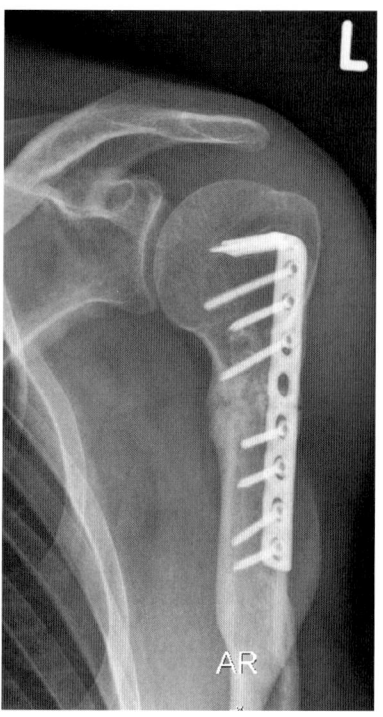

◻ Abb. 5.2

6   Korrektur einer Rotationsfehlstellung nach Marknagelosteosynthese am Humerus

H. Durchholz, F. Moro

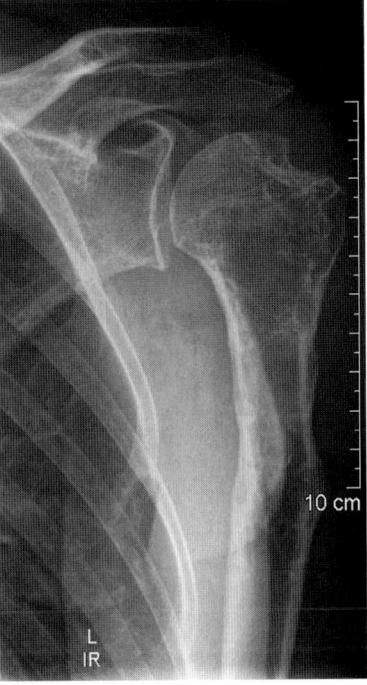

Klinischer Fall

Eine 1950 geborene, linksdominante Patientin wurde im Dezember 1999 als Fußgängerin von einem Auto auf der linken Seite angefahren. Sie zog sich dabei eine stark dislozierte Humerusschaftfraktur im proximalen Drittel mit Ausläufer in den Humeruskopf zu. Zusätzlich erlitt sie am Becken eine Fraktur der Massa lateralis beidseits sowie eine obere Schambeinastfraktur links.

Primär wurde die operative Versorgung der proximalen Humerusfraktur mittels Marknagelosteosynthese (Seidel-Nagel) in einem auswärtigen Krankenhaus durchgeführt. Es folgten initial die Ruhigstellung im Gilchrist-Verband und anschließend die aktive Mobilisation ohne Rotation. Die Beckenringfraktur wurde konservativ behandelt.

Bei den klinischen Kontrollen gab die Patientin persistierende Schmerzen bei Bewegung und Belastung an. Radiologisch zeigte sich eine verzögerte ossäre Konsolidierung ohne sekundäre Dislokation. Knapp 2 Jahre postoperativ erfolgte die Entfernung des Humerusnagels. Die Schmerzsymptomatik blieb auch nach der Metallentfernung. Eine begleitende Rotatorenmanschettenruptur wurde im MRI ausgeschlossen. Aufgrund einer Ausdünnung der Supraspinatussehne mit begleitender Impingementsymptomatik erfolgte 6 Monate später eine offene Akromioplastik sowie die Revision der Supraspinatussehne und Bizepssehne der linken Schulter.

Postoperativ stellte sich eine Verbesserung der Schmerzsymptomatik ein. Die Einschränkung der Beweglichkeit der linken Schulter sowie leichte Schmerzen bei Belastung blieben. Klinisch waren die Elevation bis zu 130° und die Abduktion bis zu 90° durchführbar, außerdem eine eingeschränkte Innenrotation mit Schürzengriff bis zur Rima ani.

Eine CT-Untersuchung des Humerus links bestätigte eine konsolidierte Fraktur mit einer Außenrotationsfehlstellung von ca. 60° (◘ Abb. 6.1) sowie einen ossären Defekt am dorsokranialen Humeruskopf (Nageleintrittstelle). Im Arthro-MRI zeigte sich eine Reruptur der Supraspinatussehne.

◘ Abb. 6.1

Operative Korrektur

Der Eingriff wurde knapp 7 Jahre nach dem Unfall in unserer Klinik durchgeführt. Aufgrund des ossären Defektes erfolgte primär aus diagnostischen Gründen eine Schulterarthroskopie zur Evaluation der Knorpelüberzüge. Als zweiten Schritt führten wir die offene, transossäre Reinsertion der Supraspinatussehne durch. Abschließend erfolgte die Korrekturosteotomie im metadiaphysären Übergang des proximalen Humerus. Die Derotationsoperation wurde mit einer Winkelplatte (3,5 mm) stabilisiert (◘ Abb. 6.2).

Verlauf

Klinisch und radiologisch war ein zeitgerechter postoperativer Verlauf zu vermerken. 12 Monate nach dem Eingriff zeigte sich eine aktive Elevation

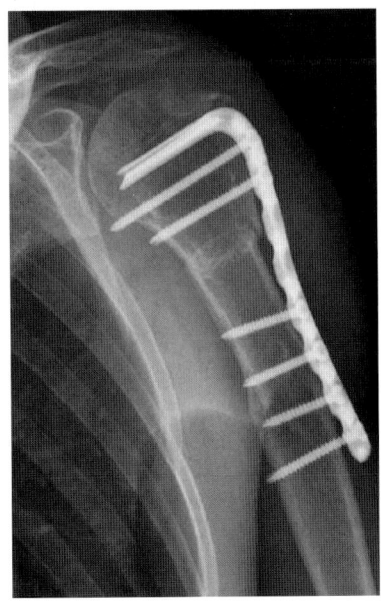

◘ Abb. 6.2

von 140° und eine Abduktion von 120°. Die Außen-/Innenrotation betrug in Neutralstellung 20/0/80°, in 90°-Abduktion 90/0/60°. Der Nackengriff war problemlos, der Schürzengriff gelang bis auf Höhe der oberen Glutaealfalte. Klinisch fanden sich Restbeschwerden bei störendem Osteosynthesematerial und sehr schlanker Patientin (❒ Abb. 6.3). Nach weiteren 4 Monaten erfolgte die Osteosynthesematerialentfernung (❒ Abb. 6.4). 3 Monate später zeigte sich eine aktive Elevation von 120° sowie eine Abduktion von 90°. Die Außen-/Innenrotation betrug in Neutralstellung 20/0/80°, in 90° Abduktion 80/0/60°. Die Innenrotation beim Schürzengriff gelang bis auf Höhe LWK 2.

Diskussion

Eine bekannte Problematik nach Marknagelostesynthese bei Humerusschaftfrakturen ist die Malrotation. Intraoperativ ist die Rotation sehr schwer zu bestimmen und bedarf auch postoperativ einer gesteigerten Aufmerksamkeit. Eine Korrektur kann mit einer Derotation im proximalen metadiaphysären Übergang am Humerus erreicht werden. Hier ist zum einen eine gute Orientierung möglich. Zum anderen wird eine erneute Traumatisierung der ehemaligen Frakturzone vermieden.

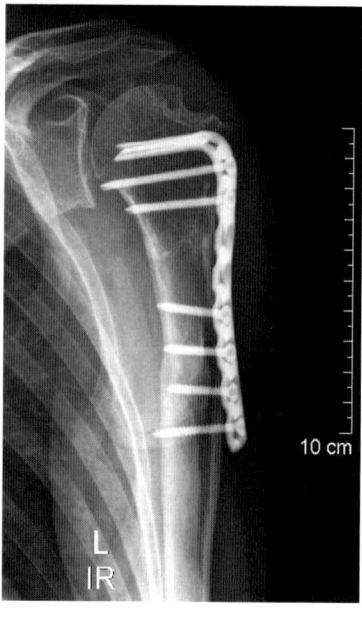

❒ Abb. 6.3

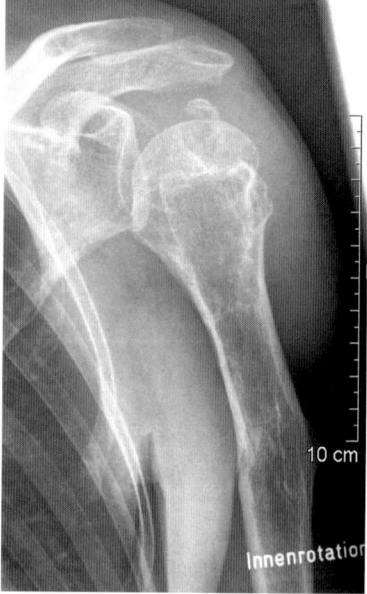

❒ Abb. 6.4

7　4-Segment-Humeruskopffraktur – indirekte Reposition und Osteosynthese· mit Drittelrohrplatte

C. Spormann

Klinischer Fall

Eine 51-jährige Patientin zieht sich bei einem Skisturz im Januar 2005 an der dominanten rechten Schulter eine mehrfragmentäre, in Valgusstellung impaktierte, proximale Humerusfraktur zu. Die weitere radiologische Abklärung ergibt eine Fraktur mit dorsaler Dislokation des Tuberculum majus sowie deutlicher Valgusabkippung des Humeruskopfes bei erhaltenem Calcar (◘ Abb. 7.1). In dieser Situation wird die Indikation zur offenen Reposition und Osteosynthese gestellt, insbesondere, um die Tubercula wieder an die ursprüngliche Position zu bringen und damit die Außen- und Innenrotation zu erhalten.

Operative Korrektur

1 Woche später erfolgt die offene Reposition und Plattenosteosynthese mittels einer 5-Loch-Drittelrohrplatte. Dazu wird initial das Rotatorenintervall

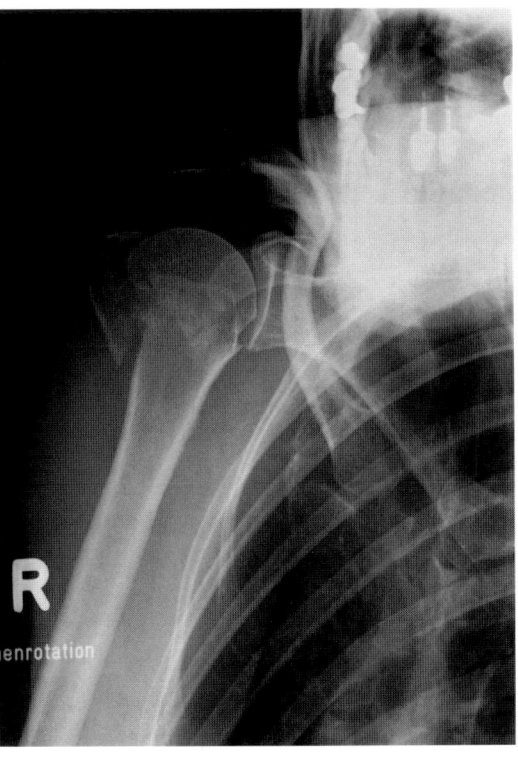
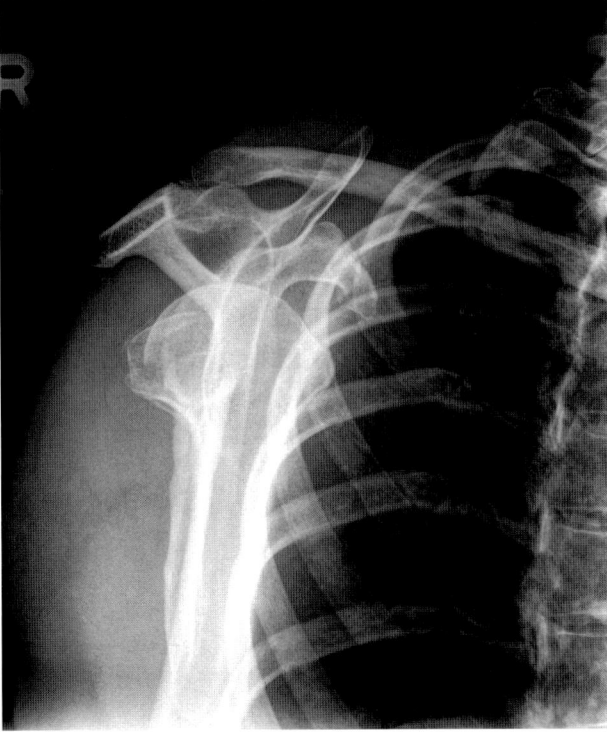

◘ Abb. 7.1

über eine kurze Distanz eröffnet, sodass das Kalottenfragment sichtbar wird. Die Sehnen der Rotatorenmanschette werden unmittelbar proximal der Tuberculafragmente mit kräftigen Haltefäden angeschlungen – hier mit PDS-Kordeln. Über diese Fäden werden ohne Eröffnung der Rotatorenmanschette die Tuberculafragmente reponiert. Es wird nun die Drittelrohrplatte mit einer 3,5-mm-Kortikalisschraube im proximalen Humerus direkt distal des Ausbruchwinkels des Tuberculum-majus-Fragmentes locker fixiert, sodass 2 Plattenlöcher unbesetzt am Tuberculum majus anliegen. Mit einem Elevatorium kann nun das Kalottenfragment leicht aus seiner Verkeilung angehoben werden. Unter konstantem Zug an den Haltefäden und somit Reposition der Tubercula wird die Kortikalisschraube angezogen. Dadurch drückt das proximale Plattenende das Tuberculum majus wieder an seine ursprüngliche Position, und das Kalottenfragment wird so indirekt reponiert. Schließlich wird eine 3,5-mm-Schraube durch das proximale Plattenloch in den Humeruskopf gebracht. Eine dritte Schraube fixiert die Platte durch das distale Loch im Humerusschaft. In diesem Fall erfolgt sogar eine Überkorrektur des Tuberculum majus (◘ Abb. 7.2). Die Haltefäden werden kreuzweise transossär verknüpft und stabilisieren zusätzlich die Osteosynthese.

Verlauf

Postoperativ wird der Arm 3 Wochen im Orthogilet gehalten. Während dieser Zeit erfolgt eine passive Mobilisation bis auf Scapulaebene mit zusätzlichen Pendelübungen. Ab der 4. Woche beginnt eine aktive Mobilisation. Nach 2 Monaten ist radiologisch ein knöcherner Durchbau erkennbar, wobei das Kalottenfragment seitlich auf dem überkorrigierten Tuberculum majus steht (◘ Abb. 7.3). Die Patientin ist schmerzfrei. Nach 4 Monaten kann sie wieder sämtliche Alltags- und Freizeitaktivitäten ausführen. Die 1-Jahres-Kontrolle

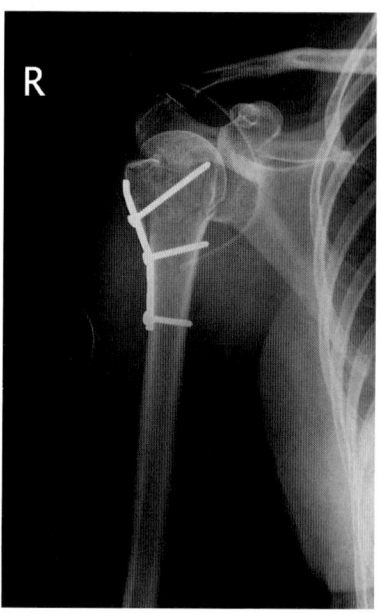

◘ Abb. 7.2

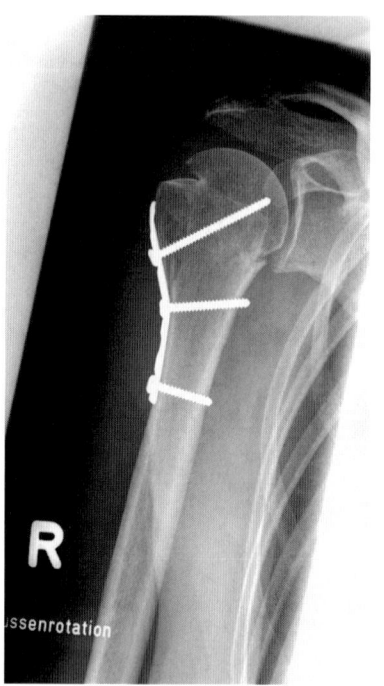
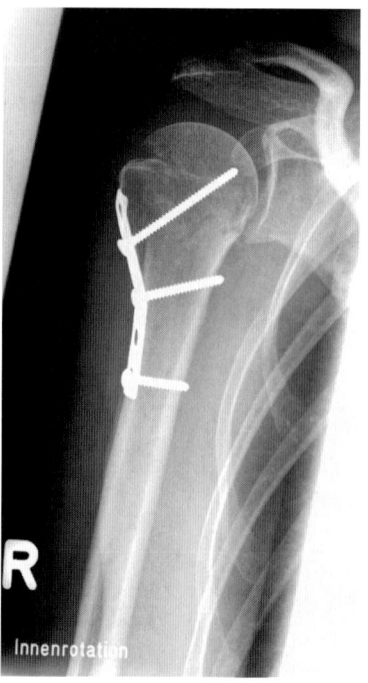
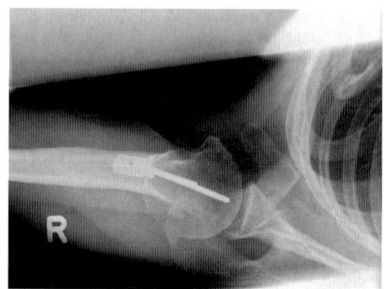

◘ Abb. 7.3

zeigt eine vollständige Konsolidierung (◘ Abb. 7.4). Eine Metallentfernung wird bei Schmerzfreiheit und seitengleicher Beweglichkeit nicht gewünscht.

Diskussion

Die in Valgusstellung impaktierten proximalen Humerusfrakturen sind grundsätzlich stabil und können auch unter konservativer Therapie zur Ausheilung gebracht werden. Entscheidend für die spätere Funktion des Glenohumeralgelenks ist die Dislokation der Tubercula. Bei einer Dislokation der Tubercula, insbesondere des Tuberculum-majus-Fragmentes, um 10 mm oder mehr besteht einerseits die Gefahr der eingeschränkten Abduktion und andererseits der reduzierten Außen- und Innenrotation. Daher ist bei Dislokation dieser Fragmente um mehr als 10 mm die Reposition und Osteosynthese zu empfehlen. Die Technik durch indirekte Reposition und Fixation mittels einer Drittelrohrplatte basiert auf den Arbeiten von R. Hertel. Wichtig bei dieser Technik ist ein intakter Calcar, auf dem die Humeruskalotte abgestützt werden kann. Wenn das Tuberculum majus in viele kleine Teilfragmente frakturiert ist, kommt man an die Grenzen dieser Methode. Dann besteht durch den Zug der Supra- und Infraspinatussehnen die Gefahr des sekundären Ausrisses von Knochenfragmenten, des sog. »cut out«. Zwar werden die Sehnen der Rotatorenmanschette durch die Osteosuturen zusätzlich fixiert. Diese Nähte können jedoch nicht sicher die Dislokation verhindern, wenn die Knochenfragmente separiert sind. Es hat sich bewährt, während der ersten 3 Wochen postoperativ die Schulter noch im Gilet ruhigzustellen und nur geführte Bewegungen bis auf Höhe der Scapula durchzuführen. Bei geringfügiger Dislokation eines kleinen Fragmentes wie im hier beschriebenen Fall ist es sinnvoll, noch weitere 2 Wochen mit aktiven Bewegungsübungen abzuwarten, wodurch eine zusätzliche Migration verhindert werden kann.

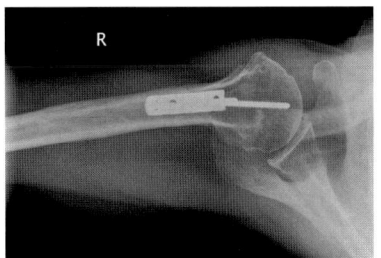

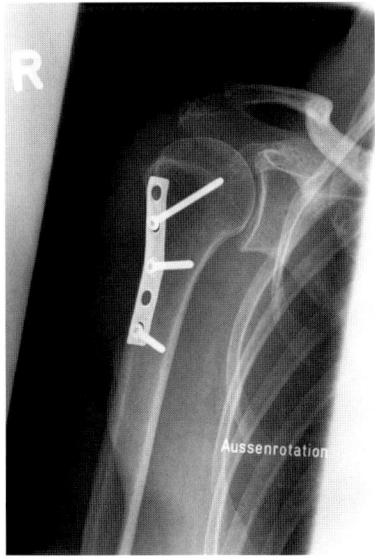
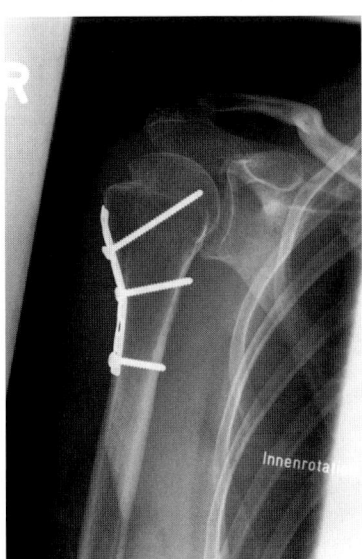
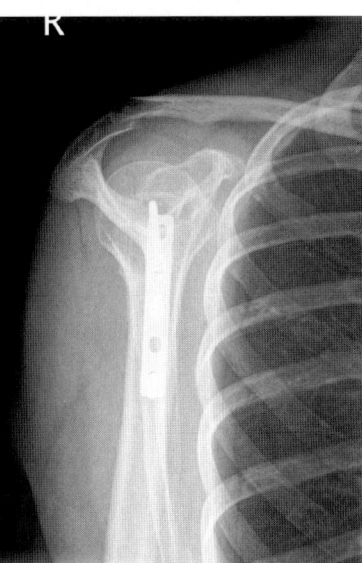

◘ Abb. 7.4

8   4-Segment-Humeruskopffraktur – indirekte Reposition und Osteosynthese

C. Spormann

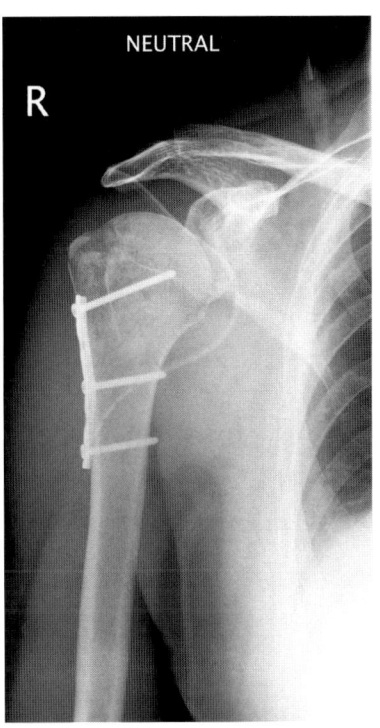

Klinischer Fall

Ein 59-jähriger Mann stürzt im Januar 2006 beim Skifahren im Tiefschnee. Er ist Rechtshänder und zieht sich beim Sturz eine in Valgusstellung impaktierte 4-Segment-Fraktur am proximalen Humerus rechts zu. Aufgrund der Dislokation des Tuberculum-majus-Fragmentes nach kranial um 5 mm und nach dorsal um mehr als 10 mm wird die Indikation zur offenen Reposition und Osteosynthese gestellt (◘ Abb. 8.1).

Operative Korrektur

5 Tage nach dem Sturz erfolgt die Osteosynthese mit derselben Technik wie bei Fall Nr. 7 (▸ Kap. 7) mittels indirekter Reposition durch eine Drittelrohrplatte und 3,5-mm-Stellschrauben. Die Tuberculafragmente werden zusätzlich über die in die Rotatorenmanschette eingebrachten Haltefäden durch transossäre Nähte fixiert (◘ Abb. 8.2).

Verlauf

Bei der radiologischen Kontrolle 3 Wochen postoperativ zeigt sich, dass ein kleines Fragment aus dem Tuberculum majus nach kranial ausgerissen ist – ein sog. »cut out« (◘ Abb. 8.3). Daher werden bis zur 6. postoperativen Woche nur assistierte Bewegungen bis zum Scapulaniveau durchgeführt. Da nach 6 Wochen keine weitere Dislokation des Fragmentes radiologisch erkennbar ist, beginnt die aktive Mobilisation (◘ Abb. 8.4). Nach 6 Monaten ist der Patient

◘ Abb. 8.2

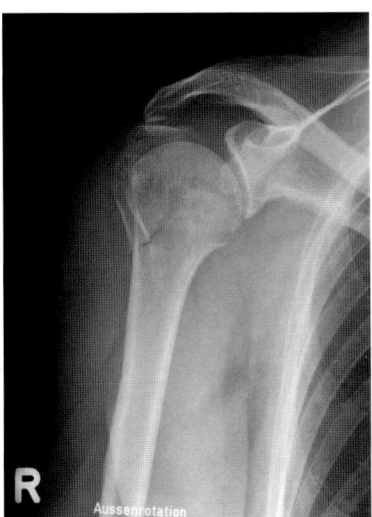
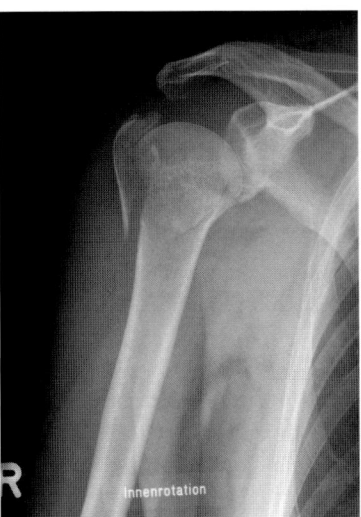
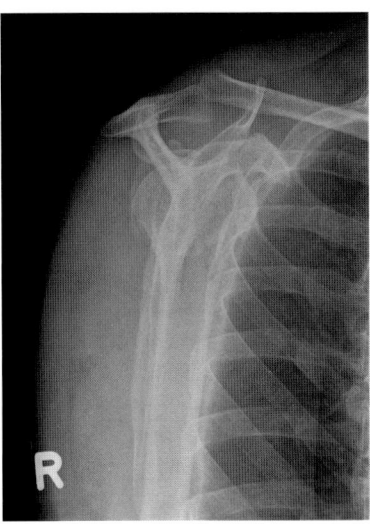

◘ Abb. 8.1

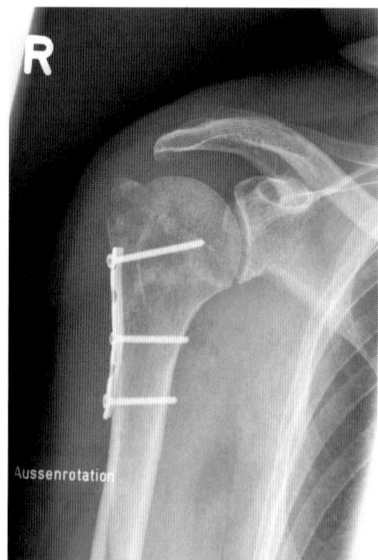
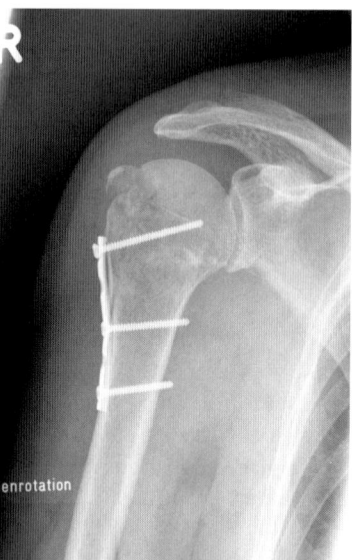

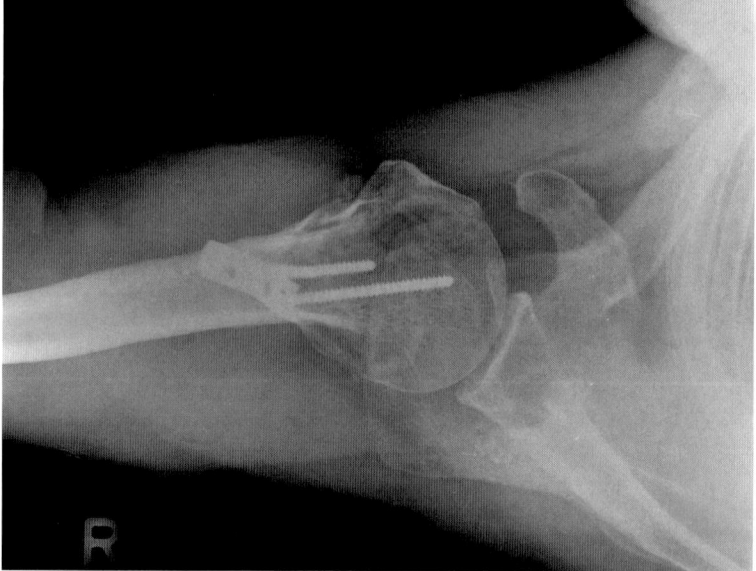

◘ Abb. 8.3

im Alltag und in der Freizeit wieder voll aktiv. Auf der operierten Seite besteht noch eine um 20° verminderte Abduktion und Flexion im Vergleich zur Gegenseite. 1 Jahr nach dem Eingriff kann die Behandlung bei Schmerzfreiheit und praktisch seitengleicher Beweglichkeit abgeschlossen werden (◘ Abb. 8.5).

Diskussion

Die in Valgusstellung impaktierten proximalen Humerusfrakturen sind grundsätzlich stabil und können auch unter konservativer Therapie zur Ausheilung gebracht werden. Entscheidend für die spätere Funktion des Glenohumeralgelenkes ist die Dislokation der Tubercula. Bei einer Dislokation der Tubercula, insbesondere des Tuberculum-majus-Fragmentes, um 10 mm oder mehr besteht einerseits die Gefahr der eingeschränkten Abduktion und andererseits

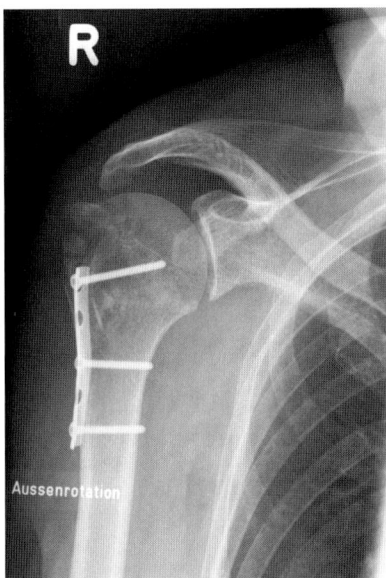
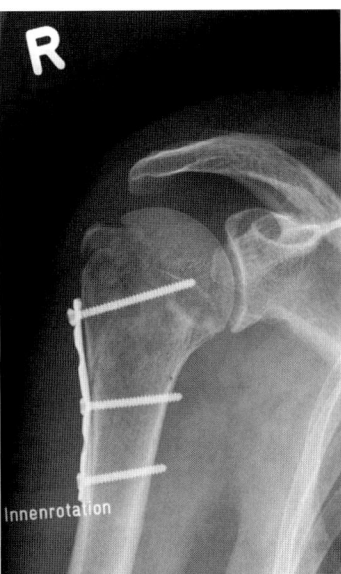
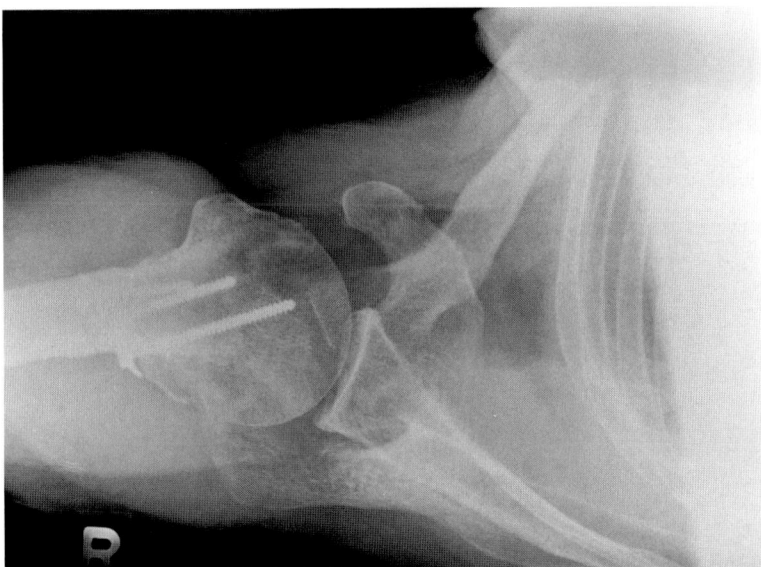

◨ Abb. 8.4

der reduzierten Außen- und Innenrotation. Daher ist bei Dislokation dieser Fragmente um mehr als 10 mm die Reposition und Osteosynthese zu empfehlen. Die Technik durch indirekte Reposition und Fixation mittels einer Drittelrohrplatte basiert auf den Arbeiten von R. Hertel. Wichtig bei dieser Technik ist ein intakter Calcar, auf dem die Humeruskalotte abgestützt werden kann. Wenn das Tuberculum majus in viele kleine Teilfragmente frakturiert ist, kommt man an die Grenzen dieser Methode. Dann besteht durch den Zug der Supra- und Infraspinatussehnen die Gefahr des sekundären Ausrisses von Knochenfragmenten, des sog. »cut out«. Zwar werden die Sehnen der Rotatorenmanschette durch die Osteosuturen zusätzlich fixiert. Diese Nähte können jedoch nicht sicher die Dislokation verhindern, wenn die Knochenfragmente separiert sind. Es hat sich bewährt, während der ersten 3 Wochen postoperativ die Schulter noch im Gilet ruhigzustellen und nur geführte Bewegungen bis auf Höhe der Scapula durchzuführen. Bei geringfügiger Dislokation eines kleinen Fragmentes wie im hier beschriebenen Fall ist es sinnvoll, noch weitere 2 Wochen mit aktiven Bewegungsübungen abzuwarten, wodurch eine zusätzliche Migration verhindert werden kann.

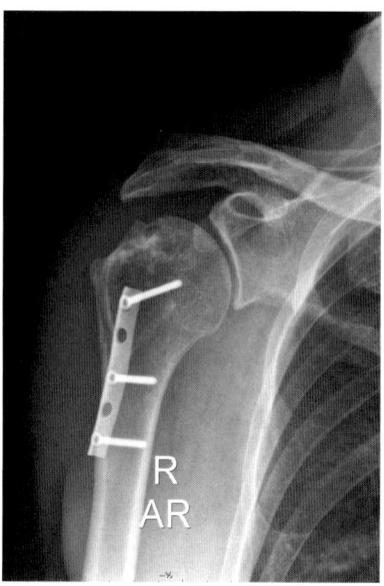
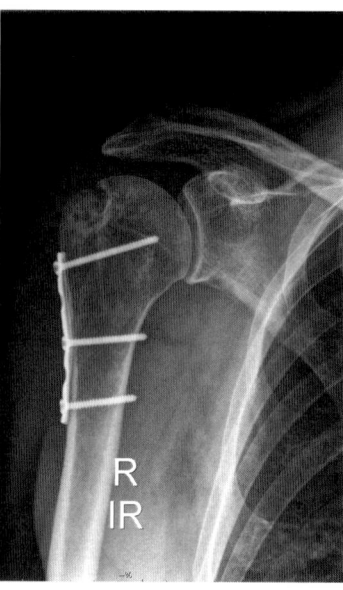
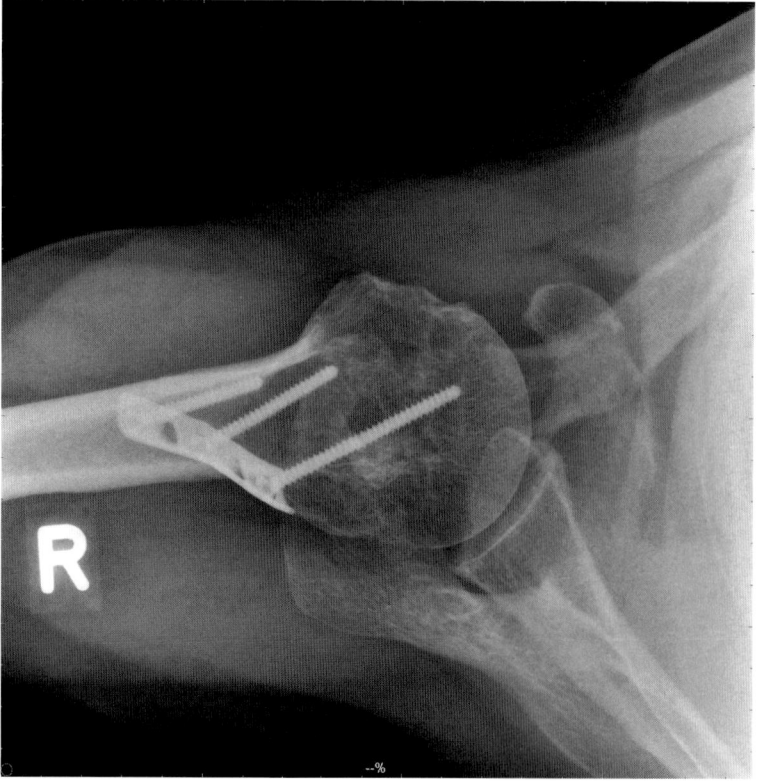

◻ Abb. 8.5

9   Humeruskopfluxationsfraktur mit Headsplitkomponente

R.P. Meyer, H.K. Schwyzer, F. Moro

Klinischer Fall

Ein 44-jähriger Mann erleidet bei einem Motorradunfall im Juni 2007 in Deutschland eine komplexe Humeruskopfluxationsfraktur rechts (◑ Abb. 9.1). Zusatzverletzungen liegen nicht vor. Vorbelastet ist der Patient durch ein 8 Jahre zuvor operativ saniertes thorakales und abdominales Aortenaneurysma bei arterieller Hypertonie und Nikotinabusus. Auf Wunsch des Patienten findet eine notfallmäßige Verlegung in unsere Klinik statt. Eine zur genaueren präoperativen Planung am Tag nach dem Unfall durchgeführte Computertomographie bestätigt die mehrfragmentäre Humeruskopffraktur mit Frakturlinien durch Collum chirurgicum und

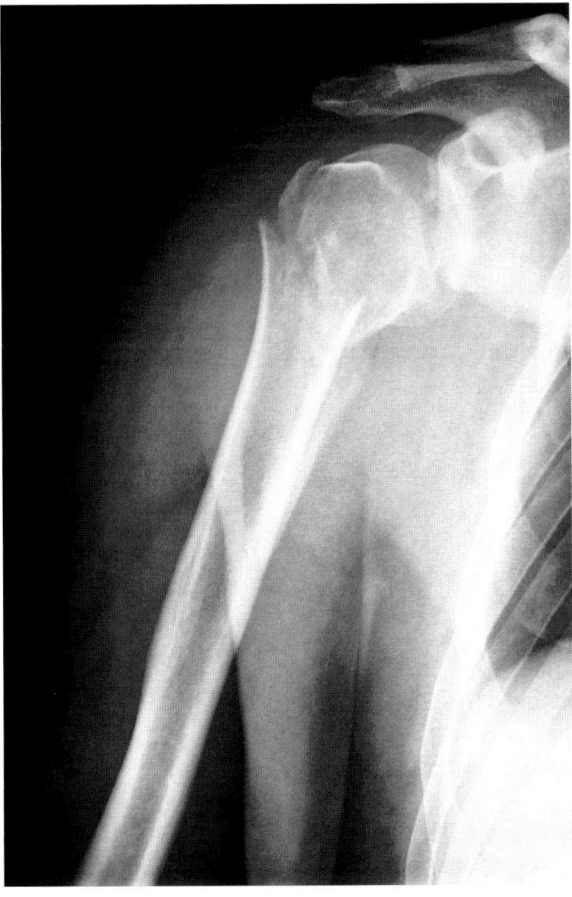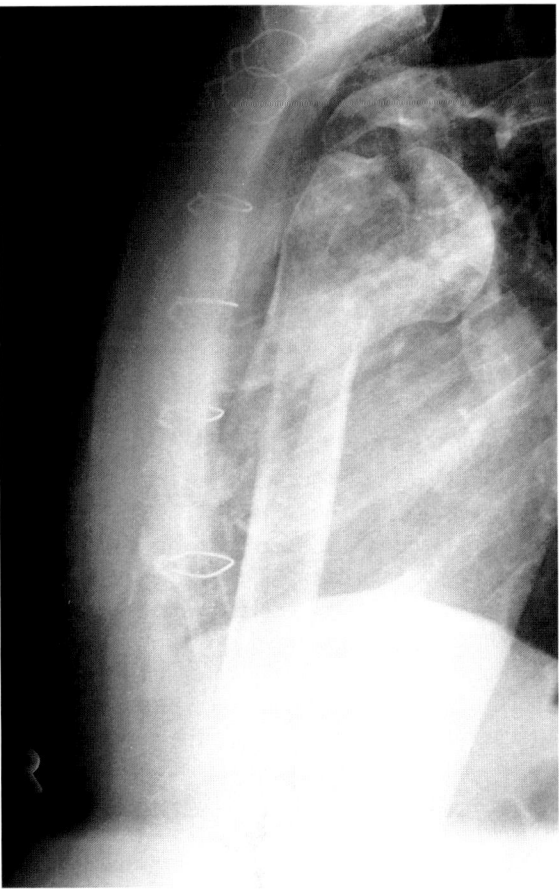

◑ Abb. 9.1

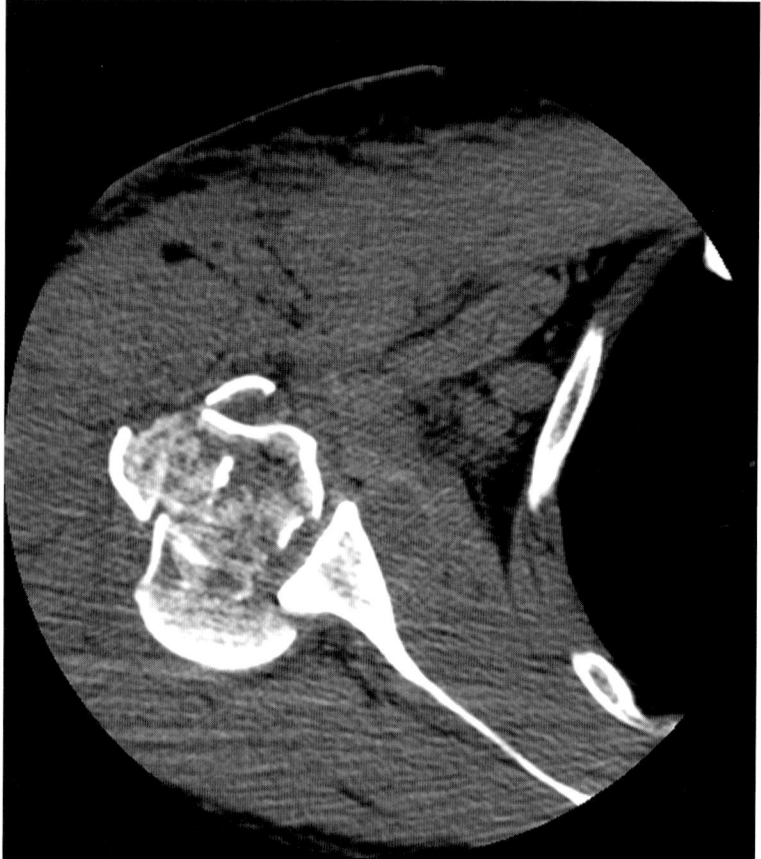

◘ Abb. 9.2

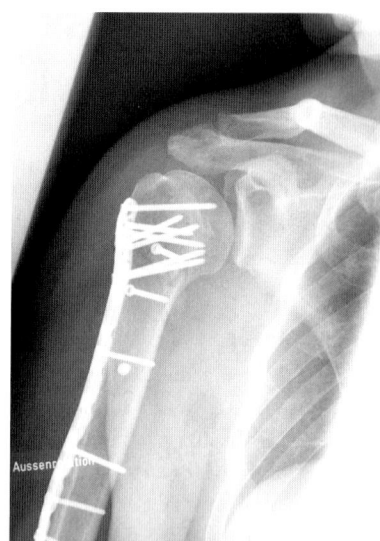

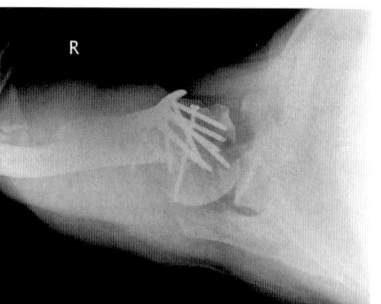

◘ Abb. 9.3

anatomicum̂, Tuberculum majus und minus sowie mit zusätzlichem dia-
physärem Fragment (◘ Abb. 9.2). Da neurologisch und vaskulär im rechten
Schulter-/Armbereich keine Defizite vorliegen, wird die osteosynthetische
Versorgung für den nächsten Tag geplant.

Operative Korrektur

Plangemäß wird am nächsten Tag das Fraktursystem durch einen deltoideopektoralen Zugang dargestellt. Der N. axillaris wird lokalisiert, 4 PDS-Kordeln in die ventrokraniale und posteriore Rotatorenmanschette eingebracht.
Das proximale Humerusschaftkeilfragment wird mit 2 Kortikaliszugschrauben fixiert. Anschließend erfolgt die Reposition des Humerskopfkomplexes
ohne Eröffnung des Fraktursystems auf den Humerusschaft. Eine 8-Loch-
Philosplatte wird lateral des Sulcus bicipitalis anmodelliert und fixiert. Das
Tuberculum minus wird mit einer zusätzlichen isolierten Kortikaliszugschraube refixiert. Unter Bildwandlerkontrolle zeigt sich eine korrekte Hu-
meruskopfzentrierung bei guter Plattenlage und adaptiertem Fraktursystem.

Verlauf

Bei Fixation der rechten Schulter im Orthogilet mit physiotherapeutisch
geführter Rehabilitation findet eine erste klinische und radiologische Kontrolle 4 Wochen nach Intervention statt. Die Röntgenbilder der rechten

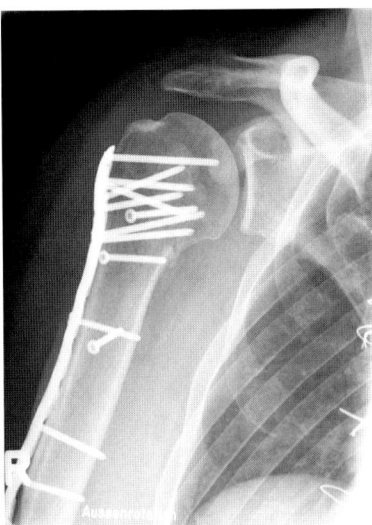
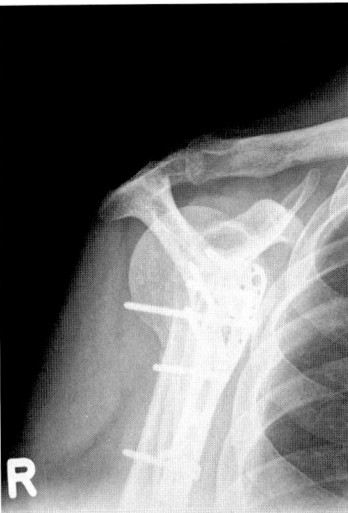
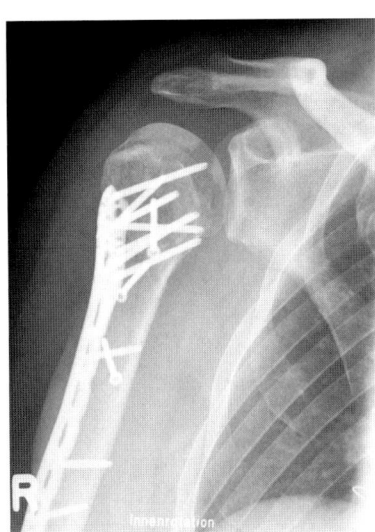
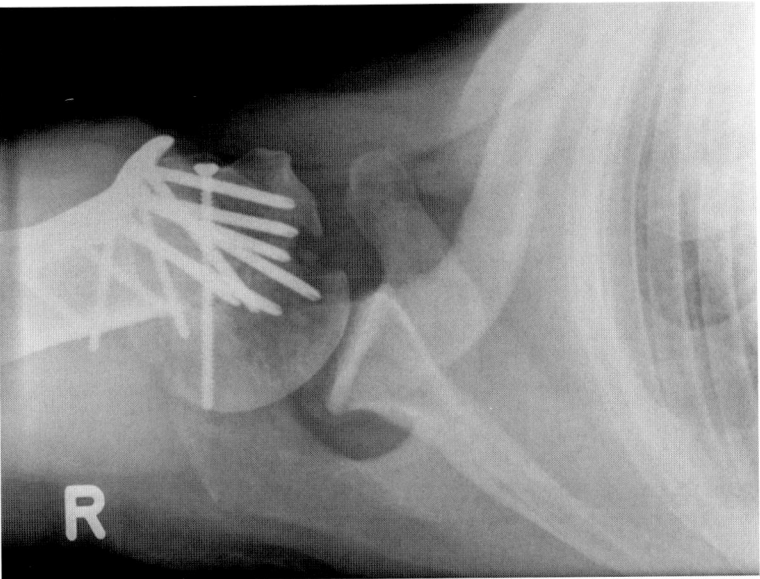

☐ Abb. 9.4

Schulter a.-p. und axial zeigen im ventralen Anteil den Kopfkalottendefekt nach Impression/Depression bei Zustand nach Headsplit mit leichtgradiger Retroversion des Humeruskopfes (☐ Abb. 9.3). 10 Wochen nach dem Eingriff besteht eine aktive Abduktion von 70°, eine Elevation von 80° bei einer Innen-/Außenrotation von 30/0/30°. Der Patient ist beschwerdefrei. Die Physiotherapie wird weitergeführt, die freie Belastung ab 12. postoperativer Woche erlaubt. Die Röntgenkontrolle der rechten Schulter a.-p. in Außen-/Innenrotation sowie nach Morrison ergibt eine stabile Osteosynthese bei guten Konsolidierungsfortschritten ohne Anhaltspunkte für Kopfnekrose (☐ Abb. 9.4). 4 Monate nach Osteosynthese zeigt sich eine gute Schulterfunktion mit Abduktion und Elevation von je 100° bei einer Außen-/Innenrotation von 30/0/60°. Radiologisch ist die Frakturheilung abgeschlossen bei geringgradiger Impression resp. Depression der Kopfkalotte ventral und leichter Retroversion. Es bestehen keine Zeichen einer Humeruskopfnekrose (◨ Abb. 9.5).

2 Jahre nach dem Eingriff findet die vorerst letzte Kontrolle bei uns statt. Der Patient ist beschwerdefrei und weist eine nahezu symmetrische Schultergelenkbeweglichkeit auf bei klinisch negativen Rotatorenmanschettenzeichen. Die aktuelle Röntgenkontrolle (◨ Abb. 9.6) zeigt identische Stellungsverhältnisse im Vergleich zu den früheren Kontrollen. Das Fraktursystem ist konsolidiert, Zeichen einer Humeruskopfnekrose liegen nicht vor.

Diskussion

Bei Nikotinabusus, arterieller Hypertonie sowie operativ saniertem thorakalem und abdominalem Aortenaneurysma bestanden bei dieser komplexen

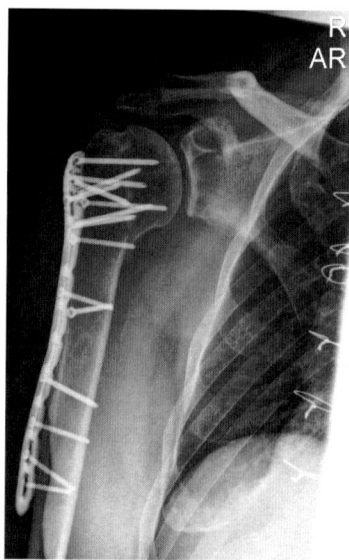
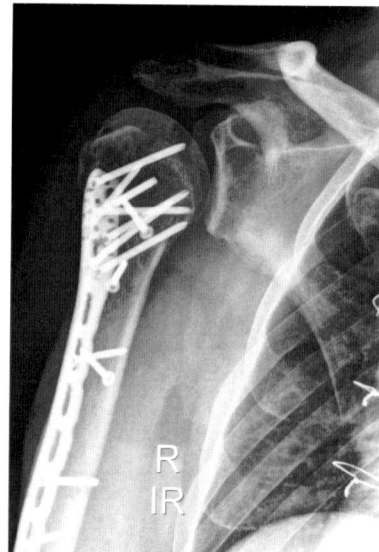

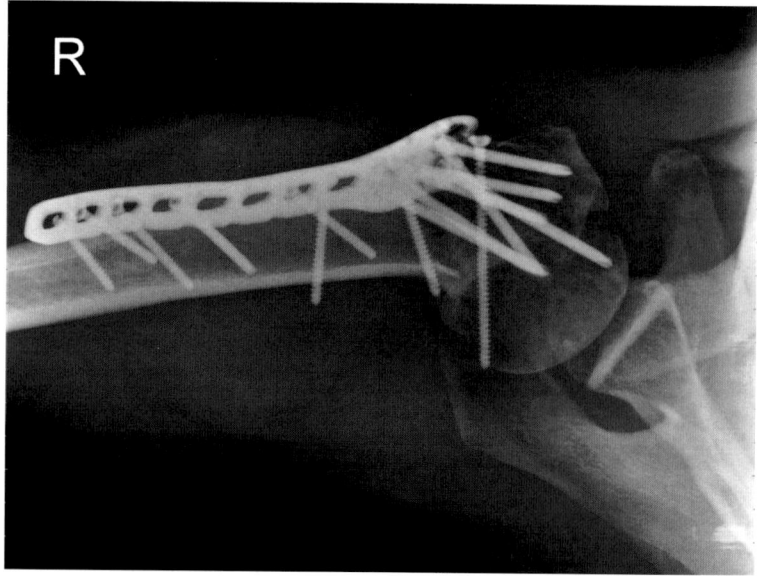

◨ Abb. 9.5

Humeruskopfluxationsfraktur mit Headsplitkomponente präoperativ nicht gerade ideale Voraussetzungen bezüglich der Humeruskopfdurchblutung. Neben der raschen osteosynthetischen Versorgung mit minimaler operativer Traumatisierung führte wohl auch eine Portion Glück zum guten Endresultat mit vitalem Humeruskopf.

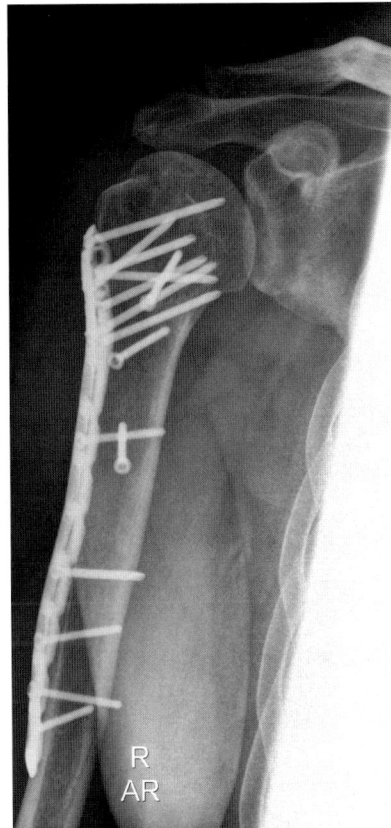
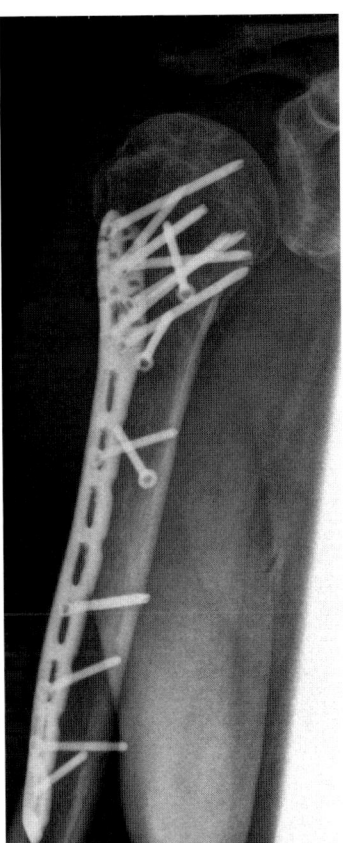
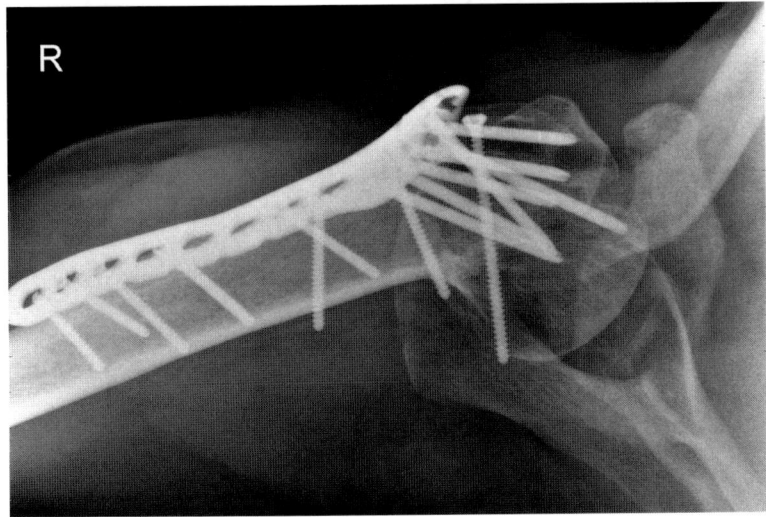

☐ Abb. 9.6

10 Proximale Humerusschaftspiralfraktur mit subkapitaler dorsomedialer Trümmerzone

R.P. Meyer, H.K. Schwyzer, F. Moro

Klinischer Fall

Ein 68-jähriger Mann stürzt März 2006 im Ausland über eine Mauer und zieht sich dabei eine komplexe Humerusschaftfraktur links zu. Initial besteht eine fragliche Gefühllosigkeit im linken Unterarm, die rasch abklingt. Im lokalen Krankenhaus wird dem Patienten die operative Versorgung des linken Humerus mit Marknagelung empfohlen. Der Patient wünscht jedoch eine Verlegung in unsere Klinik. Nach dem Notfalltransfer zu uns 2 Tage nach dem Unfall findet eine ausführliche radiologische Abklärung statt. Die konventionellen Bilder dokumentieren die komplexe proximale Humerusschaftfraktur mit dorsaler mehrfragmentärer Trümmerzone, wobei der dorsale Spiralteil bis ins distale Drittel des Humerusschaftes reicht (◘ Abb. 10.1). Die zusätzlich durchgeführte CT-Untersuchung inklusive 3D-Rekonstruktion bestätigt insbesondere die dorsomediale, weit nach distal reichende Trümmerzone sowie eine normale Rotatorenmanschettenmuskulatur (◘ Abb. 10.2). Als Nebendiagnosen sind ein Diabetes mellitus Typ II sowie ein Status bei implantiertem Herzschrittmacher zu erwähnen.

Operative Korrektur

Der Eingriff wird 4 Tage nach dem Unfall durchgeführt. Es erfolgen ein ventraler Zugang zum Humerus zwischen M. deltoideus und pectoralis major, das Spalten des M. brachialis und Freilegen des Humerusschaftes ventrolateral von proximal bis distal. Als erstes wird die Reposition der Spiralschaftfraktur mit Anlegen von 2 Drahtcerclagen vorgenommen. Nach Kontrolle

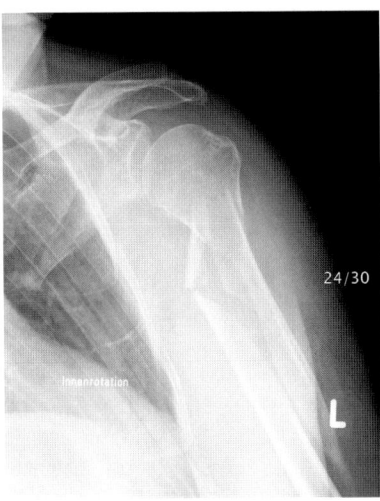
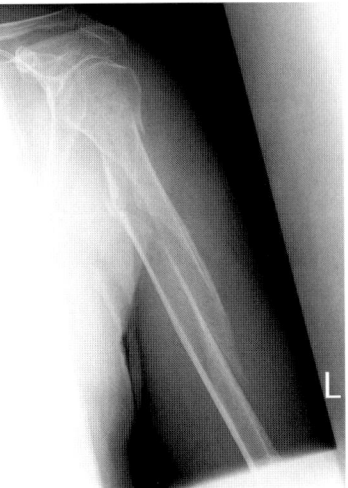
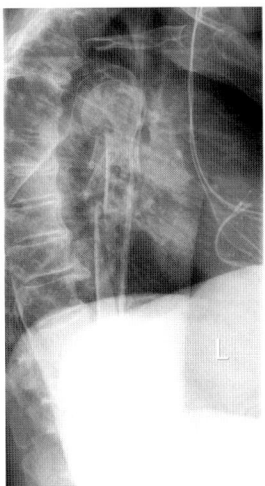

◘ Abb. 10.1

des N. axillaris erfolgt die Reposition der Trümmerfraktur im proximalen Schaftbereich, dann das Anmodellieren einer 5-plus-13-Loch-LCP-Platte und das Setzen eines Cerclagedrahtes um den proximalen Humerus inklusive Platte zur subkapitalen Fixation. Die Plattenfixation wird mit winkelstabilen Schrauben durchgeführt. Zusätzlich werden 2 Kortikaliszugschrauben zur Fixation des dorsalen Spiralkeils eingebracht. Die Bildwandlerkontrolle zeigt im Schaftbereich eine anatomische Reposition, dorsomedial proximal verbleibt die bekannte Trümmerzone mit dadurch bedingter Varusposition des Humeruskopfes. Die Osteosynthese ist übungsstabil (◘ Abb. 10.3).

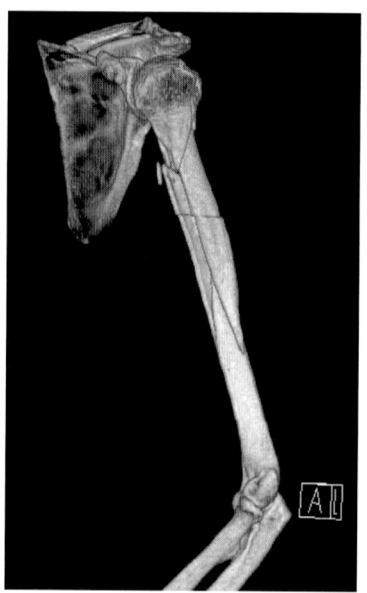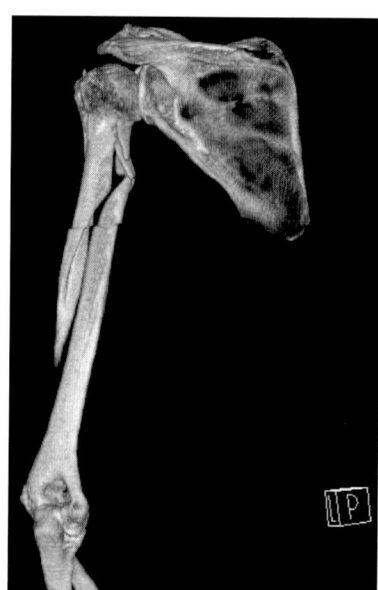

◘ Abb. 10.2

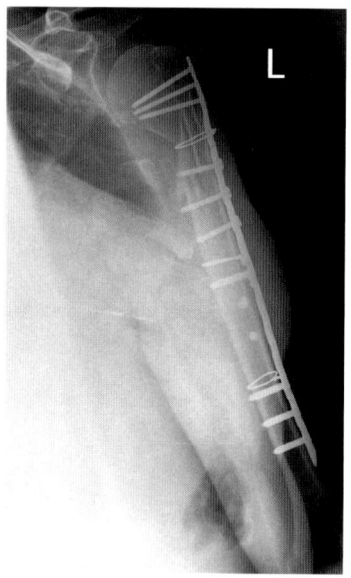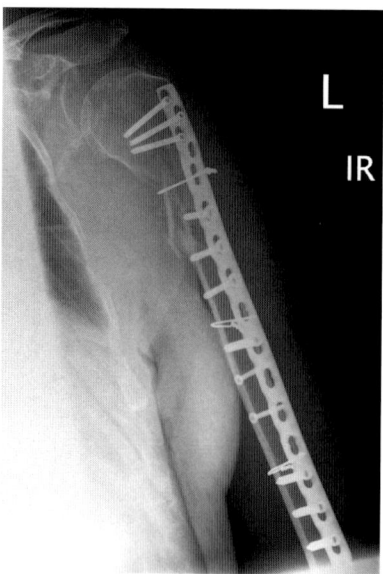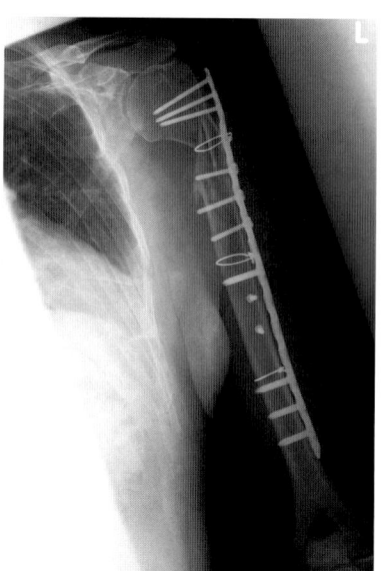

◘ Abb. 10.3

Verlauf

Der postoperative Verlauf gestaltet sich wegen der prekären medialen subkapitalen Abstützung entsprechend delikat. Eine physiotherapeutisch geführte Rehabilitation mit Pendelübungen wird verordnet. Rein passive Bewegungsübungen bis 60° Abduktion/Elevation in den ersten 6 Wochen bei konsequent getragenem Orthogilet sind gestattet.

7 Wochen nach Intervention ist eine Flexion von ca. 115° möglich bei aktiv-assistiver Schulterabduktion von 80°. Die Röntgenkontrolle der linken Schulter inklusive Oberarm in Außen-/Innenrotation und axial zeigt eine stabile Osteosynthese bei unveränderter Stellung der proximalen medialen Trümmerzone ohne zusätzliche Varuseinsinterung des Humeruskopfes (◻ Abb. 10.4).

3 Monate nach dem Eingriff beträgt die Bewegungsamplitude an der linken Schulter Flexion/Elevation 90°. Radiologisch ist die Osteosynthese stabil bei beginnendem Durchbau der subkapitalen medialen Trümmerzone (◻ Abb. 10.5).

5 Monate postoperativ ist eine schmerzfreie Flexion/Elevation bis 90° bei Außen-/Innenrotation von je ca. 30° möglich. Radiologisch ist das Fraktursystem weitgehend konsolidiert bei unveränderter Varusstellung des Humeruskopfes (◻ Abb. 10.6).

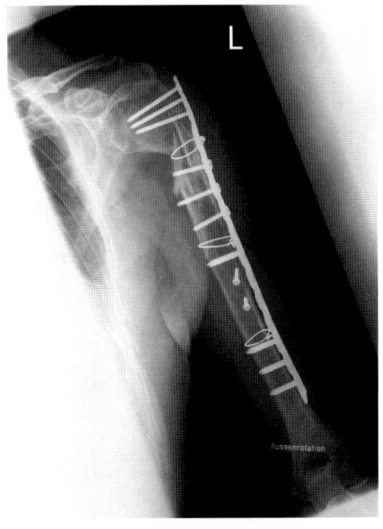

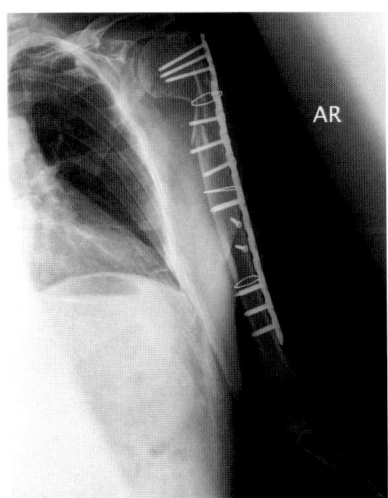

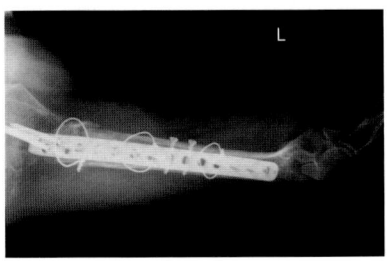

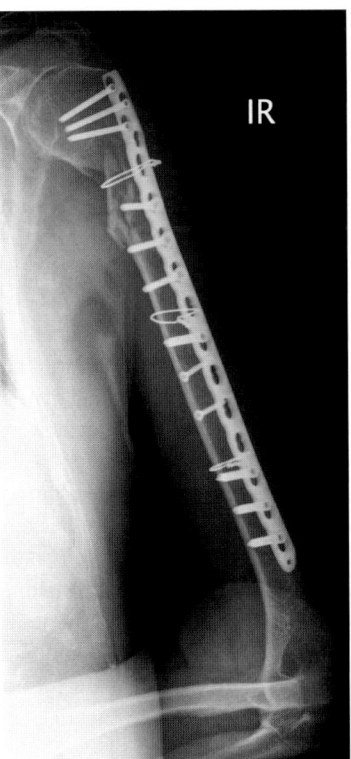

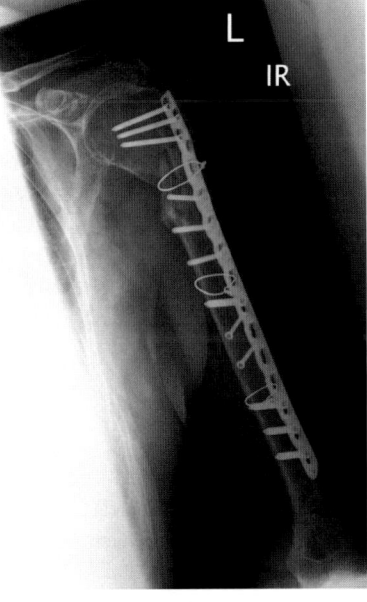

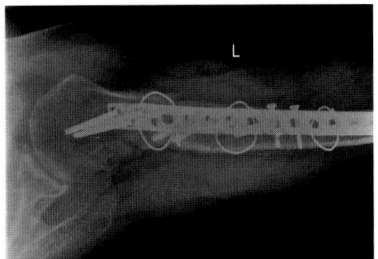

◻ Abb. 10.4

◻ Abb. 10.5

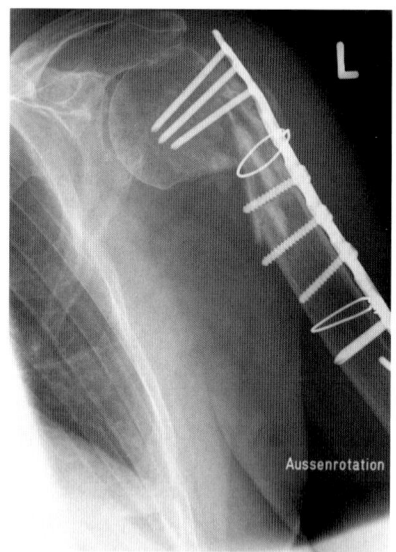
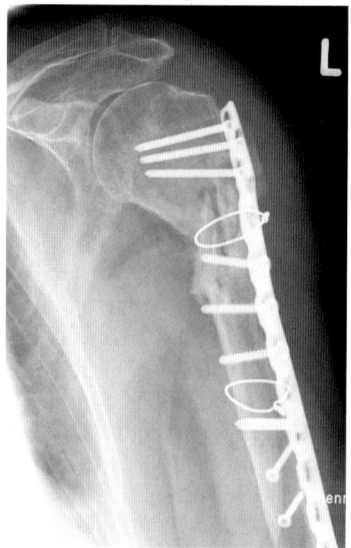
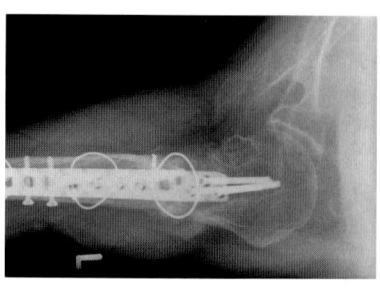

◨ Abb. 10.6

9 Monate nach Osteosynthese findet sich eine Flexion/Elevation von 110°, eine Abduktion von 80° bei Krepitation über dem etwas abstehenden kranialen Plattenende. Die Frakturen sind konsolidiert (◨ Abb. 10.7).

1 ½ Jahre nach der Operation ist der Patient beschwerdefrei, schwimmt täglich und hat nur noch einen geringen Kraftverlust bei Flexion/Elevation von 130°, einer Abduktion von 100° und sicher durchführbarem Nacken- und Schürzengriff. Die aktuellen Röntgenbilder zeigen ein konsolidiertes Fraktursystem mit gutem Remodeling auch im subkapitalen medialen Trümmerzonenbereich. Die Varusposition des Humeruskopfes ist unverändert und tolerabel (◨ Abb. 10.8). Auf eine Entfernung des Osteosynthesematerials wird verzichtet.

Diskussion

Bei der vorliegenden komplexen Humerusschaftspiralfraktur liegt das Problem nicht im Schaft-, sondern im subkapitalen dorsomedialen Trümmerzonenbereich. Wegen dieser Trümmerzone fällt die mediale Abstützung nahezu vollständig weg. Auch nach der Osteosynthese mit lateral angelegter winkelstabiler Platte stellt diese fehlende mediale Abstützung ein hohes Risiko bezüglich der Frakturheilung dar. Heute würden wir bei diesem Frakturtyp wohl versuchen, mittels palisadenartig endomedullär eingebrachtem Beckenspan oder Allograft die negativen Varuskräfte aufzufangen. Dass die Fraktur trotz schlechter medialer Abstützung mit relativ geringer Varusfehlstellung des Humeruskopfes und mit gutem medialem Remodeling konsolidierte, ist wohl zu gleichen Teilen der guten Compliance des Patienten bei sorgfältiger postoperativer Nachsorge, dem winkelstabilen Plattensystem, einer atraumatischen Operationstechnik und nicht zuletzt dem Glück des Tüchtigen zu verdanken.

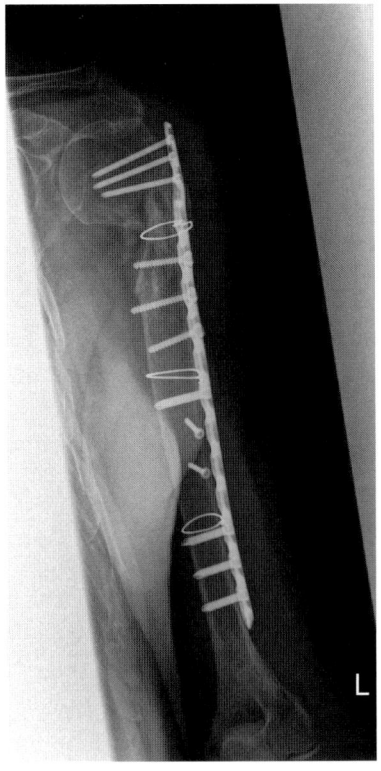
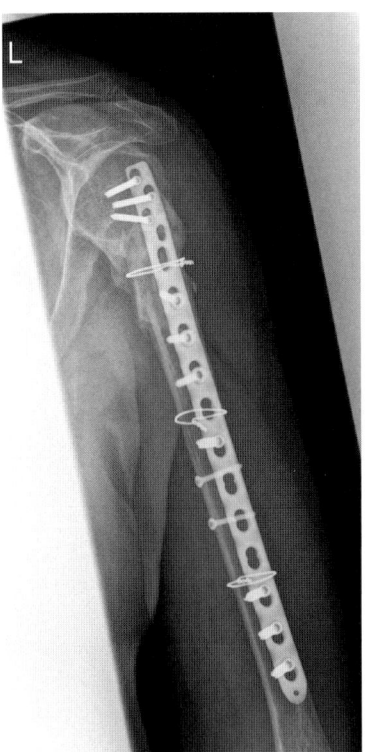
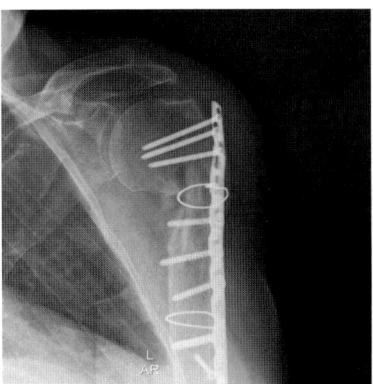
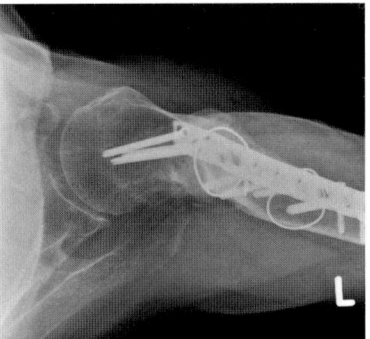

◻ Abb. 10.7

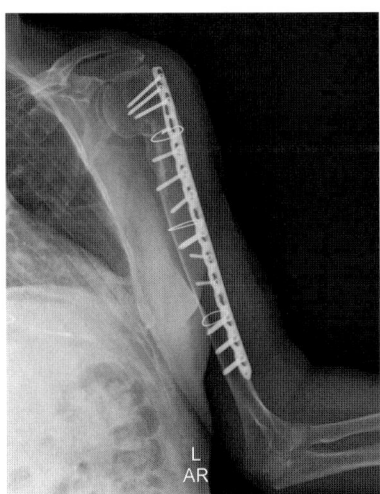
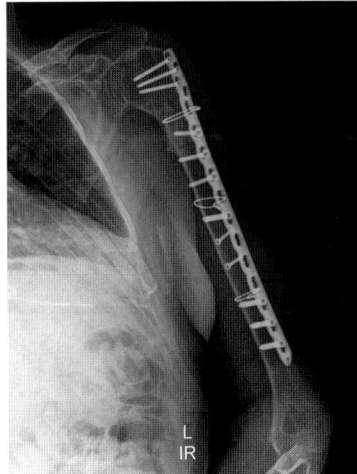
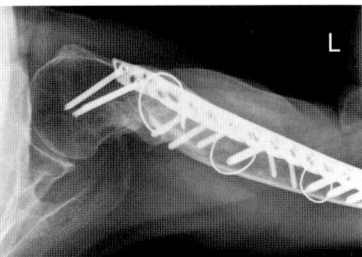

◻ Abb. 10.8

11 Symptomatische Pseudarthrose des proximalen Humerus

R.P. Meyer, F. Moro

Klinischer Fall

Eine 71-jährige Patientin zieht sich bei einem Sturz auf Eis im Januar 2008 eine proximale Humerusschaftfraktur links zu (◨ Abb. 11.1). Am selben Tag wird sie operativ versorgt mit offener Reposition, Osteosynthese mit Prévot-Nägeln und Titancerclage durch einen sog. minimalinvasiven Zugang (◨ Abb. 11.2). 4 ½ Monate später wird eine Kürzung der überlangen Prévot-Nägel durchgeführt (◨ Abb. 11.3). Nach 2 Monaten treten zunehmend Schmerzen im linken Schultergürtel auf. Eine Arthro-MRI-Untersuchung der linken Schulter zeigt nur eine kleine Ruptur der Supraspinatussehne. Eine Funktionskontrolle unter Bildwandler dokumentiert eine deutliche Instabilität im Frakturbereich. Eine neurologische Abklärung ergibt eine axonale Läsion des Nervus axillaris mit Befall aller 3 Deltoideusanteile. Eine weitere Intervention wird vorgeschlagen. Die Patientin wünscht jedoch die Übernahme der Weiterbehandlung durch uns.

Nach ausführlicher klinischer Abklärung wird bald darauf noch eine präoperative computertomographische Untersuchung des linken Schultergürtels veranlasst. Die CT-Untersuchung bestätigt die proximale Humeruspseudarthrose mit großem Knochendefekt (◨ Abb. 11.4).

Operative Korrektur

3 Wochen später wird von einem anterolateralen Zugang aus die Pseudarthrose am proximalen Humerus links angegangen. Die folgenden operationstechnischen Schritte werden durchgeführt: Entfernung der Titancerclage und

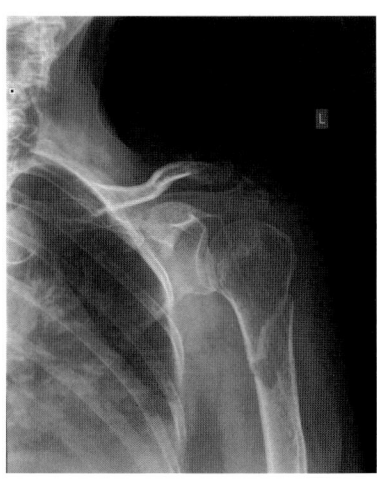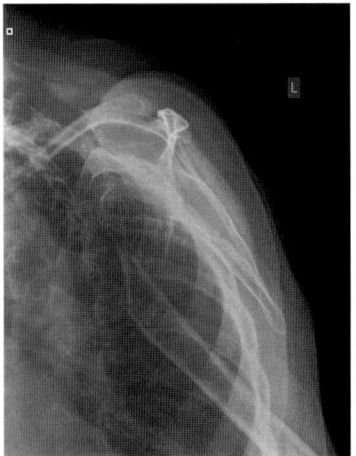

◨ Abb. 11.1

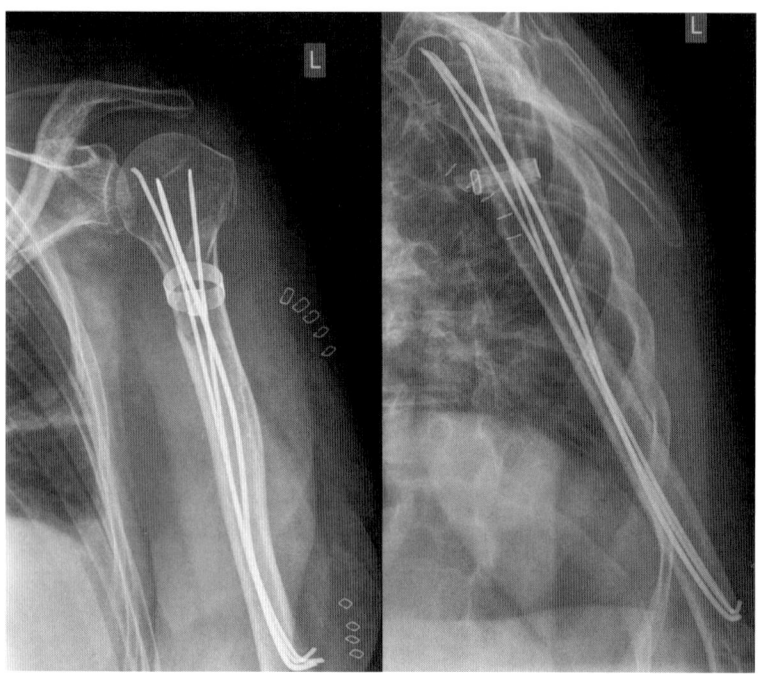

☐ Abb. 11.2

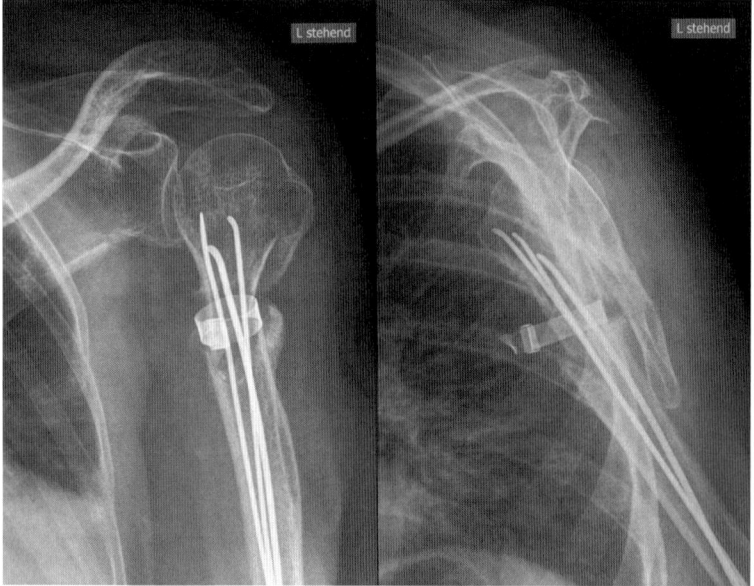

☐ Abb. 11.3

der intramedullären elastischen Nägel; Pseudarthroseresektion und -anfrischung, autologe und heterologe Spongiosaplastik mit Spongiosaentnahme vom linken Beckenkamm und Zusatz von demineralisiertem Bonematrix sowie corticospongiöser Spananlagerung und Plattenosteosynthese mit langer 10-Loch-Philosplatte (☐ Abb. 11.5).

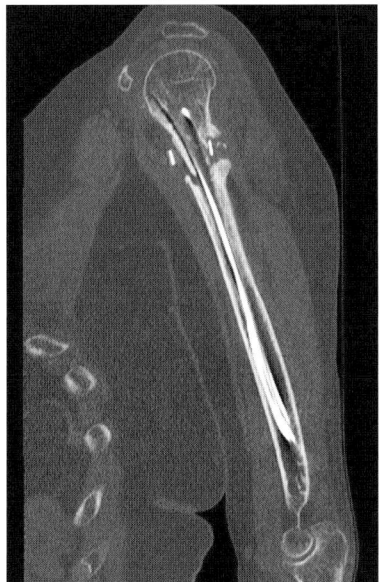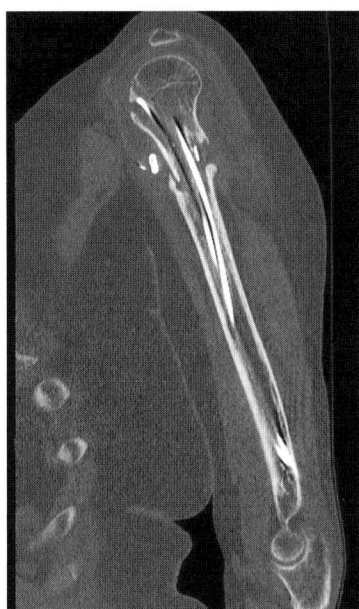

◨ Abb. 11.4

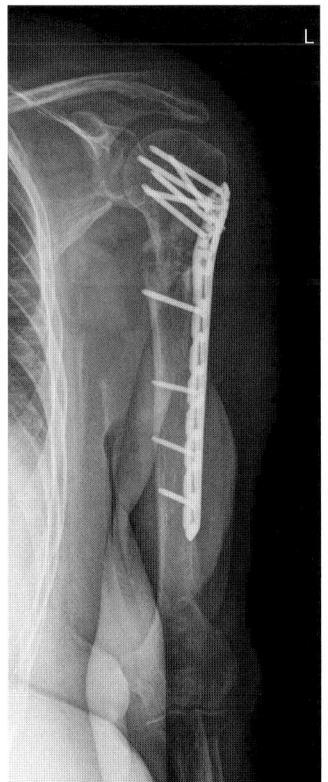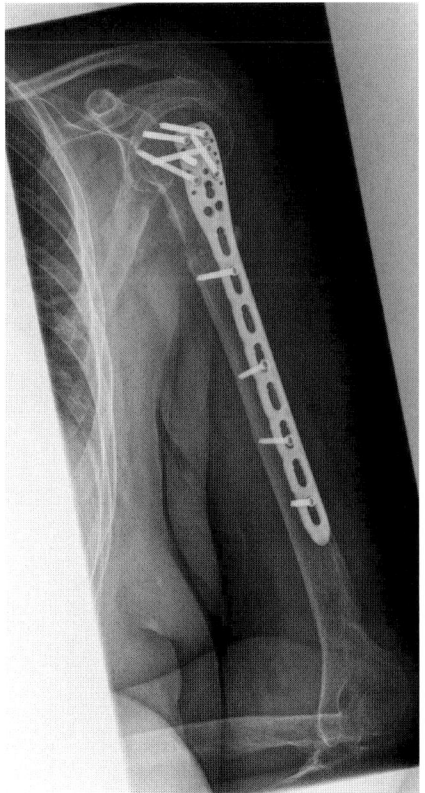

◨ Abb. 11.5

Verlauf

Die postoperativen klinischen und radiologischen Kontrollen finden vorerst in 6-Wochen-Abständen statt. Die Röntgenbilder 3 Monate nach der Reosteosynthese zeigen stabiles Osteosynthesematerial bei weit fortgeschrittenem Frakturdurchbau (◻ Abb. 11.6). Bei noch neurogen geschwächter Deltoidmuskulatur sind Schürzengriff sicher, Nackengriff mit Trickbewegungen durchführbar. 6 Monate nach Reintervention ist die Fraktur lateral voll, medial partiell durchgebaut (◻ Abb. 11.7). Die Schulterfunktion normalisiert sich zusehends bei zunehmender Erholung der axonalen Läsion des Nervus axillaris. 1 Jahr nach Reosteosynthese zeigen sich komplett konsolidierte Verhältnisse im Bereich der ehemaligen Pseudarthrose mit in toto inkorporiertem Beckenspan (◻ Abb. 11.8). Die Schulterfunktion hat sich weitgehend normalisiert bei symmetrischem Nacken- und Schürzengriff.

Diskussion

Die primär vorliegende proximale Humerusschaftfraktur eignet sich ideal zur Versorgung mit winkelstabiler Platte. Die hier auswärts vorgenommene Erstversorgung mit elastischen Titannägeln ist für diesen Frakturtyp beim Erwachsenen nicht geeignet. Die zusätzlich eingebrachte Titancerclage führte zur zirkulären Knochennekrose mit entsprechend großem Defekt im Frakturbereich (◻ Abb. 11.9). Durch die Wahl eines sog. minimalinvasiven proximalen Zugangs wurde vermutlich eine axonale Läsion des Nervus axillaris provoziert.

Der aufwendige Verlauf mit Reosteosynthese und entsprechend belastender Nachsorge hätte dieser 71-jährigen Patientin durch korrekte Primärversorgung erspart werden können.

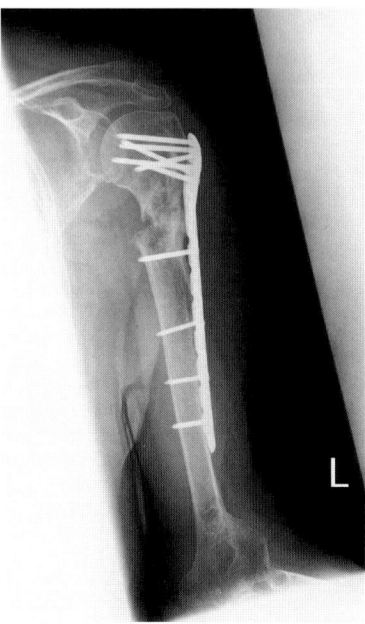 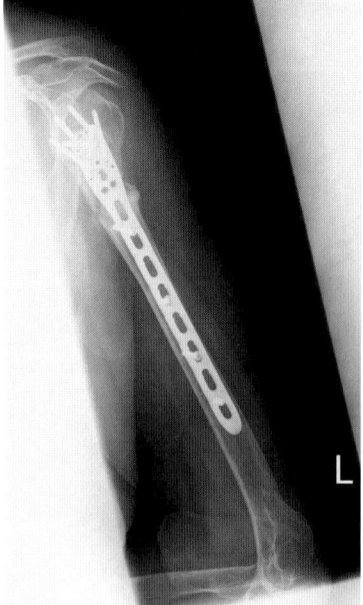

◻ Abb. 11.6

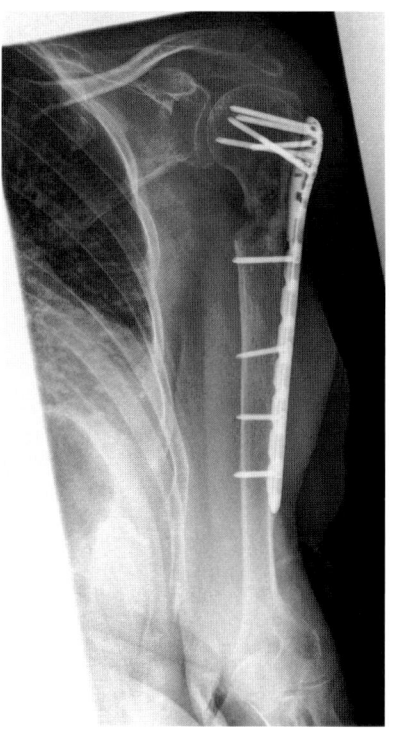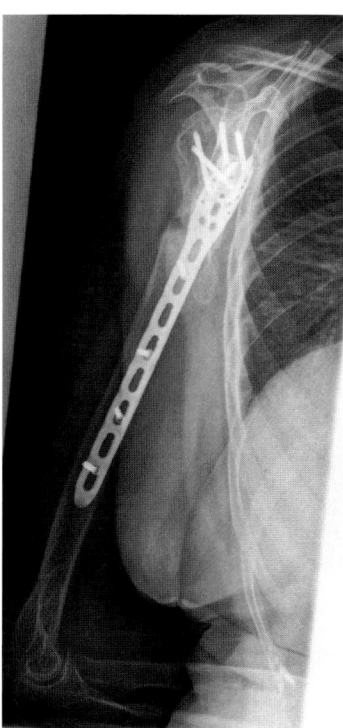

◘ Abb. 11.7

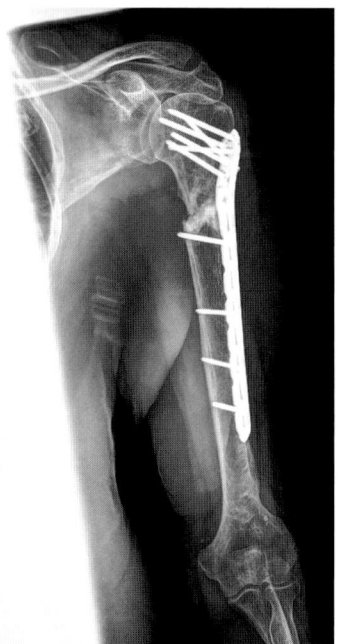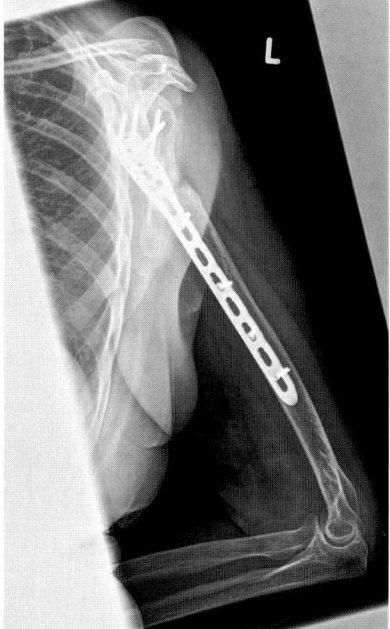

◘ Abb. 11.8

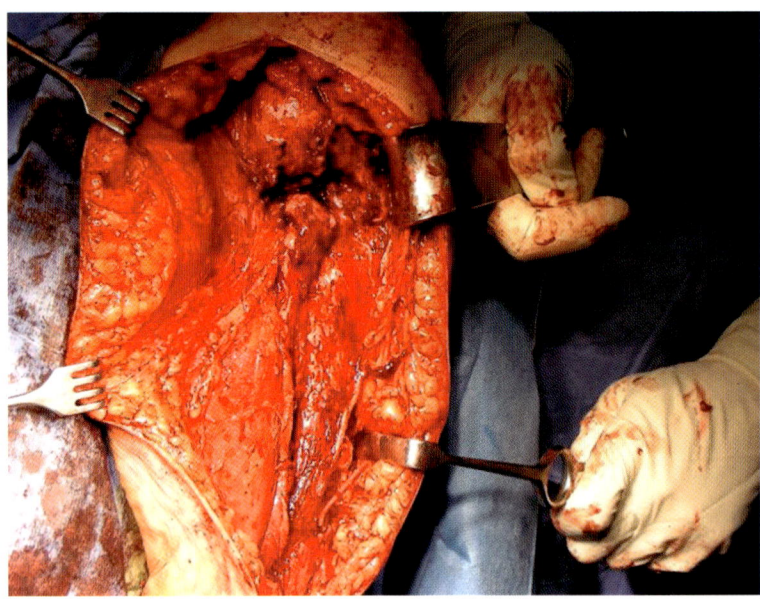

◨ Abb. 11.9

12   Mehrfragmentäre Tuberculum-majus-Fraktur mit proximaler Dislokation

R.P. Meyer, F. Moro

Klinischer Fall

Ein 33-jähriger Mann stürzt im März 2007 beim Snowboardfahren auf seine rechte Schulter. Wegen zunehmender Schmerzen mit Bewegungseinschränkung meldet sich der Patient 3 Tage später in unserer Klinik. Bei der klinischen Untersuchung imponiert eine Pseudoparalyse des rechten Armes bei neurologisch unauffälliger Situation. Die Röntgenbilder zeigen eine mehrfragmentäre, nach kranial dislozierte Tuberculum-majus-Fraktur (◗ Abb. 12.1). Sonographisch ist die Supraspinatussehne intakt bei im Übrigen unauffälliger Rotatorenmanschette. Das Ausmaß der Tuberculum-majus-Kranialisation wird mit Computertomographie noch genauer defi-

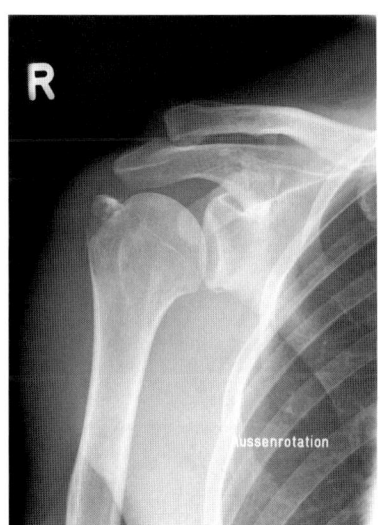
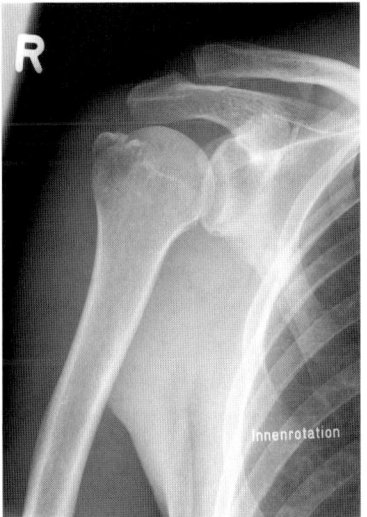
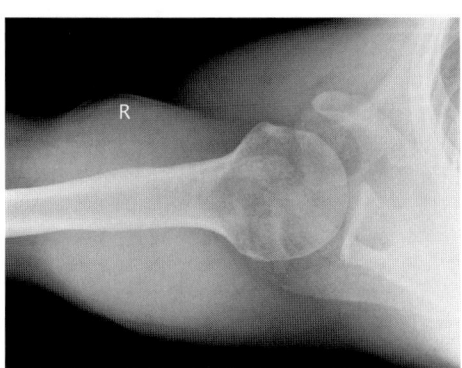
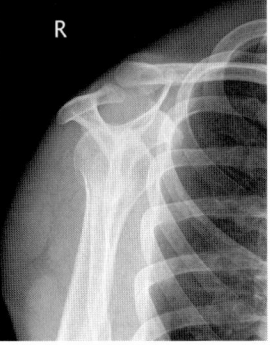

◗ Abb. 12.1

niert. Die Dislokation beträgt über 1 cm (◘ Abb. 12.2). Wegen des Risikos der Entwicklung einer ossären Impingementproblematik empfehlen wir die Refixation des Tuberculum majus.

Operative Korrektur

Der Eingriff erfolgt 6 Tage nach dem Unfall. Die Fraktur wird durch einen Deltoid-Split-Zugang dargestellt. Die Rotatorenmanschette ist intakt. Das nach kranial-posterior disloziertes Tuberculum majus wird mit Haltefäden gefasst, das Hauptfragment auf Höhe der Frakturebene eingepasst und mit 2 Kirschner-Drähten provisorisch fixiert. Die vorgelegten transossären Nähte werden nochmals ossär ausgestochen und geknüpft. Die beiden Spickdrähte werden überbohrt und 2 3-mm-kanülierte Schrauben eingedreht. Es resultiert eine stabile Fixation mit anatomischer Lage des Tuberculum majus (◘ Abb. 12.3).

Verlauf

Ein Orthogilet wird für 2 Wochen getragen, anschließend wird mit passiv-assistierten Bewegungsübungen begonnen. Die Elevations-/Abduktionsbewegungen werden in den ersten 4 Wochen auf 60°, dann bis zur vollendeten 6. Woche auf 90° beschränkt. Dem Patienten geht es 6 Wochen nach dem Eingriff gut. Die Elevation beträgt 100°, die Abduktion aktiv 90°, AR/IR in Neutralstellung 30/0/60°. Die Röntgenkontrolle dokumentiert die korrekte Adaptation der mehrfragmentären Tuberculum-majus-Fraktur bei stabiler Schraubenlage (◘ Abb. 12.4). Die Schulter wird ohne Einschränkung der Bewegungsamplitude ab sofort freigegeben, ab vollendeter 8. Woche auch mit zunehmender Belastung. 12 Wochen nach dem Eingriff ist der Patient schmerzfrei und weist eine symmetrische Schulterbeweglichkeit auf. Die Röntgenkontrolle dokumentiert eine abgeschlossene Frakturheilung bei anatomischen Stellungsverhältnissen (◘ Abb. 12.5). 1 Jahr nach Intervention erscheint der Patient mit der Frage der Metallentfernung. Bei völliger klinischer Restitution und stabilen, à niveau liegenden Fixationsschrauben erübrigt sich eine Metallentfernung (◘ Abb. 12.6).

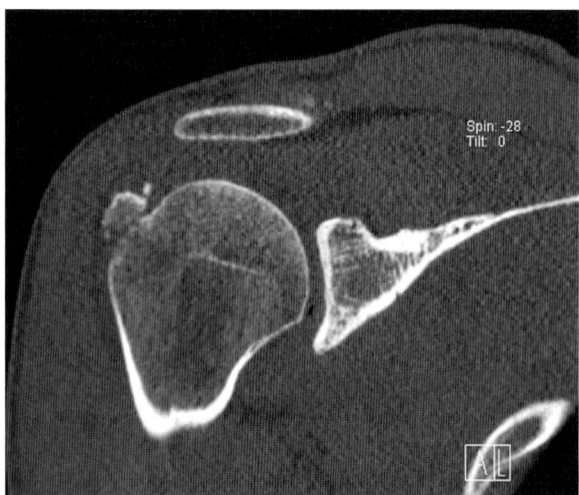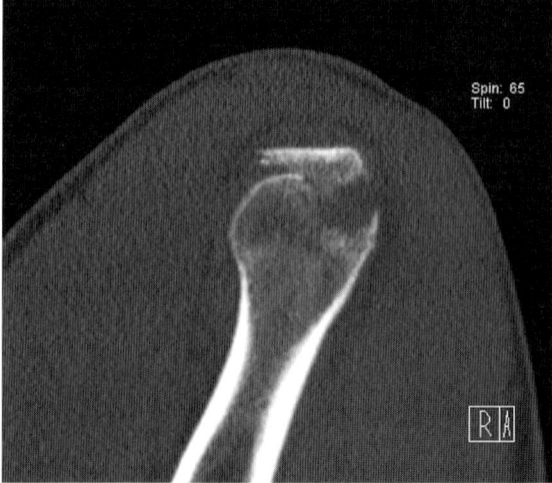

◘ Abb. 12.2

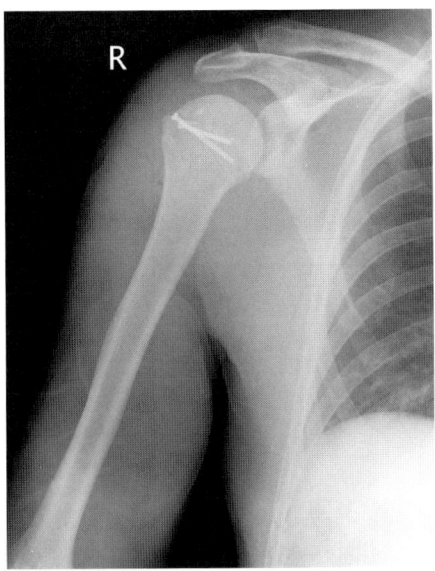

◙ Abb. 12.3

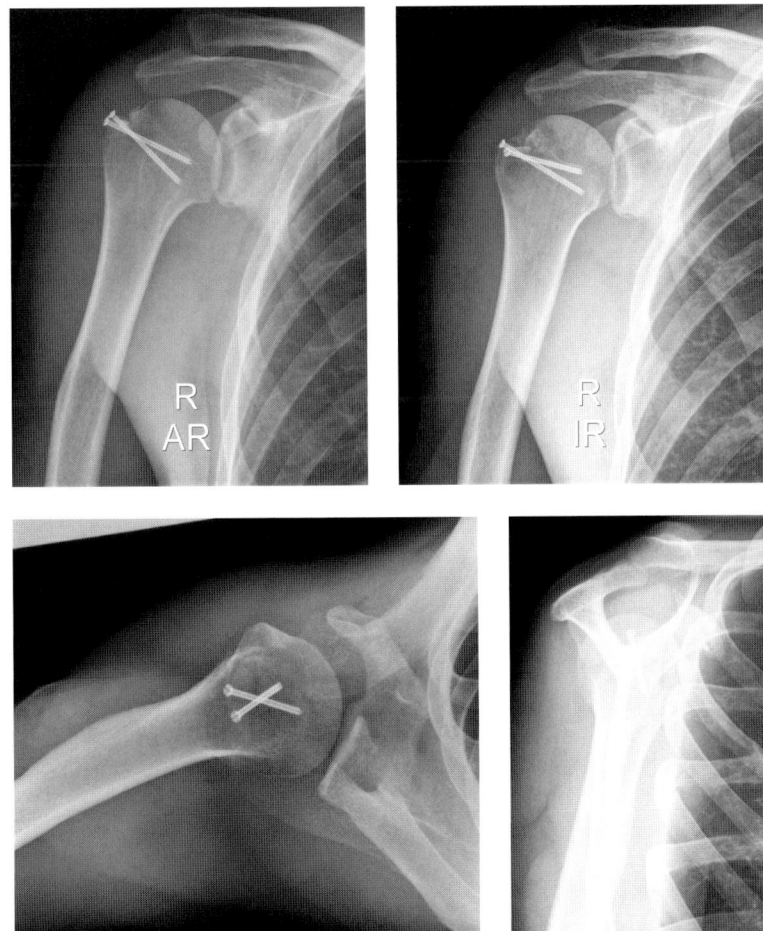

◙ Abb. 12.4

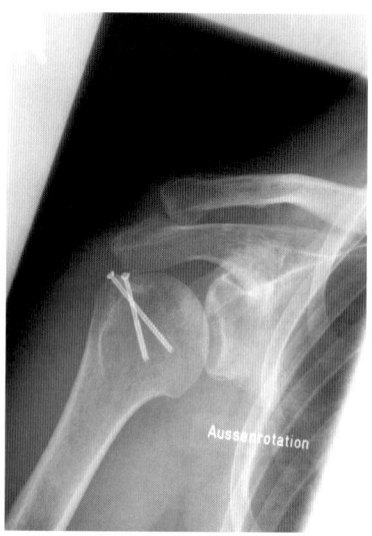
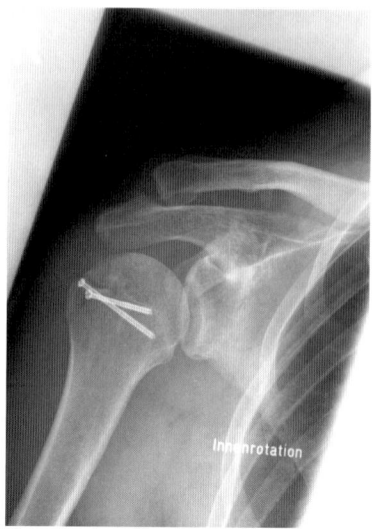
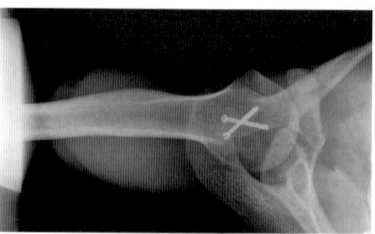
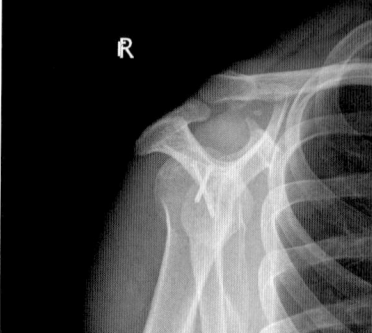

◘ Abb. 12.5

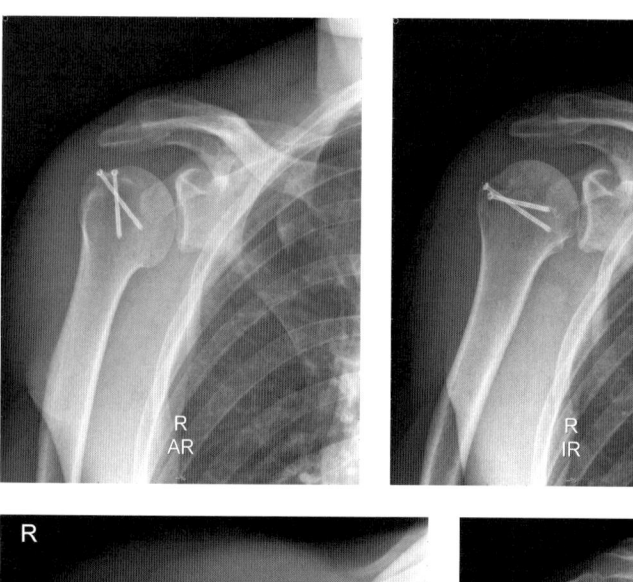
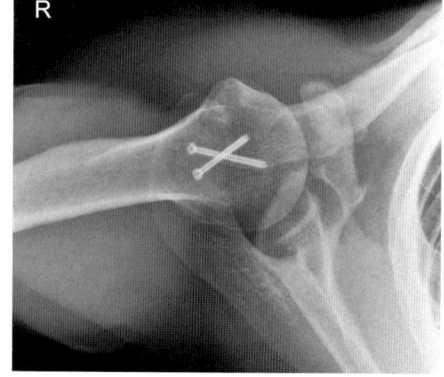
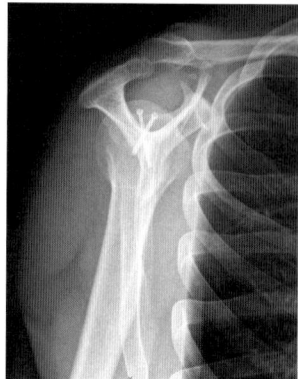

◘ Abb. 12.6

Diskussion

Die Tuberculum-majus-Abrissfraktur ist eine häufige Verletzung am Schultergürtel. Oft tritt sie auch als Begleitverletzung bei einer Schulterluxation auf. Dieser Frakturtyp benötigt eine sorgfältige Evaluation bezüglich eines konservativen oder operativen Vorgehens. Besteht bei größerem, proximal disloziertem Fragment die Gefahr der Entwicklung eines mechanischen Impingements, so ist unseres Erachtens die rasche, offene Reposition durch einen Mini-open-Zugang die Therapie der Wahl. Bei einer später arthroskopisch durchgeführten acromiohumeralen Defilee-Erweiterung, evtl. mit zusätzlicher Tuberculoplastik, können sekundär aufgetretene Restschäden wie bspw. Adhäsionen mit Bewegungseinschränkung unter Umständen nicht mehr ganz behoben werden.

13   Mehrfragmentäre, dislozierte Tuberculum-majus-Fraktur mit zusätzlichem knöchernem Ausriss der Supraspinatussehne

R.P. Meyer, B.R. Simmen, F. Moro

Klinischer Fall

Ein 59-jähriger Mann stürzt im Februar 2008 beim Skilaufen auf die linke Schulter. Wegen starker Schmerzen meldet er sich am gleichen Tag im nahegelegenen Regionalkrankenhaus. Die radiologische Abklärung zeigt eine nach dorsokranial dislozierte, mehrfragmentäre Tuberculum-majus-Fraktur (◘ Abb. 13.1). Die operative Versorgung wird diskutiert. Der Patient wünscht eine Zweitmeinung und meldet sich 6 Tage später in unserer Klinik. Die Schmerzen persistieren, die Schulterbeweglichkeit links ist entsprechend eingeschränkt. Wir komplettieren die Untersuchung mit einer Computertomographie. Diese bestätigt den Befund, insbesondere auch die deutliche Dislokation nach dorsokranial mit entsprechender mechanischer Behinderung der acromiohumeralen Passage (◘ Abb. 13.2). Wir empfehlen die offene Reposition mit Refixation des Tuberculum majus.

Operative Korrektur

Der Eingriff erfolgt am nächsten Tag. Über eine kurze anterolaterale Deltoid-Split-Inzision wird auf den Humeruskopf eingegangen und die Frakturzone dargestellt. Die dorsale Hälfte des Tuberculum majus ist zusammen mit der Infraspinatussehne ausgebrochen und weit nach dorsal retrahiert. Die Supraspinatussehne ist mit mehreren kleinen Knochenfragmenten ausgerissen und kranialisiert. Die Supraspinatussehne wird mit 2 Fiber-Wire-Fäden gefasst und

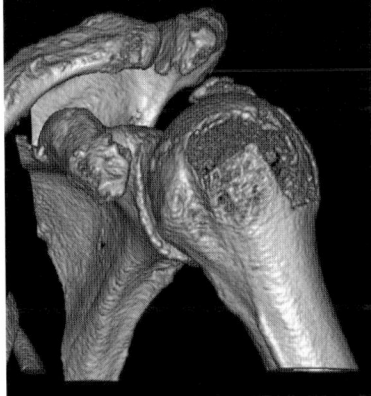

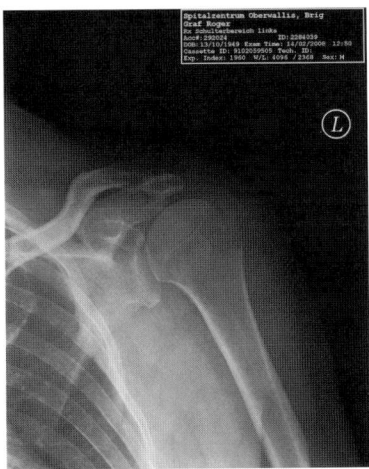
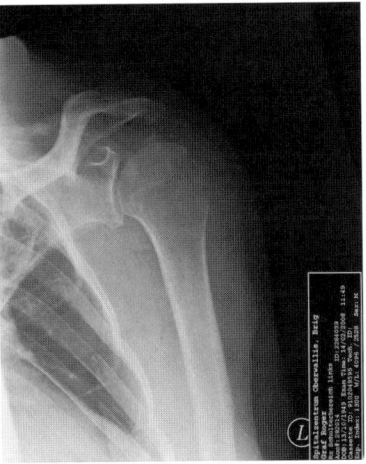

◘ Abb. 13.1

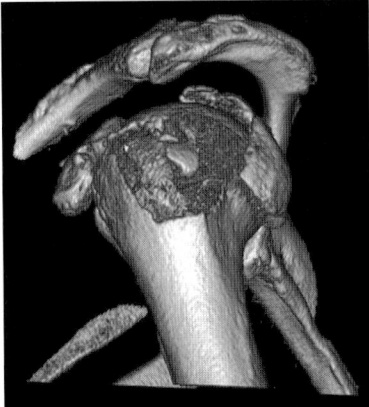

◘ Abb. 13.2

zur transossären Reinsertion am Tuberculum majus vorbereitet. Das Haupt-fragment des Tuberculum majus kann gut reponiert und mit 2 durchbohrten 3-mm-Titanschrauben fixiert werden. Da das Fragment relativ schmal und brüchig ist, wird als zusätzliche Sicherung ein 2-mm-4-Loch-Titanplättchen am Übergang vom mittleren zum distalen Drittel über das reponierte Tuber-culum majus geschraubt. Anschließend kann die Supraspinatussehne span-nungsfrei transossär reinseriert werden. Die postoperative Röntgenkontrolle zeigt eine weitgehend anatomische Reposition (❒ Abb. 13.3).

Verlauf

Die Schulter wird postoperativ für 6 Wochen auf einer Abduktionsschiene, ab der 4. Woche tagsüber auf einem Abduktionskeil gelagert. Die passiv-as-

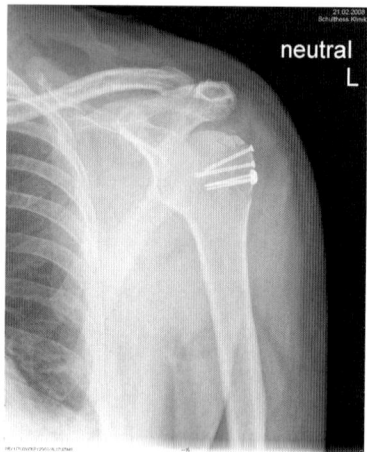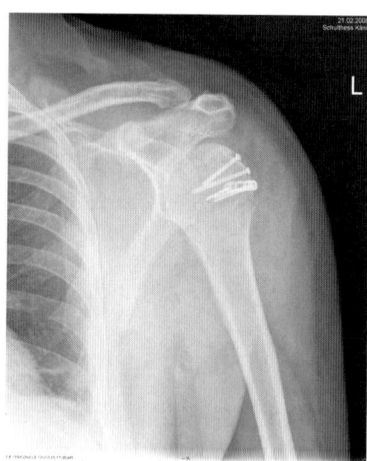

❒ Abb. 13.3

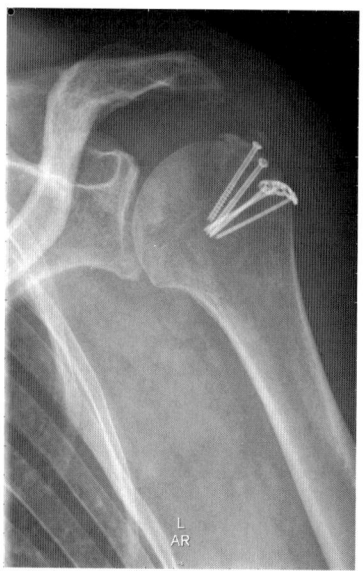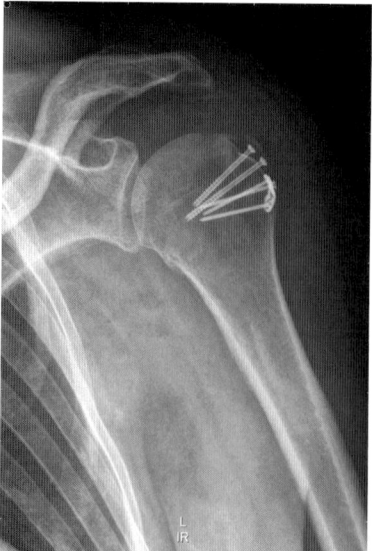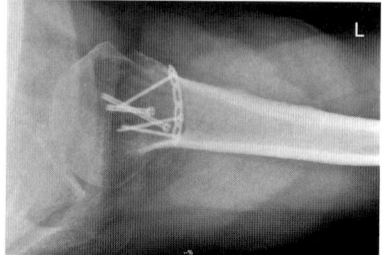

❒ Abb. 13.4

sistive Physiotherapie erfolgt ab dem 1. postoperativem Tag. 6 Wochen nach dem Eingriff beträgt die Schulterfunktion: Flexion/Elevation 80°. Die Rotation ist weitgehend eingesteift. Radiologisch präsentiert sich eine unveränderte Lage der Metallimplantate. Im Bereich der transossär reinserierten Supraspinatussehne finden sich kleinste Knochenfragmente (◘ Abb. 13.4). Bei einem bekannten Diabetes mellitus zeichnet sich eine beginnende retraktile Kapsulitis ab. Die Physiotherapie wird intensiviert. 3 Monate postoperativ bestehen noch Restbeschwerden nachts bei posttraumatisch-postoperativer retraktiler Kapsulitis. Die Flexion/Elevation beträgt 100°. Die Rotation ist mit Außen-/Innenrotation 10/0/0° noch massiv eingeschränkt. Radiologisch ist das Tuberculum majus in anatomischer Lage konsolidiert (◘ Abb. 13.5). 7 Monate nach Intervention bestehen nur noch geringfügige, nächtliche Schmerzen an der linken Schulter. Die Bewegungsamplitude beträgt: Flexion/Elevation 100°, AR/IR in Abduktion 40/0/10°. Radiologisch zeigen sich Verkalkungen intratendinös im Supraspinatus (◘ Abb. 13.6). Bei noch florider retraktiler

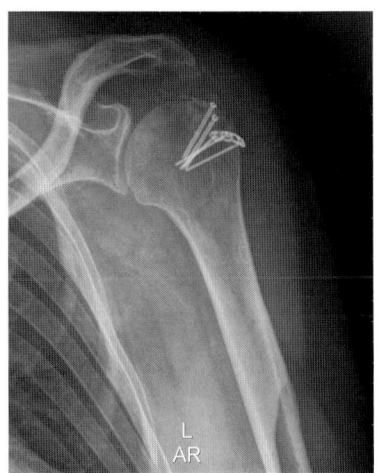
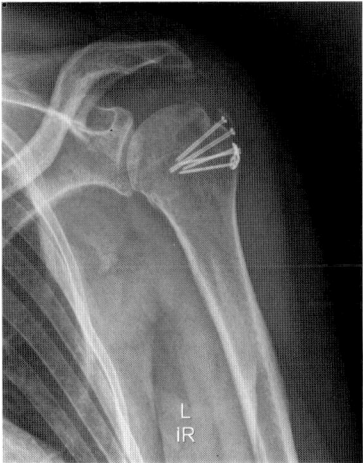
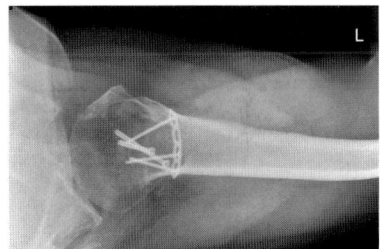

◘ Abb. 13.5

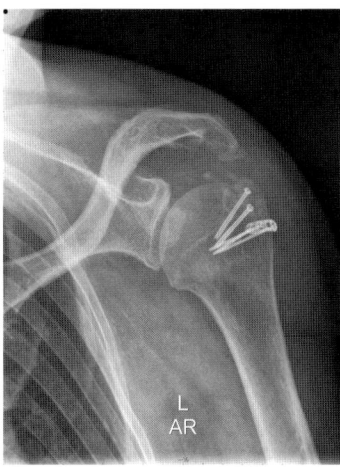
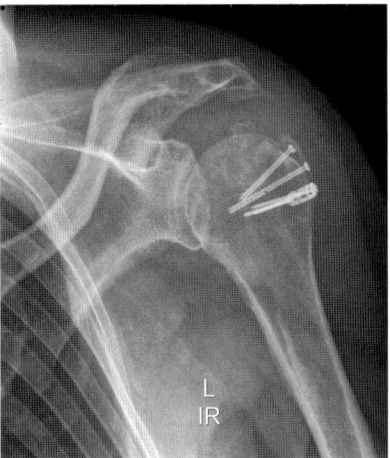
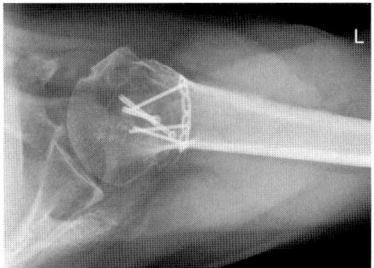

◘ Abb. 13.6

Kapsulitis wird glenohumeral und subacromial Triamcort instilliert. Die Physiotherapie wird weitergeführt. Eine Abschlusskontrolle findet 15 Monate nach dem Eingriff statt. Die Schulterfunktion links beträgt: Flexion/Elevation 130°, AR/IR in Abduktion 50/0/10°. Die Röntgenbilder dokumentieren diskrete fleckige Verkalkungen in der Supraspinatussehne bei korrekter Lage der Metallimplantate (◘ Abb. 13.7). Der Patient ist weitgehend schmerzfrei und arbeitet voll im angestammten Beruf.

Diskussion

Tuberculum-majus-Frakturen können in den verschiedensten »Spielformen« auftreten und sind selten identisch. Es müssen bezüglich der operativen Indikationsstellung neben den mechanischen auch allfällige metabolische Faktoren evaluiert werden. Auch können – wie im vorliegenden Fall mit dem isolierten, knöchernen Ausriss der Supraspinatssehne – zusätzlich einzelne Anteile der Rotatorenmanschette betroffen sein, was operationstechnisch entsprechend berücksichtigt werden muss. Der Diabetes mellitus verhindert hier durch die Ausbildung einer »frozen shoulder« postoperativ über mehrere Monate ein subjektiv und objektiv gutes Resultat.

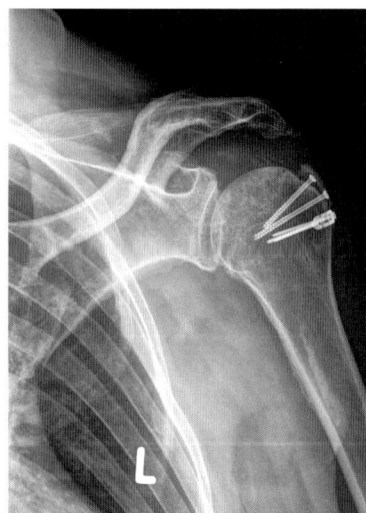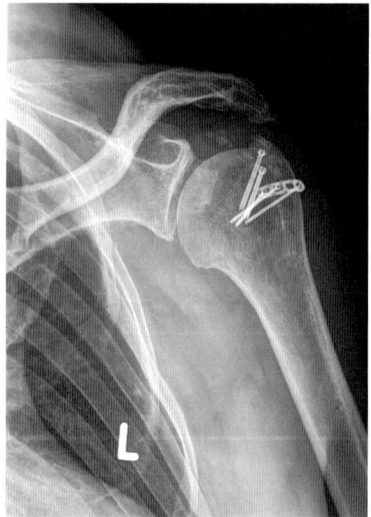
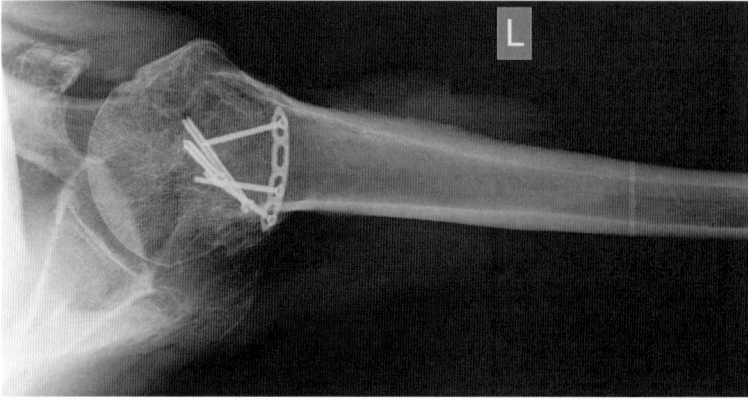

◘ Abb. 13.7

14 Scapulatrümmerfraktur mit dorsaler, dislozierter Glenoidfraktur

R.P. Meyer, H.K. Schwyzer

Klinischer Fall

Ein 47-jähriger Mann stürzt im Juli 1999 mit dem Motorrad auf die rechte Schulter und zieht sich dabei eine multifragmentäre Scapulafraktur mit intraartikulärer Glenoidbeteiligung zu. Nach der Erstversorgung im Regionalkrankenhaus wird der Patient zur weiteren Behandlung an uns überwiesen. Bei Ankunft in unserer Klinik 10 Tage später ist die Schulterbeweglichkeit rechts schmerzbedingt deutlich eingeschränkt. Neurologisch finden sich keine Hinweise für eine Läsion des Plexus brachialis, was auch elektromyographisch bestätigt wird. Die konventionellen Röntgenbilder dokumentieren die mehrfragmentäre Scapulafraktur mit dorsaler, dislozierter Glenoidfraktur (◘ Abb. 14.1). In der Computertomographie zeigt sich die Fraktur des medialen Pfeilers der Scapula, welcher sich zwischen Scapulablatt und dem kaudalen Glenoidfragment eingekeilt hat und das Glenoidfragment nach kaudal abdrängt (◘ Abb. 14.2). Die Indikation zur Reposition und Fixation dieser Glenoidfraktur mit intraartikulärer Stufenbildung und Dezentrierung ist gegeben.

Operative Korrektur

Der Eingriff erfolgt am nächsten Tag. Über eine senkrecht verlaufende, dorsale Inzision wird durch Splitting des Deltoids und partielles Ablösen desselben an der Spina auf Infraspinatus und Teres minor eingegangen. Die dorsale Gelenkkapsel wird dargestellt, die Frakturzone freigelegt. Das dorsokaudale Fragment umfasst ein Drittel der Glenoidgelenkfläche, ist ca. 4 cm lang und betrifft den gesamten dorsokaudalen Glenoidhals. Die Glenoidfraktur wird

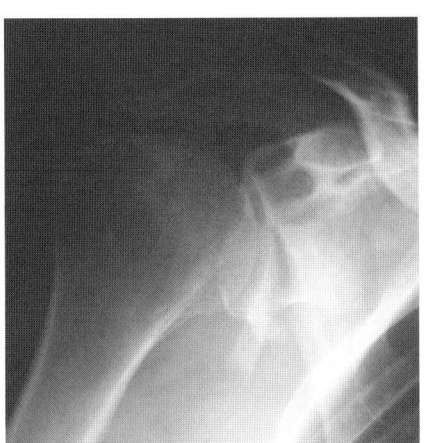
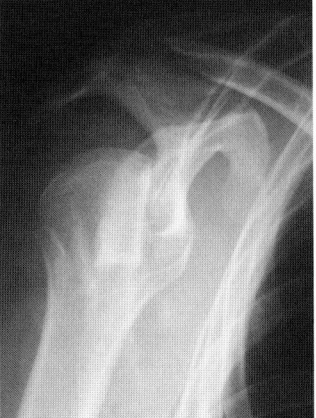

◘ Abb. 14.1

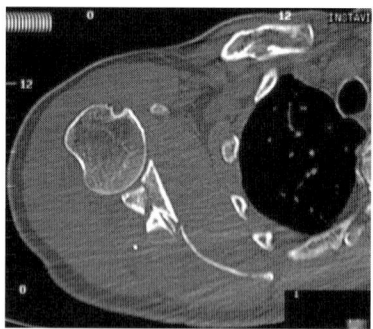
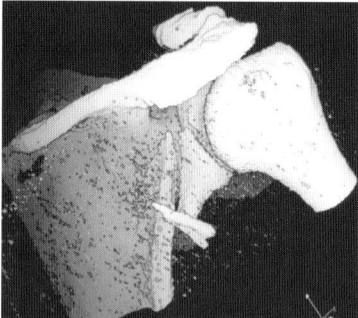

☑ Abb. 14.2

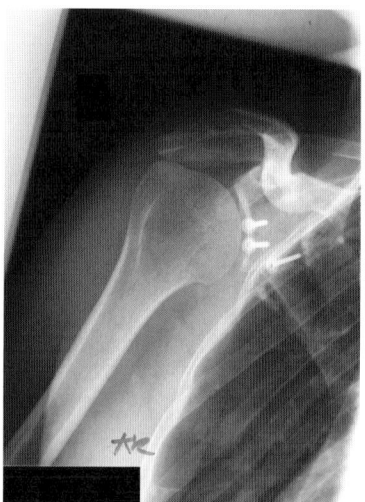
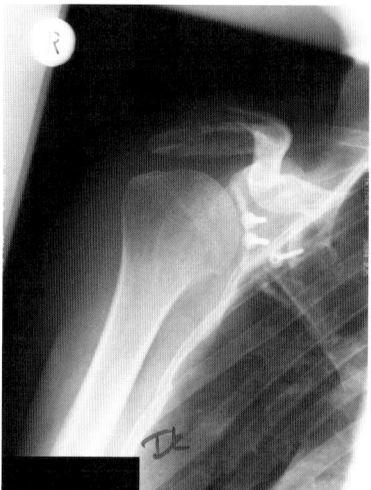
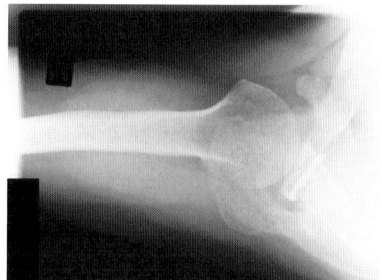

☑ Abb. 14.3

reponiert und mit 3 2,7-mm-Kortikaliszugschrauben mit Unterlegscheiben fixiert. 2 Schrauben liegen direkt unter der Glenoidfläche, die dritte Schraube – von kaudal nach kranial eingebracht – stützt das Fragment ab. Das mediale Scapulafragment wird unter das Glenoidfragment verkeilt und bleibt so in Position. Die intraartikuläre Reposition ist anatomisch, die Fixation stabil.

Verlauf

Ein Orthogilet wird für 6 Wochen getragen. Die Physiotherapie erfolgt ohne Belastung in alle Richtungen bis zur Schmerzgrenze. 6 Wochen nach dem Eingriff bestehen nur geringe Beschwerden. Die glenohumerale Beweglichkeit ist flüssig bei gutem Mitkommen der Scapula. Radiologisch ist die Fraktur am Glenoid nicht mehr sichtbar bei festem Schraubensitz (☑ Abb. 14.3). Die Physiotherapie wird gesteigert, nun auch mit Kräftigungstherapie. Gute 3 Monate postoperativ ist der Patient beschwerdefrei. Die Schulterbeweglichkeit beträgt: Flexion/Elevation 135° bei sicher durchführbarem Nacken- und Schürzengriff bis thorakal 10. Die Röntgenbilder zeigen ein anatomisch rekonstruiertes Glenoid bei festem Schraubensitz und konsolidierter Fraktur (☑ Abb. 14.4). Der Patient arbeitet wieder zu 50 %. Die Physiotherapie wird

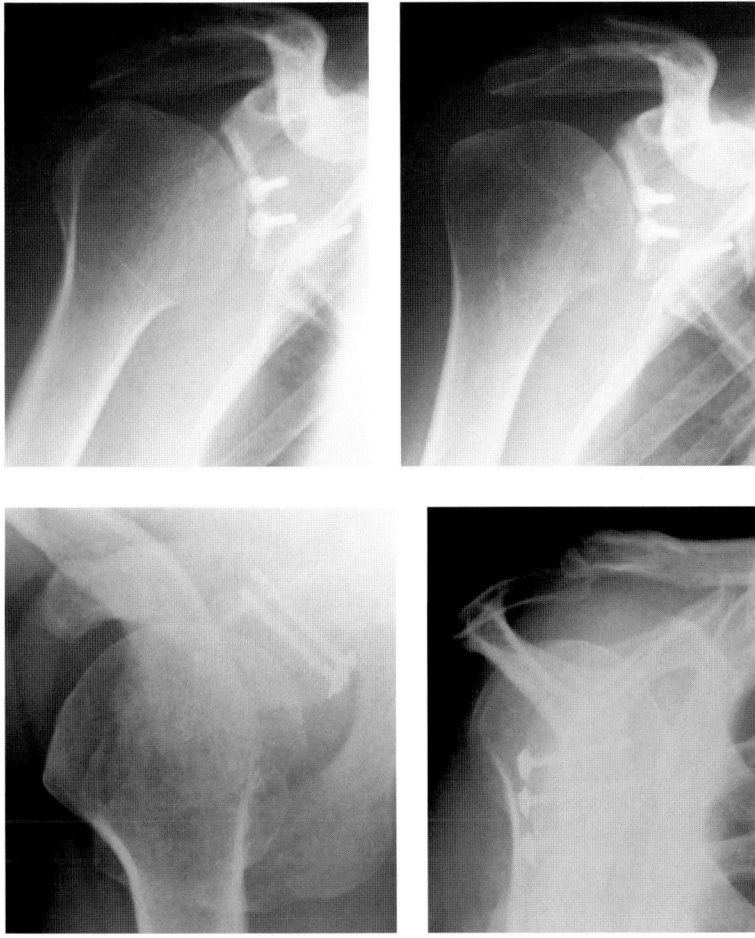

☑ Abb. 14.4

weitergeführt. 6 Monate nach Intervention ist die Schulterbeweglichkeit symmetrisch. Der Patient ist beschwerdefrei und arbeitet wiederum zu 100 % als Automechaniker. Die Physiotherapie wird abgesetzt. Ein Jahr nach Glenoidverschraubung ist der Patient sehr zufrieden. Die Schulterbeweglichkeit ist seitengleich und frei. Die Kraft für die Abduktion beträgt rechts 14,5 kg, links 13 kg. Radiologisch liegt eine ideale glenohumerale Zentrierung bei konsolidiertem Fraktursystem vor. Es zeigen sich keine posttraumatischen arthrotischen Veränderungen (☑ Abb. 14.5). Sonographisch ist die Rotatorenmanschette intakt. 10 ½ Jahre nach dem Eingriff ist der Patient nach wie vor beschwerdefrei. Er arbeitet in einem technischen Beruf körperlich hart. Die Schultergelenkbeweglichkeit ist symmetrisch. Radiologisch zeigen sich keine Anhaltspunkte für posttraumatische Arthrose (☑ Abb. 14.6).

Diskussion

Hier wurde eine komplexe intraartikuläre Fraktur mit minimalem Implantat optimal stabilisiert. Die distale Schraube funktioniert im Sinne einer Abstützung, weshalb auf eine aufwendige Abstützplatte verzichtet werden kann.

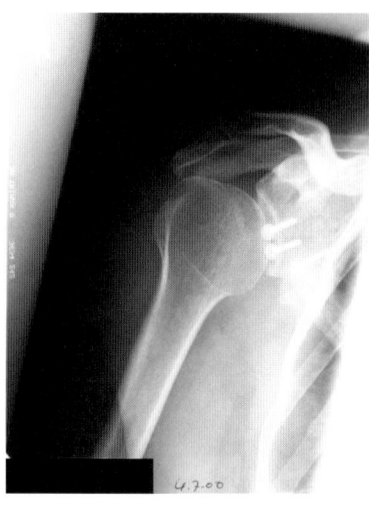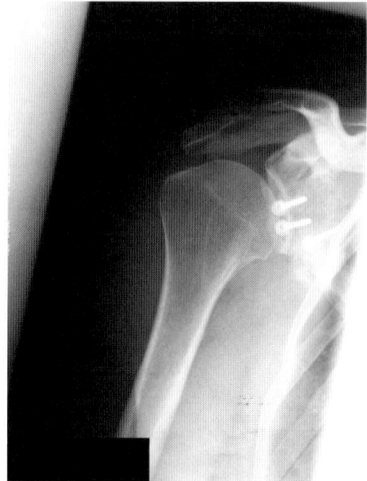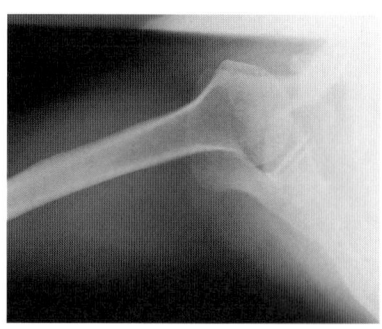

◘ Abb. 14.5

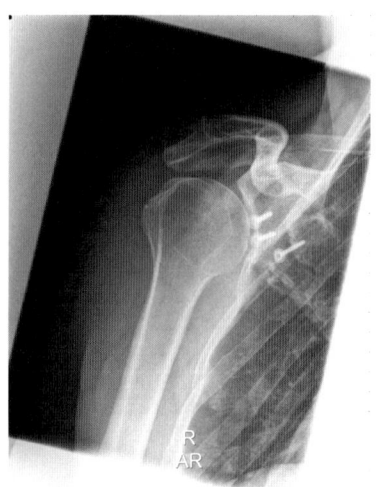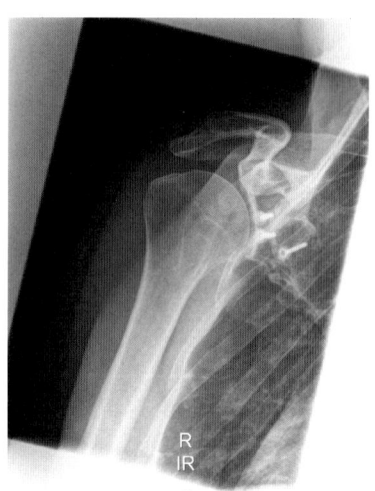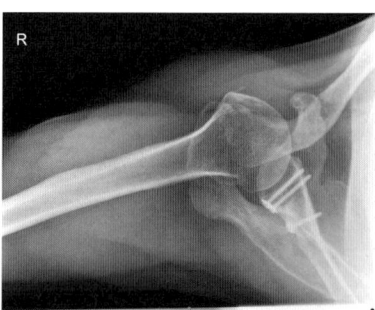

◘ Abb. 14.6

15 Operative Versorgung einer glenohumeralen Luxationsfraktur

P. Frey, F. Moro

Klinischer Fall

Nach einem Skisturz mit direktem Schultertrauma zog sich ein 69-jähriger Mann eine ventrokaudale Schulterluxation links zu (◘ Abb. 15.1), welche in einer Klink vor Ort in Analgosedierung reponiert wurde. Auf den Röntgenbildern nach Reposition präsentierten sich eine ausgedehnte ventrokaudale Glenoidrandfraktur und eine wenig dislozierte Fraktur des Tuberculum majus (◘ Abb. 15.2). Es folgte eine Ruhigstellung in einem Außenrotationsbrace. Dem Patienten wurde prinzipiell ein konservatives Vorgehen empfohlen. Nachdem anlässlich einer radiologischen Verlaufskontrolle 9 Tage posttraumatisch ein intraartikulär frei liegendes ossäres Fragment auf Höhe des oberen Glenoidpoles gesehen wurde, erfolgte die Überweisung an unsere Klinik (◘ Abb. 15.3). Wir konnten den Patienten 17 Tage nach der Schulterluxation erstmals beurteilen. Nach erneuter radiologischer Verlaufskontrolle und Bilanzierung mittels Computertomographie mit 3D-Rekonstruktion wurde die Indikation zur offenen Schulterrevision gestellt. Im CT zeigte sich eine mehrfragmentäre, anteroinferiore Glenoidrandfraktur mit einer kraniokaudalen Fragmentlänge von 23 mm und einer Transversalausdehnung von 7 mm (◘ Abb. 15.4). Die Tuberculum-majus-Fraktur war nur geringgradig disloziert. Zudem wurde posterosuperior intraartikulär ein osteochondrales Fragment gesehen, passend zur fokalen glenoidalen Defektzone.

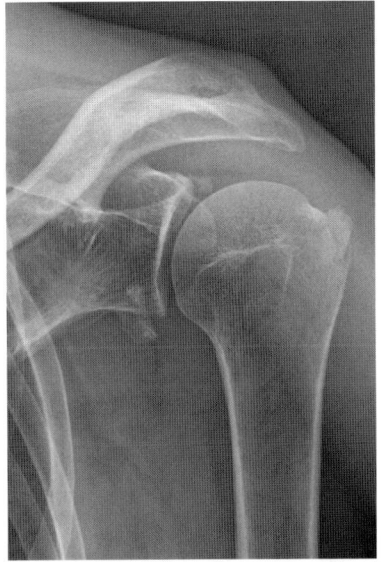

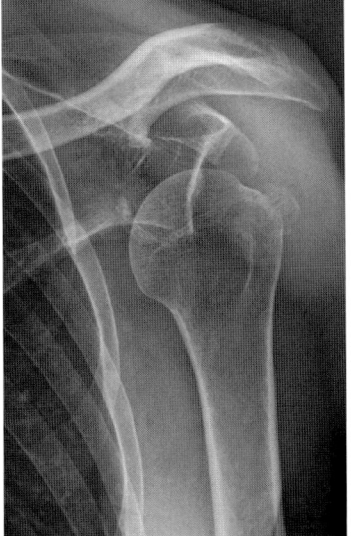

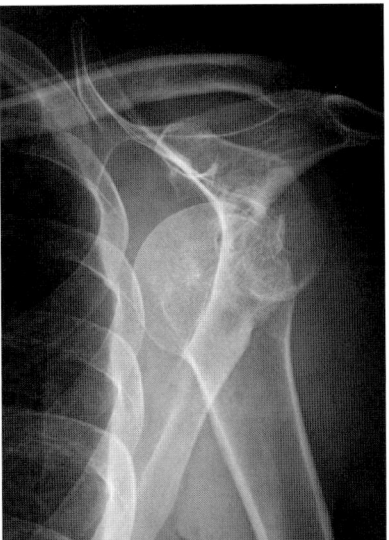

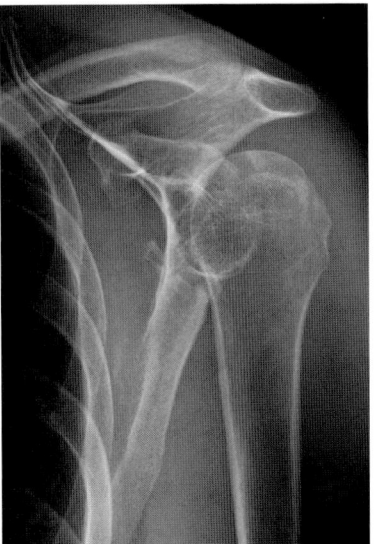

◘ Abb. 15.1

◘ Abb. 15.2

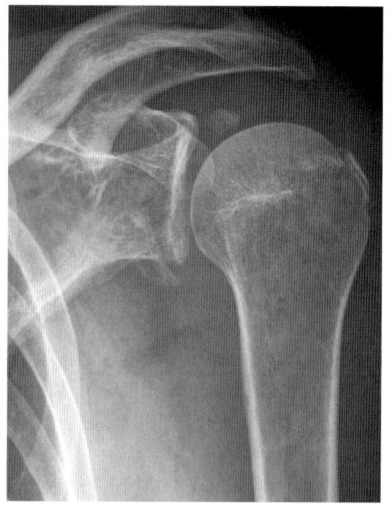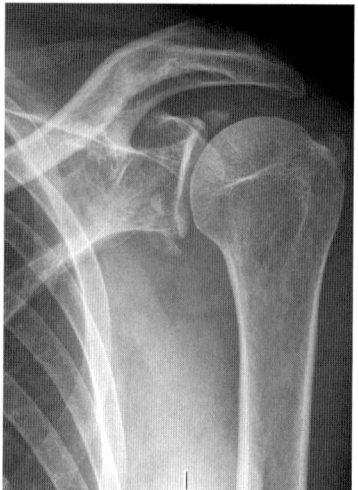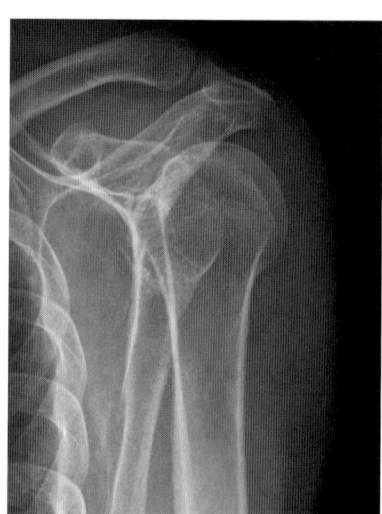

◘ Abb. 15.3

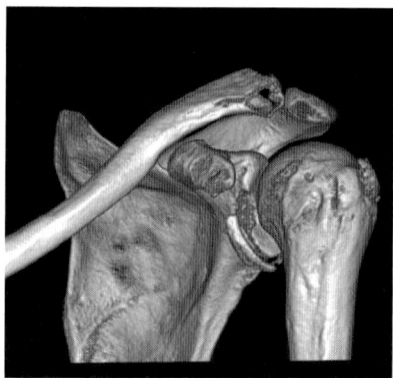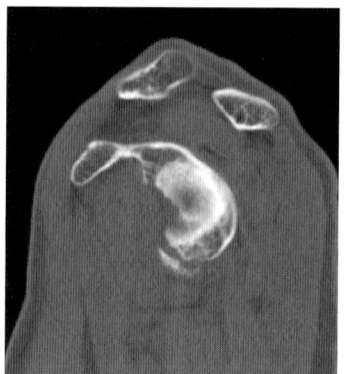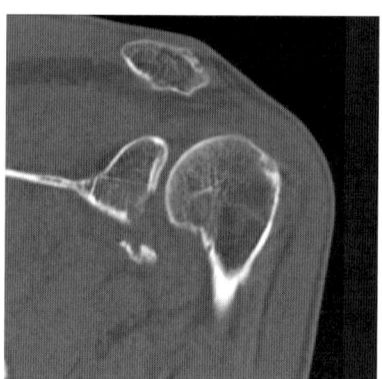

◘ Abb. 15.4

Operation

Der Eingriff wurde im Rahmen der aufgetretenen Verzögerung erst 24 Tage nach dem Unfall durchgeführt. Primär erfolgte eine diagnostische Arthroskopie. Der gesamte ventrale Limbus wurde vom Glenoid abgelöst und nach medial disloziert. Im mittleren Drittel des Glenoides zeigte sich das postulierte Dissekatbett mit vollständig fehlendem Knorpelüberzug. Das entsprechende freie osteochondrale Fragment konnte geortet und arthroskopisch geborgen werden. Auch das abgesprengte Glenoidrandfragment konnte dargestellt werden. Knapp ein Drittel des anteroposterioren Glenoiddurchmessers war von der Fraktur betroffen.

Nachfolgend wurde auf eine offene Operation über einen deltoideopektoralen Zugang umgestiegen. Nach transtendinösem Ablösen der Subscapularissehne zeigte sich die ventrale Gelenkkapsel vollständig zerrissen. Die gesamte Kapsel war en bloc mit der Subscapularissehne abgelöst, sodass eine gute Einsicht auf das Glenoid gelang. Die bereits fibrös verwachsene Glenoidrandfraktur wurde unter Kontrolle des N. axillaris iso-

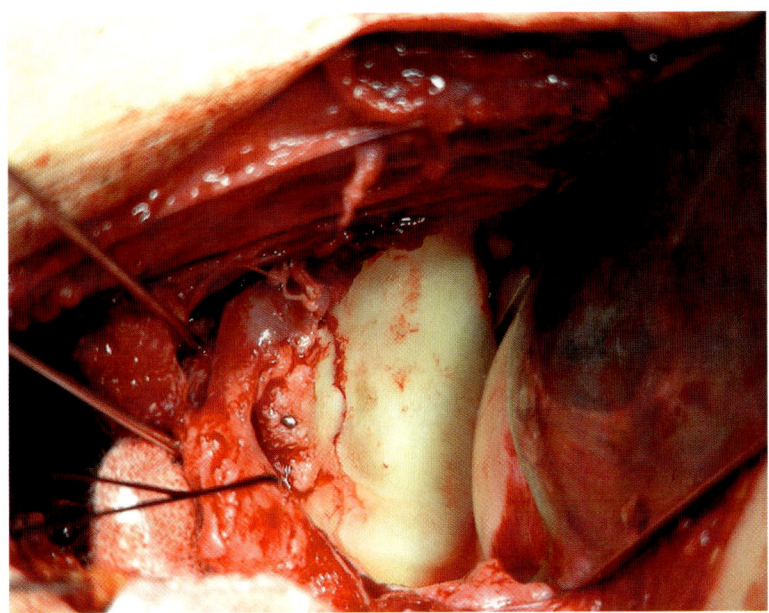

◨ Abb. 15.5

liert und mobilisiert, wodurch das Fragment wieder auf das Niveau des vorderen Glenoidrandes angehoben werden konnte. Das zuvor arthroskopisch geborgene osteochondrale Fragment wurde in anatomischer Position in den Defekt eingepasst und mit 2 konvergierenden »verlorenen« Kirschner-Drähten in anteroposteriorer Richtung refixiert. Darüber wurde das Pfannenrandfragment über insgesamt 3 Gewindekirschnerdrähte präliminär fixiert (◨ Abb. 15.5). Der intakte, aber semizirkulär abgelöste Limbus glenoidalis wurde kranial des refixierten osteochondralen Dissekates mit einem Fadenanker pexiert. Zusätzlich wurde kaudal des Pfannenrandfragmentes ein weiterer Fadenanker eingebracht und sowohl der Limbus wie auch die ossäre Schuppe der Pfannenrandfraktur umschlungen und direkt verknotet, sodass eine Art Rahmennaht um das Pfannerandfragment entstand. Abschließend wurden die Gewindekirschnerdrähte mit dem kanülierten Bohrer überbohrt und das Pfannenrandfragment mit insgesamt 3 HCS-Schrauben mit guter Kompression stabil refixiert. Die abgelöste Subscapularissehne wurde im Kapselverbund mit modifizierten Mason-Allen-Nähten readaptiert. Eine zusätzliche Refixation der nur wenig dislozierten partiellen Tuberculum-majus-Fraktur erschien nicht notwendig. Die postoperativ angefertigten Röntgenbilder zeigten eine vollständig wiederhergestellte Glenoidkontur mit korrekt liegendem Osteosynthesematerial (◨ Abb. 15.6).

Verlauf

Initial wurde die betroffene Schulter in einem Giletverband ruhiggestellt. Während der ersten 3 Wochen nach der Operation waren nur passiv geführte Bewegungen bis zur Horizontalen erlaubt mit anschließendem Übergang zu aktiv-assistierter Mobilisierung. Aufgrund der koexistenten Tuberculum-majus-Fraktur waren 2 Monate lang die aktive Abduktion und Außenrotation

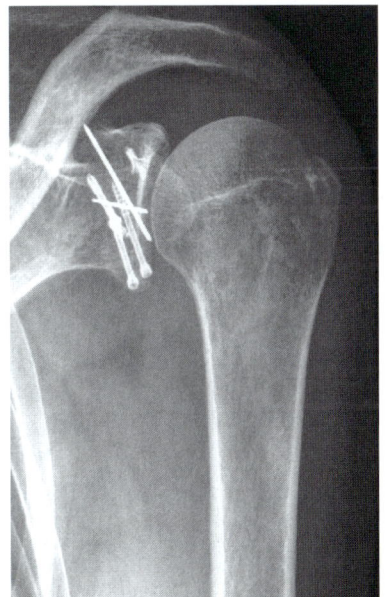

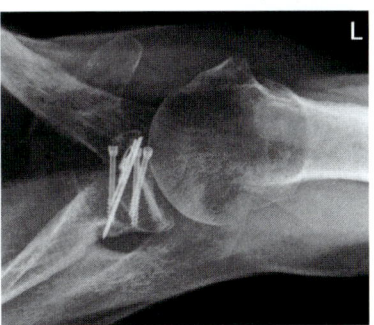

◨ Abb. 15.6

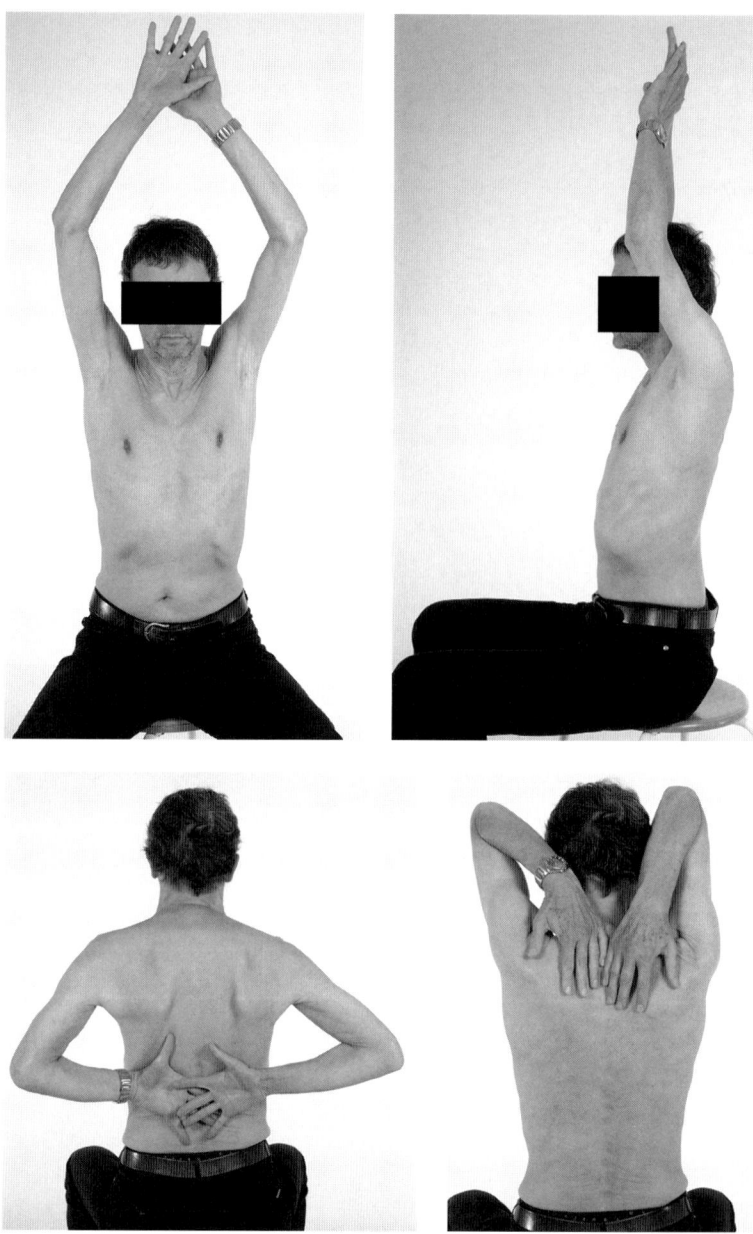

◘ Abb. 15.7

nicht erlaubt. Nach 6 Wochen erfolgte neben der konventionellen Therapie auch eine Mobilisation im Wasserbad. Konventionell radiologisch blieben die glenoidalen Stellungsverhältnisse unverändert. Die Tuberculum-majus-Fraktur zeigte im Verlauf ossäre Resorptionszeichen. Bald war der Patient schmerzfrei. Nach 3 Monaten waren die Rotationen entsprechend der Rehabilitation mit Ruhigstellung und Limitierung des Bewegungsumfangs noch eingeschränkt. Durch die konsequente physiotherapeutische Remobilisation konnte das Bewegungsausmaß 6 Monate postoperativ fast vollständig wiederhergestellt werden (◘ Abb. 15.7).

Diskussion

Die glenohumerale Luxationsfraktur ist eine komplexe ossäre und kapsulo-ligamentäre Verletzung. Auch Begleitverletzungen der Rotatorenmanschette kommen nicht selten vor. Das primäre Ziel der operativen Therapie ist die Wiederherstellung eines stabilen glenohumeralen Systems mit einer korrekten Zentrierung. Die optimale Behandlung wird kontrovers diskutiert. Die operative Therapie ist jedoch häufig die Methode der Wahl, um rezidivierende Luxationen zu verhindern. Das Ausmaß der Fragmentgröße ist wegweisend für die zu wählende Therapieform. Schmalere Pfannenrandabsprengungen, sog. »chip-fractures«, können auch konservativ behandelt werden. Für größere, dislozierte Pfannenrandfrakturen ist oft die offene Reposition und Fixation notwendig. In der Literatur sind jedoch auch gute Verläufe nach konservativer Behandlung bei größeren anterioren Pfannenrandfrakturen bekannt. Voraussetzung dafür sei jedoch eine konzentrische glenohumerale Zentrierung nach der geschlossenen Reposition.

Obwohl im vorliegenden Fall die glenohumerale Zentrierung nach Reposition korrekt war, haben wir uns für eine offene Stabilisierung und Refixation der Fragmente entschieden. Das Ausmaß der kraniokaudalen Fragmentausdehnung von über 50 % in Relation zum kraniokaudalen Glenoiddurchmesser sowie auch das zusätzliche Vorliegen eines frei liegenden osteochondralen Fragmentes bestätigen die Indikation zur operativen Therapie. Glenoidale Knochendefekte führen zu einem Verlust der glenoidalen Konkavität mit entsprechend erhöhtem Risiko für eine persistierende Instabilität. Gemäß unserer Einschätzung ist das Ziel der Behandlung jedoch nicht nur, primär ein stabiles glenohumerales System wiederherzustellen. Auch sekundäre Spätfolgen wie die posttraumatische Arthrose sollten so weit wie möglich minimiert werden. Osteochondrale Defekte kommen bei glenohumeralen Luxationsfrakturen nicht selten vor. Neben der Wiedererlangung der Stabilität erscheint uns deshalb eine anatomische Wiederherstellung der Gelenkflächen wichtig.

16   Operative Versorgung einer transglenoidalen Scapulafraktur mit dorsaler Doppelplattenosteosynthese

P. Frey, C. Spormann, F. Moro

Klinischer Fall

Ein 44-jähriger technischer Angestellter erlitt bei einem Treppensturz einen heftigen axialen Schlag auf seine linke obere Extremität. Anhand der primär auswärts durchgeführten konventionell radiologischen Abklärung konnte keine eindeutige Diagnose gestellt werden. Deshalb wurde der Patient für eine weiterführende Kernspintomographie angemeldet, welche erst eine Woche später durchgeführt werden konnte. Es zeigte sich dabei eine transglenoidale Scapulafraktur mit Dislokation und Rotation eines großen kaudalen Glenoidfragmentes. In dieser Situation erfolgte die Überweisung an ein Regionalkrankenhaus und anschließend an eine Universitätsklinik. Es wurde die Ruhigstellung in einem Schultergilet mit Verlaufskontrolle und Reevalutation empfohlen. Dadurch wurde der Patient verunsichert und wünschte eine Beurteilung an unserer Klinik. Durch die bisherige Verzögerung waren bis zur ersten Konsultation bei uns knapp 4 Wochen seit dem Trauma vergangen. Aufgrund der vorliegenden Röntgenaufnahmen und der MR-tomographischen Bildgebung haben wir eine zusätzliche computertomographische Bilanzierung mit 3D-Rekonstruktion veranlasst, wobei sich eine transglenoidal verlaufende Scapulafraktur vom Typ II oblique gemäß der Klassifikation nach Ideberg mit erheblicher Dislokation um 2 cm präsentierte. Zudem war eine deutliche Impression der kranialen Kontur des Humeruskopfes vorhanden (◘ Abb. 16.1; ◘ Abb. 16.2).

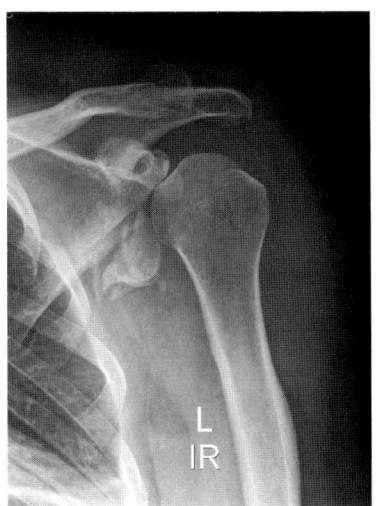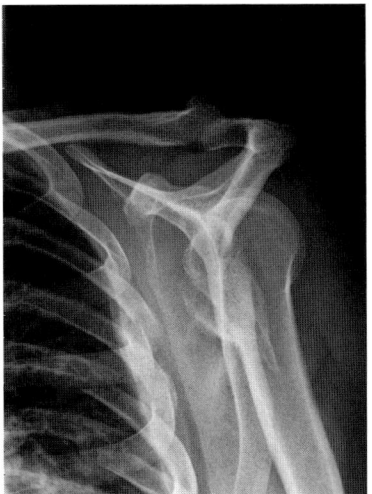

◘ Abb. 16.1

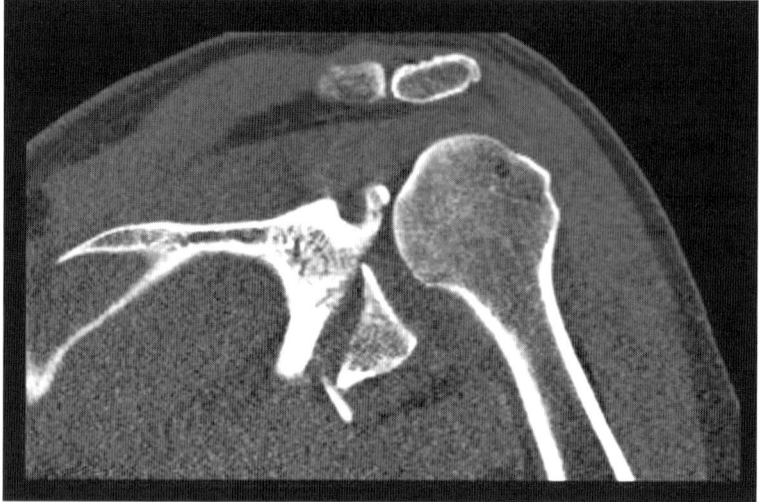

 Abb. 16.2

Da in dieser Situation von einem deutlichen Funktionsverlust der linken Schulter ausgegangen werden musste, wurde die Indikation zur postprimären offenen Reposition mit winkelstabiler Plattenosteosynthese gestellt. Der Eingriff konnte erst 4 ½ Wochen nach dem Treppensturz durchgeführt werden.

Operation

Damit die Fraktur adäquat exponiert, reponiert und fixiert werden konnte, wurde ein modifizierter dorsaler Zugang nach Judet in Seitenlage nach Grammont gewählt. Die posterioren Anteile des M. deltoideus wurden mit feinen Knochenschuppen von der Spina scapulae abgelöst, anschließend wurde im Intervall zwischen M. infraspinatus und M. teres minor auf die Scapula eingegangen. Die posteriore Gelenkkapsel wurde längs eröffnet, sodass der Humeruskopf mit einem Fukuda-Haken nach lateral weggedrängt und die Glenoidfraktur exponiert werden konnte. Entsprechend der Verzögerung zeigten sich bereits reparative Vorgänge mit sich abzeichnender Kallusbildung. Mithilfe eines Arthrodesespreizers gelang es, das große kaudale Fragment frei zu mobilisieren, sodass dieses wieder an seine angestammte Position reponiert werden konnte. Ein Versuch, das Fragment mit Zugschrauben gegen die Scapula zu retinieren, scheiterte, da die Schrauben keinen Halt im dünnen Schulterblatt fanden. In dieser Situation musste auf eine Doppelplattenosteosynthese gewechselt werden. Primär wurde eine abgewinkelte 2.4/2.7-LCP-Platte, welche für den distalen Radius konzipiert ist, an die Margo lateralis der Scapula positioniert, wodurch eine suffiziente Abstützung des Fragmentes gelang. Das Fragment konnte mit 2 winkelstabilen Schrauben gefasst werden. Danach wurde eine zweite gerade LCP-Platte kranial davon zirkulär um das Glenoid anmodelliert und torquiert, sodass eine T-Konfiguration und somit eine Winkelstabilität wie auch eine Rotationsstabiliät erreicht werden konnte. Am Humeruskopf zeigte sich eine beträchtliche Impression, welche so belassen wurde. Abschließend wurde der von der Spina scapulae abgelöste M. deltoideus wieder transossär refixiert.

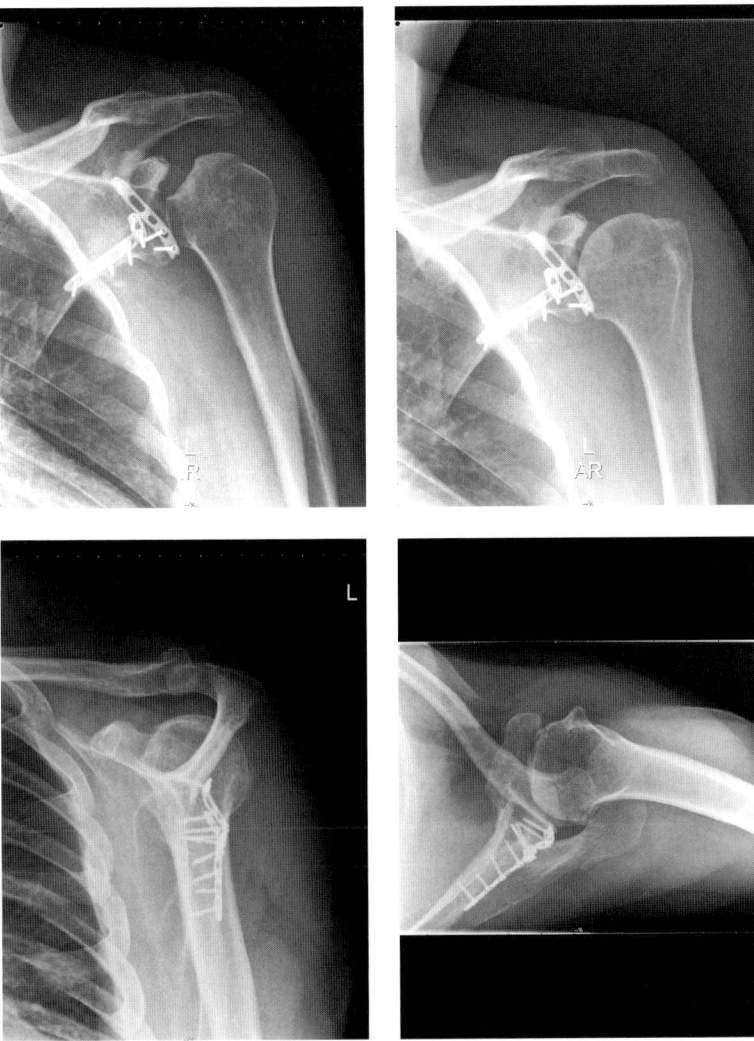

◘ Abb. 16.3

Die postoperativen Röntgenbilder zeigten eine gute Zentrierung des Humeruskopfes in Relation zum Glenoid sowie auch korrekte Stellungsverhältnisse bezüglich der Plattenlage (◘ Abb. 16.3).

Verlauf

In der postoperativen Rehabilitation erfolgte primär eine Ruhigstellung im Schultergilet über 6 Wochen mit gleichzeitig regelmäßig durchgeführter passiv-assistierter Mobilisation bis zur Scapulaebene. Danach konnte übergegangen werden zu aktiv-assistierten Bewegungsübungen ohne Belastung. Nachdem in den ersten 3 Monaten nach der Operation die Beweglichkeit und die Kraftverhältnisse erwartungsgemäß eingeschränkt waren, entwickelte sich das funktionelle Ergebnis im weiteren Verlauf sehr befriedigend mit aktiver und passiver Elevation bis 180°, einer Abduktion bis 160° und wiederhergestellten Rotationen nach 6 Monaten. Subjektiv wurde anfänglich ein Kraftverlust für Tätigkeiten über der Scapulaebene beklagt. Klinisch imponierte eine sichtbare Atrophie des M. deltoideus mit Betonung der Pars posterior ohne Sensibilitätsstörungen im Dermatom des N. axillaris, sodass eine fachärztliche neurolgoische Beurteilung veranlasst wurde. Elektrophysiologisch ließen sich eine subakute axonale Läsion für den N. axillaris sowie auch eine chronisch neurogene Schädigung des N. suprascapularis nachweisen. Prognostisch war weiterhin von einem guten Heilungsverlauf auszugehen. Vom gezielten Kraftaufbau im Sinne einer medizinischen Trainingstherapie mit individuell abgestimmtem Trainingsprogramm konnte der Patient deutlich profitieren. Es konnte auch eine stetige Verbesserung der Abduktionskraft dokumentiert werden. Die Arbeitsfähigkeit im angestammten technischen Beruf konnte 10 Monate postoperativ wieder vollumfänglich attestiert werden.

Diskussion

Scapulafrakturen sind relativ selten, entstehen nach direktem oder indirektem Trauma und treten sowohl als Einzelverletzung als auch im Zusammenhang mit Mehrfachverletzungen auf. Bei komplexeren Verletzungen ist die Computertomographie zur operativen Indikationsstellung und Planung ein wesentliches Hilfsmittel. Bei Vorliegen einer Gelenkbeteiligung mit Dislokation oder einer instabilen Schulter erfolgt eine operative Stabilisierung. Begleitverletzungen sind nicht selten und müssen gesucht werden. Zu den häufigsten Begleitverletzungen gehören die Claviculafrakturen, Impressionsfrakturen am Humeruskopf und posttraumatische Nervenschädigungen des N. suprascapularis und N. axillaris.

Im vorliegenden Fall konnte durch das gewählte Verfahren der Doppelplattenosteosynthese und die konsequente physiotherapeutische Rehabilitation ein schönes funktionelles Ergebnis mit subjektiv zufriedenem Patienten erreicht werden.

Für die Langzeitprognose respektive das weitere Outcome wird die beim Trauma erlittene Impression des Humeruskopfes wegweisend sein. Möglicherweise ist unter diesen Umständen mit einer Früharthrose zu rechnen. Aktuell besteht jedoch kein weiterer Handlungsbedarf, da der Patient nur wenig symptomatisch ist und radiologisch weder eine Progredienz zur Arthrose noch ein Kollaps des Humeruskopfes vorhanden ist. Sollte sich im weiteren Verlauf eine schmerzhafte Arthrose entwickeln, müsste bei diesem jungen Patienten ein humeraler Oberflächenersatz im Sinne eines Resurfacings evaluiert werden.

17 Doppelplattenosteosynthese einer dislozierten Glenoidfraktur über einen dorsalen Zugang

M.C. Glanzman, F. Moro

Klinischer Fall

Ein 63-jähriger Mechaniker stürzte in steilem Gelände auf die adominante linke Schulter, stellte sich daraufhin wegen stärkster Schmerzen in einer Notfallambulanz vor und wurde wenig später an unsere Klinik weiterverwiesen. Bei Eintritt zeigte sich die linke Schulter inspektorisch unauffällig, während die Funktion pseudoparalytisch eingeschränkt war. Anhaltspunkte für Begleitverletzungen an Thorax oder Nachbargelenken bestanden keine.

Die radiologische Untersuchung bestätigte eine horizontal verlaufende intraartikuläre Fraktur im Bereich des Glenoids mit Dislokation des inferioren Fragmentes (Typ IV nach Ideberg; ◘ Abb. 17.1). Ossäre Begleitverletzungen humeral und im Bereich des Schultereckgelenks konnten ausgeschlossen werden.

Die Computertomographie verdeutlichte mit den 3D-Rekonstruktionen den Frakturverlauf (◘ Abb. 17.2). Das kaudale Drittel der Gelenkpfanne wurde nach dorsal hochziehend vom Rest des Glenoids separiert. Der Bruch reichte über den Scapulahals bis in den medialen Korpus und wies auch in diesem Bereich eine V-förmige Dislokation der beiden Hauptfragmente von deutlich mehr als 1 cm auf.

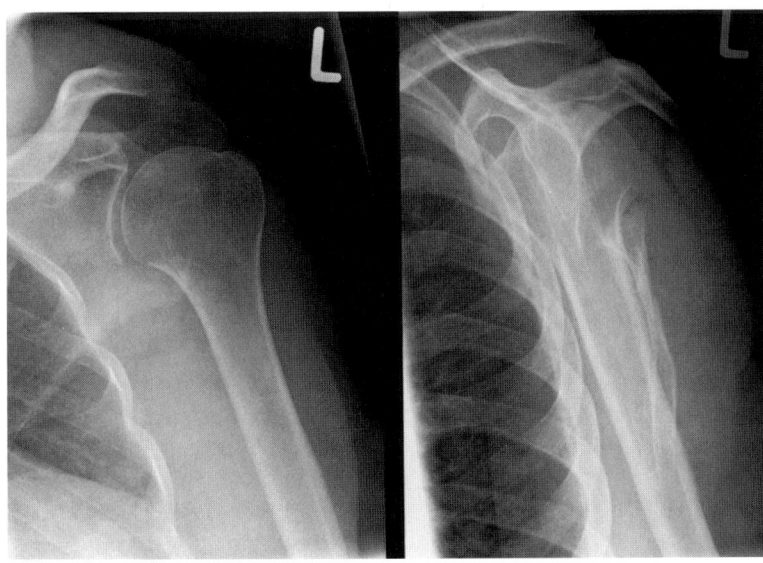

◘ Abb. 17.1

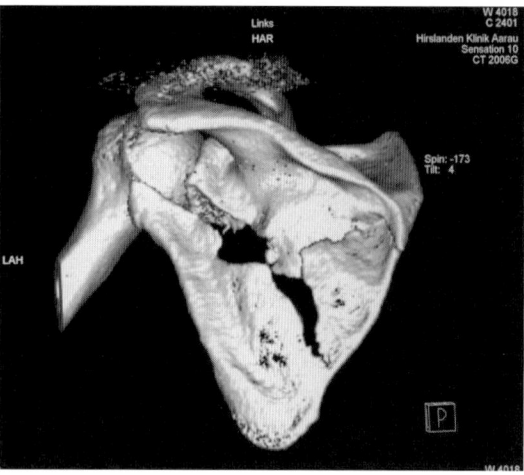

☐ Abb. 17.2

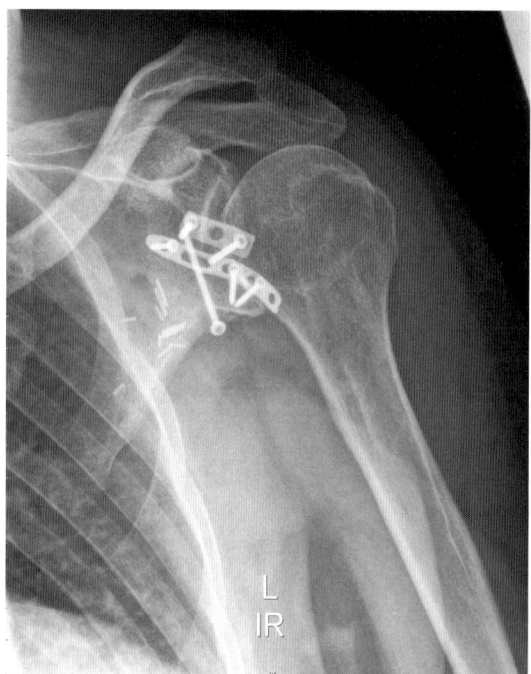

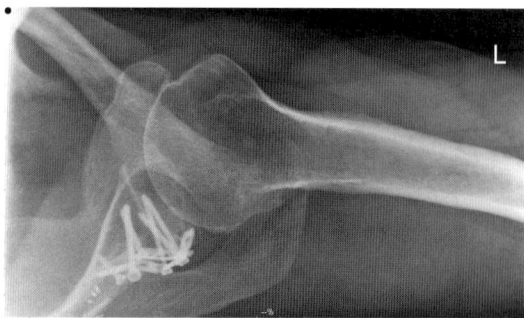

☐ Abb. 17.3

Operative Rekonstruktion

Die Indikation zur operativen Reposition und Fixation der intraartikulären Fraktur war aufgrund der Dislokation der Fragmente zweifelsfrei gegeben. In Grammont-Lagerung wurde über einen modifizierten Judet-Zugang das Gelenk von dorsal dargestellt: Nach einem vertikalen Hautschnitt, von der Spina scapulae bis zur Margo inferior reichend, erfolgte das Ablösen des M. deltoideus mitsamt einer Knochenschuppe vom hinteren Anteil der Spina scapulae. Zwischen den Mm. deltoideus und latissimus dorsi wurde das Intervall zwischen Infraspinatus und Teres minor identifiziert und als Zugangsweg zur lateralen Scapula benutzt. Die aszendierenden Äste der A. circumflexa scapulae wurden mittels Clips ligiert. Anschließend gelang die komplette Exposition der Fraktur. Nach Reposition und temporärer Kirschner-Drahtfixation konnten eine winkelstabile Radiusplatte (5-Loch-2,4/2,7-mm-LCP) und eine 3-Loch-Viertelrohrplatte fassdaubenartig an den Scapulahals angelegt und stabil fixiert werden. Inspektorisch, palpatorisch und radiologisch erschien die Gelenkfläche anatomisch rekonstruiert. Die intraoperative Prüfung der Beweglichkeit bestätigte die Stabilität der Osteosynthese.

Verlauf

Postoperativ erlaubte die Rekonstruktion passiv-assistierte Bewegungsübungen aus einem Orthogilet. Während der ersten 6 Wochen wurde die Bewegungsamplitude bis zur Scapulaebene und für die Außenrotation bis zum weichen Anschlag limitiert. Klinische und radiologische Verlaufskontrollen waren erfreulich und bestätigten die Konsolidierung der Fraktur 3 Monate postoperativ. Die Reintegration in die Arbeitswelt erfolgte zur gleichen Zeit. Weitere 2 Jahre später konnte die Röntgenuntersuchung frühartrotische Veränderungen ausschließen (❏ Abb. 17.3). Bei uneingeschränkter Funktion der Schulter war der Befund bei Behandlungsabschluss subjektiv und objektiv sehr zufriedenstellend.

Diskussion

Die Mehrheit der Scapulafrakturen betreffen den Corpus und lediglich in einem Viertel der Fälle die Gelenkpfanne. Zusatzverletzungen des Thorax aufgrund der meist erheblichen Gewalteinwirkung dürfen nicht übersehen werden. Intraartikuläre Glenoidfrakturen werden nach Ideberg in 6 Typen eingeteilt. Konventionell radiologisch erlaubt die Messung des glenopolaren Winkels (GPB) eine Abschätzung des Rotationsmalalignements des Glenoids um die anteroposteriore Achse. Eine bleibende Fehlstellung hat bedeutende Auswirkungen auf das funktionelle Resultat. Die Computertomographie identifiziert den genauen Frakturverlauf und das Ausmaß der Separation. Bei einer Dislokation der Gelenkfläche um mehr als 3 mm wird die operative Rekonstruktion empfohlen. Der modifizierte Zugang nach Judet erlaubt eine übersichtliche und weichteilschonende Exposition der Fraktur von dorsal. Infektionen, Schultersteife und Implantatversagen sind bei insgesamt geringer Morbidität des Eingriffes die häufigsten Komplikationen. Gemäß Angaben der Literatur kann ein gutes postoperatives Resultat in 85 % der Fälle erwartet werden.

18   Fadenosteosynthese bei dislozierter lateraler Claviculafraktur

R.P. Meyer, H.K. Schwyzer

Klinischer Fall

Ein 40-jähriger professioneller Sportler wird im Juni 2005 auf dem Fußballplatz durch einen gegnerischen Spieler von den Beinen geholt und verletzt sich dabei seine linke Schulter. Die Röntgenkontrolle in einem auswärtigen Krankenhaus zeigt eine dislozierte laterale Claviculafraktur links (❑ Abb. 18.1). Es wird die Osteosynthese der Fraktur empfohlen. Der Patient wünscht eine Zweitmeinung durch uns. Die Operationsindikation ist auch für uns klar gegeben.

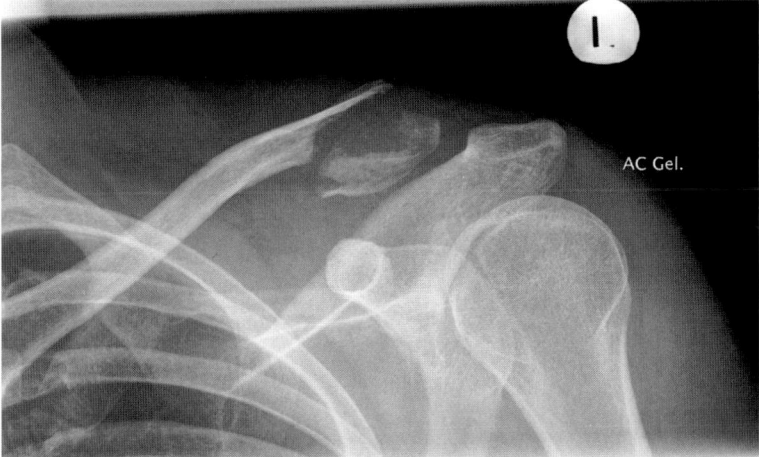

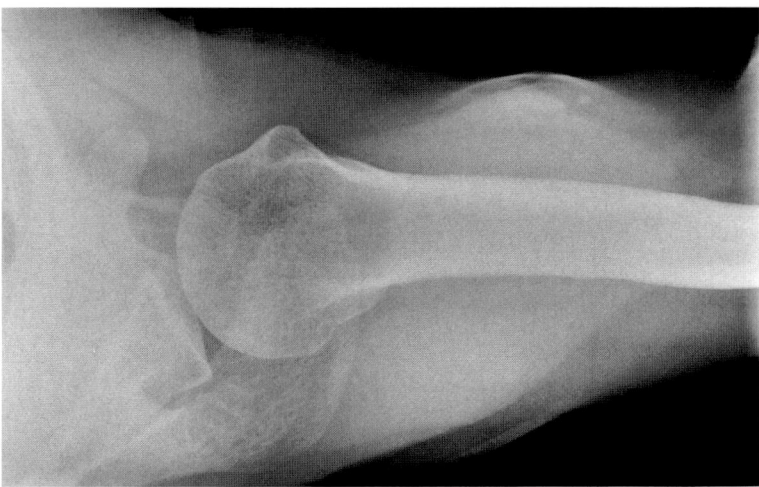

❑ Abb. 18.1

Operative Korrektur

Der Eingriff erfolgt einen Tag nach der Verletzung. Durch eine Sabre-cut-Inzision knapp medial des Acromioclaviculargelenks (AC-Gelenks) wird auf die Frakturzone eingegangen. Nach Darstellen der Fraktur wird ein Vicrylband um das Coracoid vorgelegt, anschließend dorsal um den lateralen Anteil des medialen Hauptfragmentes gelegt. Nun wird zusätzlich eine PDS-Kordel durch die coracoclaviculären Ligamente eingebracht und um das laterale Fragment kaudal, um das mediale Fragment kranial gezogen. Eine zweite PDS-Kordel wird nach Setzen von je einem 2-mm-Bohrloch durch das mediale resp. kaudale Fragment geführt. Nach Reposition der Fraktur und Knüpfen der 3 Bänder ergibt sich eine anatomische Reposition mit guter Stabilität (◘ Abb. 18.2).

Verlauf

Ein Orthogilet wird 6 Wochen getragen. Die Physiotherapie beginnt ab 1. postoperativem Tag, wobei in den ersten 6 Wochen keine Mobilisation der Schulter über die Horizontale erfolgen darf. 6 Wochen postoperativ beträgt die Flexion/Elevation 120°. Nacken- und Schürzengriff sind möglich. Radiologisch bestehen unverändert korrekte anatomische Stellungsverhältnisse bei beginnendem ossärem Durchbau (◘ Abb. 18.3). 2 ½ Monate nach dem Eingriff nimmt der

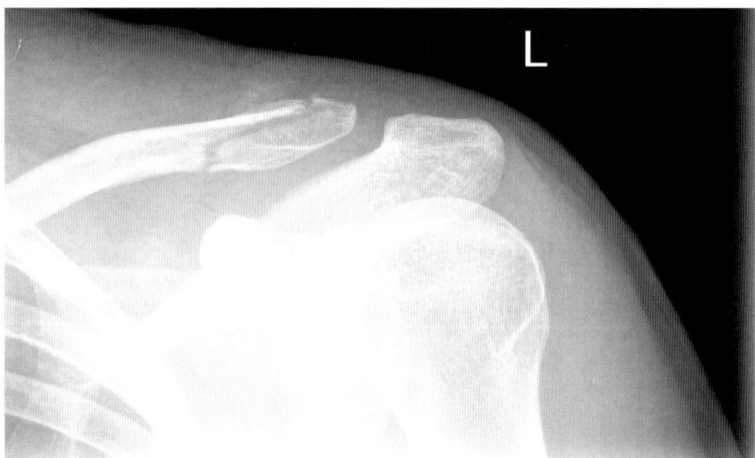

◘ Abb. 18.2

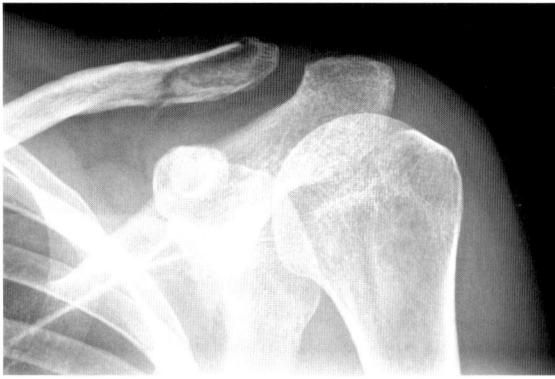
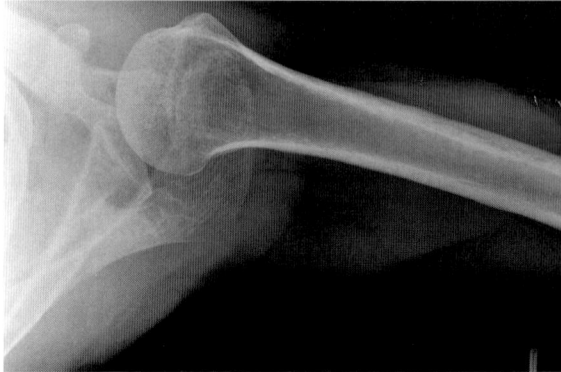

◘ Abb. 18.3

Patient an einem sportlichen Wettkampf teil und ist schmerzfrei. Die Schulterbeweglichkeit ist symmetrisch. Radiologisch ist die Fraktur durchgebaut (◘ Abb. 18.4). 10 Monate nach Intervention ist der Patient beschwerdefrei. Radiologisch ist die Fraktur in anatomischer Stellung konsolidiert. Das AC-Gelenk ist unauffällig. Es besteht eine minimale Ossifikation am claviculären Ansatz des coracoclaviculären Bandapparates (◘ Abb. 18.5). Der Profisportler ist im Wettkampfbetrieb wieder voll integriert.

Diskussion

Die Fadenosteosynthese bei dieser dislozierten lateralen Claviculafraktur ist eine elegante, jedoch nicht ganz risikolose Operationstechnik. Die 3 Vicryl-PDS-Bänder müssen präzise trans- resp. periossär gelegt sein, um die erheblichen Scherkräfte aufzufangen und die Frakturfixation zu garantieren. Die primär auch hier diskutierte Osteosynthese mit Hakenplatte ist eine sichere, aber aufwendigere Technik. Zusätzlich wird ein Zweiteingriff zur Metallentfernung notwendig. Ein weiterer Nachteil der Hakenplatte besteht in der Traumatisierung des Subacromialraumes. Auch nach Plattenentfernung können subacromiale Unregelmäßigkeiten den Gleitmechanismus stören. Dies kann sich für einen professionellen Golfspieler bei weit ausholenden Schlägen entsprechend negativ auswirken.

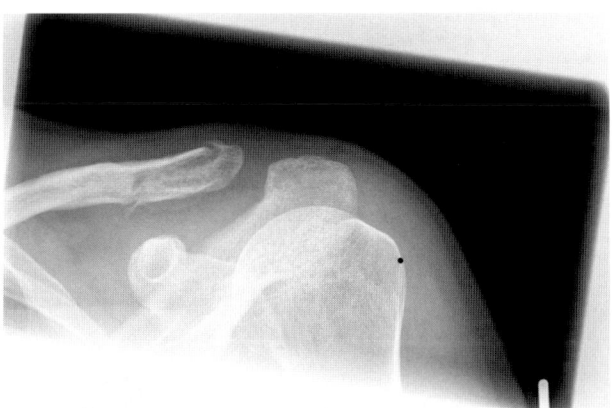
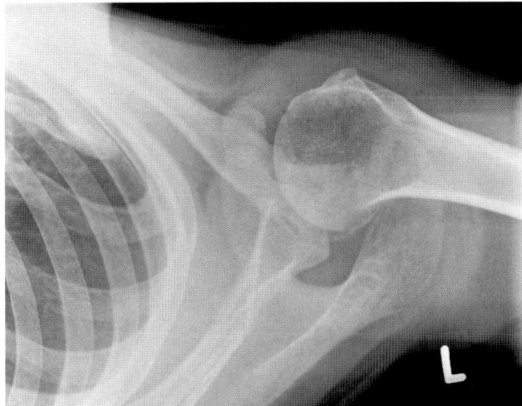

◘ Abb. 18.4

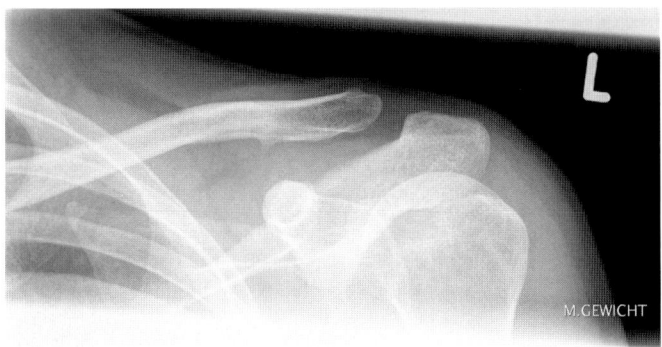
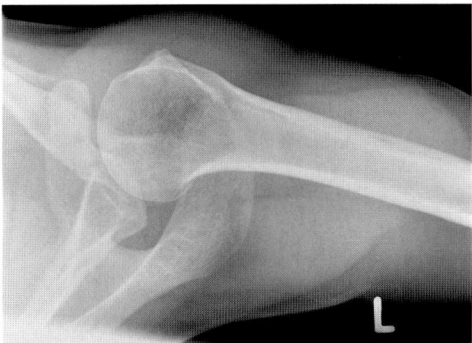

◘ Abb. 18.5

19   Dislozierte Claviculafraktur mit Verkürzung und verkipptem Drehkeilfragment

R.P. Meyer, F. Moro

Klinischer Fall

Ein 41-jähriger Mann stürzt im Mai 2007 mit dem Fahrrad und zieht sich dabei eine Claviculafraktur im mittleren Drittel links zu. Die Erstversorgung findet in einer unfallchirurgischen Ambulanz statt. Radiologisch zeigt sich eine deutlich dislozierte, um ca. 2 cm verkürzte, mehrfragmentäre Claviculafraktur im mittleren Drittel (◘ Abb. 19.1). Die konservative Therapie wird empfohlen, ein Rucksackverband angelegt. Der Patient meldet sich 7 Tage später zur Röntgenkontrolle in einer Klinik seiner Heimatstadt. Die operative Sanierung wird mit ihm diskutiert. Am nächsten Tag meldet sich der Mann in unserer Klinik zwecks Einholung einer Drittmeinung. In Anbetracht der deutlichen Dislokation mit Verkürzung um gut 2 cm und um 90° verkipptem Drehkeilfragment schlagen wir dem Patienten die operative Therapie mit offener Reposition und Stabilisierung mittels elastischem Titannagel vor. Der Patient wurde vor Jahren nach einem Unfall beidseits unterschenkelamputiert, was die Indikation zur Osteosynthese der Claviculafraktur mit entsprechend vereinfachter Nachsorge zusätzlich erhärtet.

Operative Korrektur

Der Eingriff erfolgt 1 Woche später. Der elastische Titannagel wird mit kurzer Inzision medial eingeführt. Ein rein geschlossenes Auffädeln der Fraktur 2 Wochen nach dem Unfall ist nicht mehr möglich. Mit Schräginzision

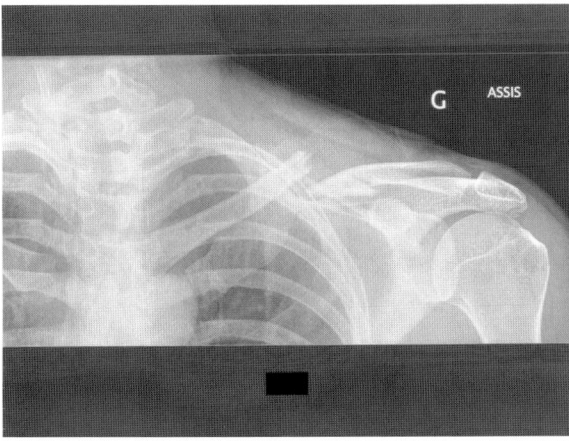
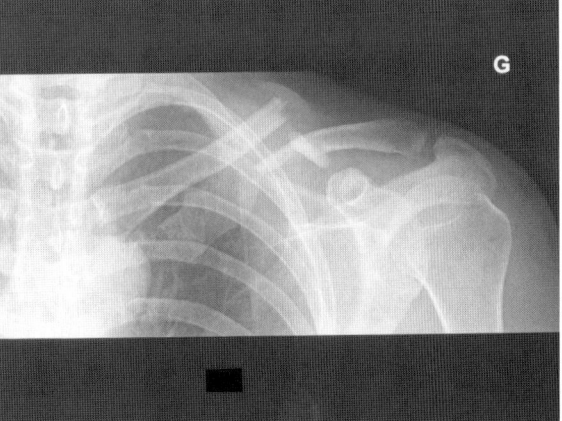

◘ Abb. 19.1

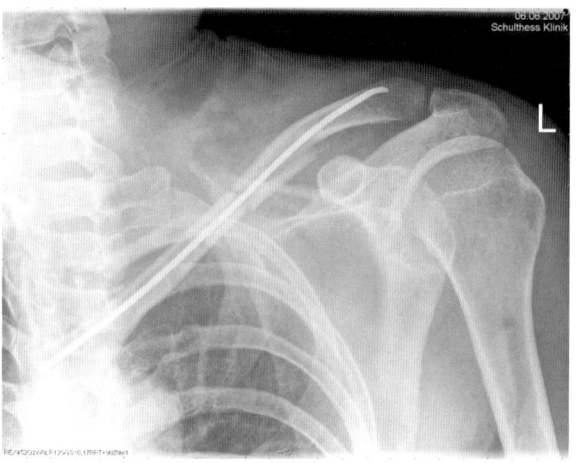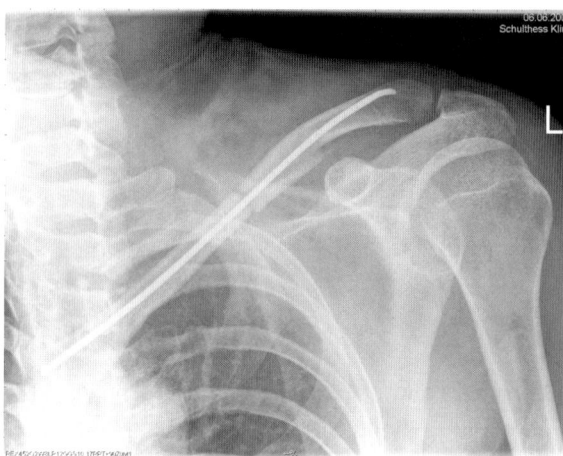

■ Abb. 19.2

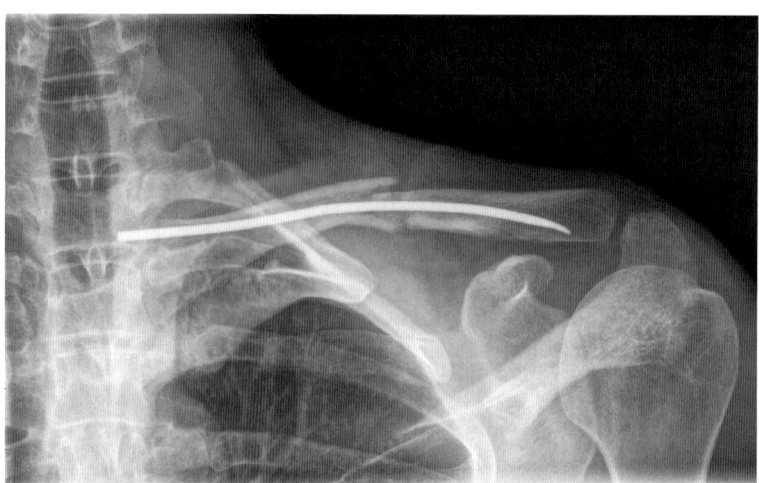

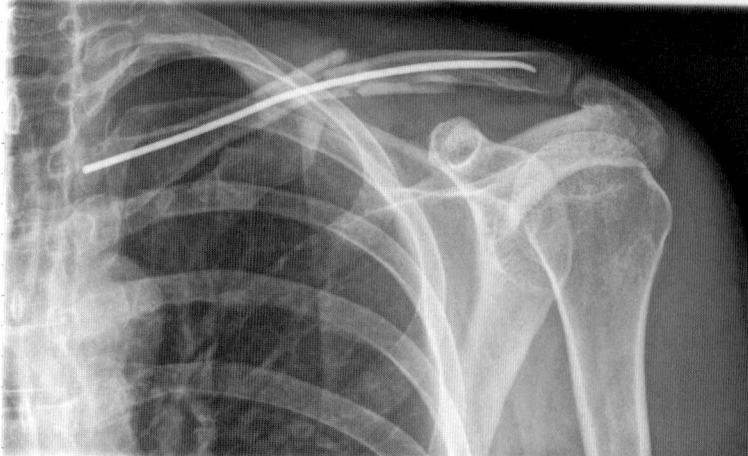

■ Abb. 19.3

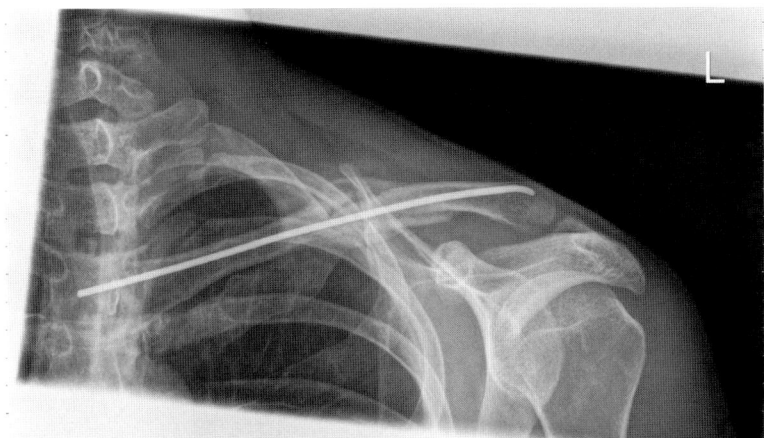

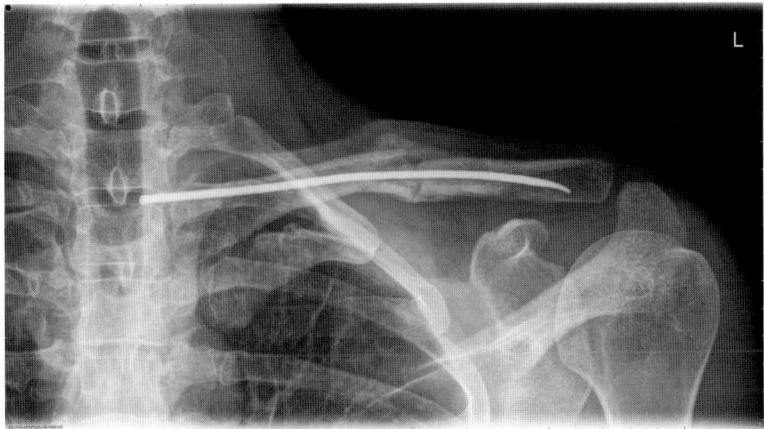

▣ Abb. 19.4

über der Fraktur wird das laterale Fragment aufgefädelt, der Nagel unter Bildwandlerkontrolle bis zum lateralen Claviculaende vorgetrieben. Kranial sind die beiden Hauptfragmente in gutem Kontakt bei korrekter Länge der Clavicula. Der um 90° verkippte, ventrale Drehkeil wird eingepasst und mit 3 2er-Fiber-Wire fixiert (**▣** Abb. 19.2).

Verlauf

Ein Orthogilet wird 4 Wochen lang getragen. In den ersten 6 Wochen darf die linke Schulter aktiv-assistiv bis zur Horizontalen mobilisiert werden. 4 Wochen postoperativ beträgt die Flexion/Elevation 140°. Radiologisch ist die Fraktur minimal teleskopiert bei korrekter Position des Titannagels (**▣** Abb. 19.3). Der Patient darf sein Fahrradtraining wieder aufnehmen. 3 Monate nach dem Eingriff belastet der Patient seinen linken Schultergürtel wieder voll bei weitgehend symmetrischer Beweglichkeit. Die Röntgenkontrolle zeigt einen deutlichen ossären Durchbau (**▣** Abb. 19.4). Ein halbes Jahr postoperativ besteht subjektiv und objektiv ein gutes Resultat. Der Patient ist bis auf eine lokale Druckdolenz über dem medialen Ende des Titannagels beschwerdefrei. Die Schulterfunktion ist bei symmetrischer Bewegungsamplitude frei. Die Röntgenbilder dokumentieren den vollständigen ossären Durchbau bei idealem Remodeling ohne überschüssigen Callus und korrekter Claviculalänge (◻ Abb. 19.5). Die Metallentfernung erfolgt 6 Monate nach dem Eingriff ambulant.

Diskussion

In ausgewählten Fällen ist der elastische Titannagel auch bei mehrfragmentären Claviculafrakturen eine gute Option. Die Verkürzung wird damit weitgehend behoben, die Nachsorge deutlich vereinfacht. Ob der Nagel von medial, lateral oder intrafokal eingebracht wird, hängt von der Lokalisation und dem Typ der Fraktur ab. Wegen der vitalen Strukturen in unmittelbarer Umgebung der Clavicula ist eine offene Reposition der Fraktur wahrscheinlich sicherer als eine geschlossene Nagelung.

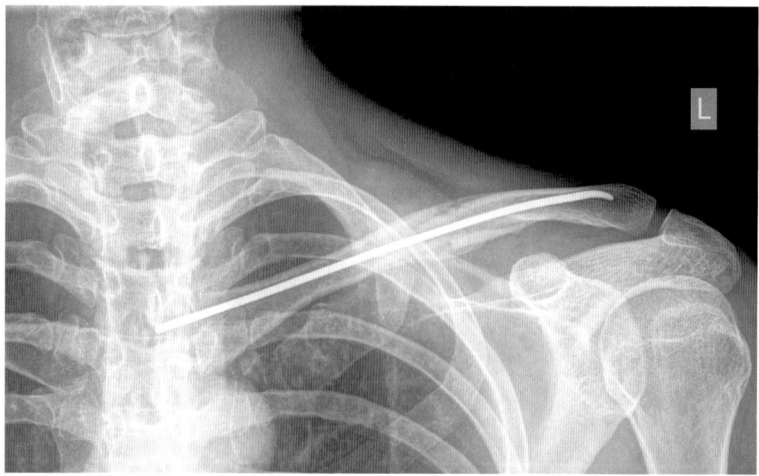

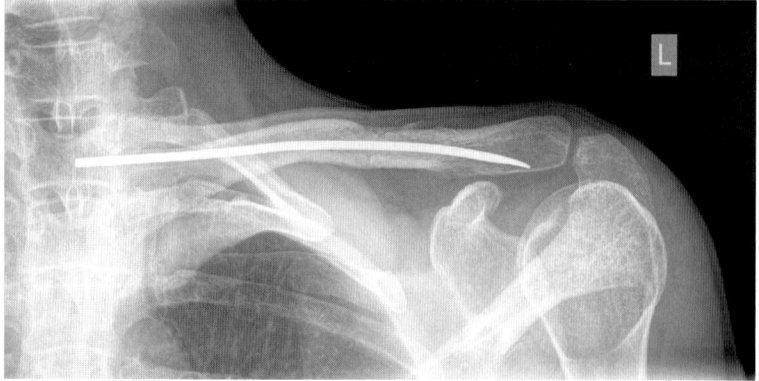

◻ Abb. 19.5

20   Mehrfragmentäre, dislozierte Claviculafraktur mit Verkürzung

R.P. Meyer, F. Moro

Klinischer Fall

Ein 57-jähriger Mann stürzt im August 2009 mit dem Motorrad und frakturiert sich dabei die linke Clavicula. Die Erstversorgung findet im Regionalkrankenhaus statt. Die konservative Therapie wird empfohlen, ein Rucksackverband angelegt. Der passionierte Motorradfahrer ist mit der vorgeschlagenen konservativen Therapie nicht zufrieden. Er bespricht mit dem Hausarzt die Möglichkeit einer chirurgischen Behandlung. 8 Tage später stellt sich der Patient in unserer Klinik vor. Es findet sich eine schmerzhafte Vorwölbung an der linken Clavicula im Übergang vom mittleren zum lateralen Drittel bei intakten Weichteilen. Radiologisch zeigt sich eine mehrfragmentäre, dislozierte, mäßig verkürzte Claviculafraktur im Übergang mittleres/laterales Drittel (◑ Abb. 20.1). Wir empfehlen eine minimalinvasive Intervention

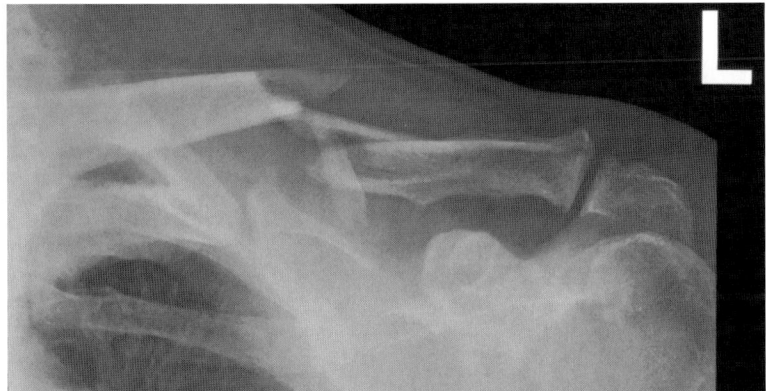

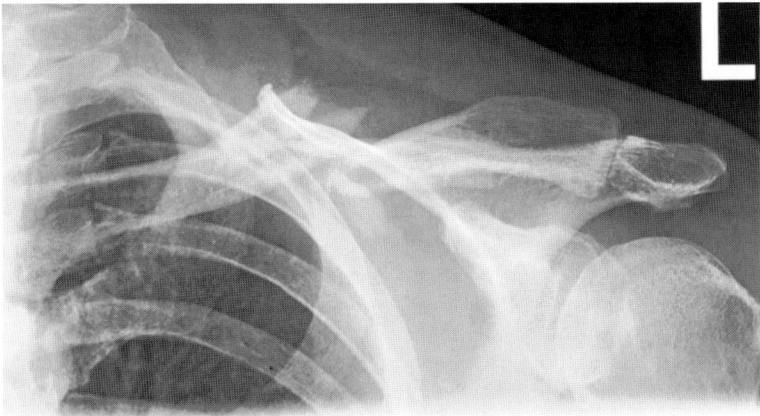

◑ Abb. 20.1

durch intramedulläre Schienung mit elastischem Titannagel. Die Option eines eventuellen Wechsels auf eine LCP-Platte halten wir uns offen.

Operative Korrektur

Der Eingriff erfolgt 12 Tage nach dem Unfall. Unter Bildwandler wird der Frakturfokus sowie die Nageleintrittsstelle posterolateral an der Clavicula markiert. Die Clavicula wird posterolateral freigelegt und mit Pfriem eröffnet. Der elastische Titannagel der Stärke 2,5 mm wird unter Bildwandlerkontrolle intramedullär bis auf Frakturhöhe vorgeschoben. Die Frakturzone wird durch kurze Längsinzision eröffnet, das mediale Hauptfragment unter Sicht aufgefädelt, der Nagel unter Bildwandlerkontrolle so weit vorgeschoben, bis eine suffiziente, intramedulläre Schienung vorliegt. Die 4 ausgebrochenen Fragmente werden mit Osteosuturen im Sinne einer Adaptationsosteosynthese an die Hauptfragmente fixiert. Die Röntgenkontrolle dokumentiert die korrekt wiederhergestellte Länge der Clavicula mit guter Adaptation der ausgebrochenen Fragmente (◘ Abb. 20.2).

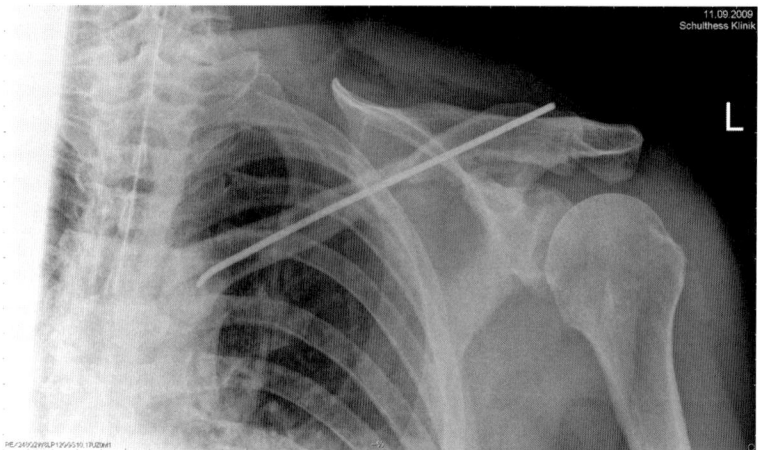

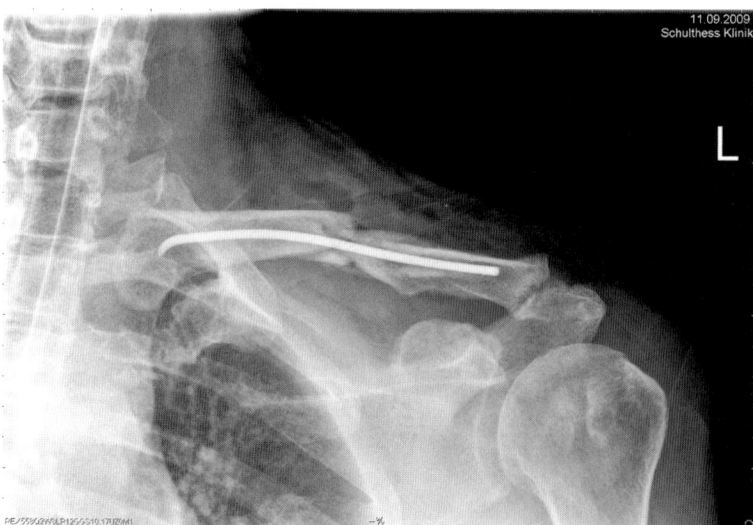

◘ Abb. 20.2

Verlauf

Ein Orthogilet wird für 6 Wochen getragen, wobei sofort postoperativ mit Pendelübungen begonnen wird. Die Flexion/Elevation darf in den ersten 4 Wochen nicht über die Horizontale erfolgen. 6 Wochen nach Intervention ist die aktive Schulterfunktion links noch eingeschränkt, jedoch nicht schmerzhaft. Die Röntgenkontrolle zeigt die korrekte Nagelposition ohne Teleskopierphänomen bei sich deutlich abzeichnender periostaler Callusbildung (◘ Abb. 20.3). 3 Monate postoperativ sind die aktive und die passive Schulterfunktion nahezu symmetrisch. Radiologisch findet sich eine deutliche Zunahme der periostalen Callusüberbrückung (◘ Abb. 20.4). 6 ½ Monate nach dem Eingriff ist die Schulterfunktion frei, die Fraktur radiologisch vollständig konsolidiert (◘ Abb. 20.5). Die Metallentfernung erfolgt ambulant 9 Monate nach dem Eingriff.

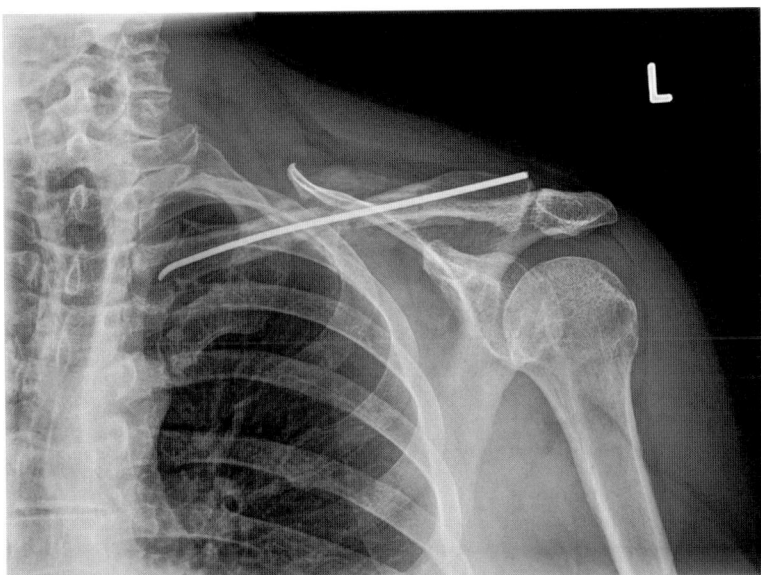

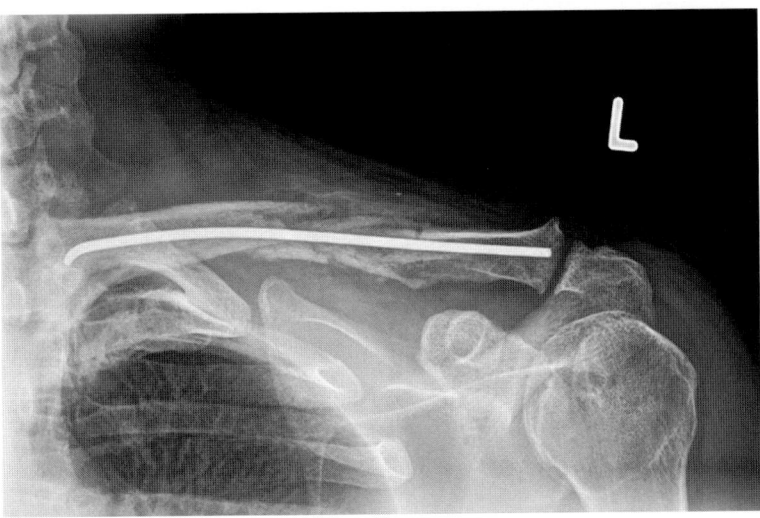

◘ Abb. 20.3

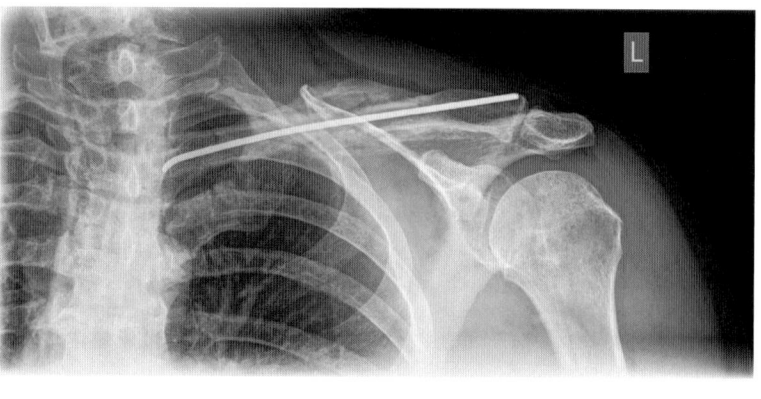

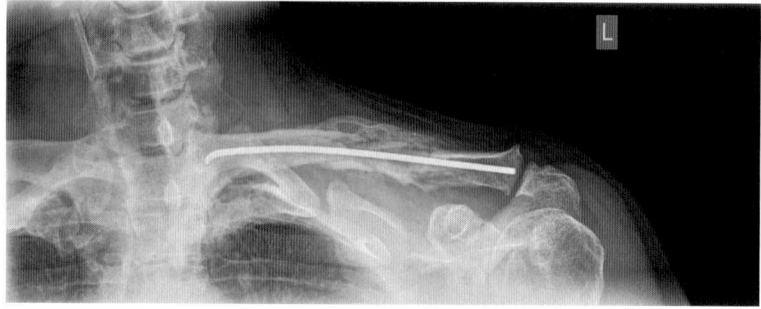

� Abb. 20.4

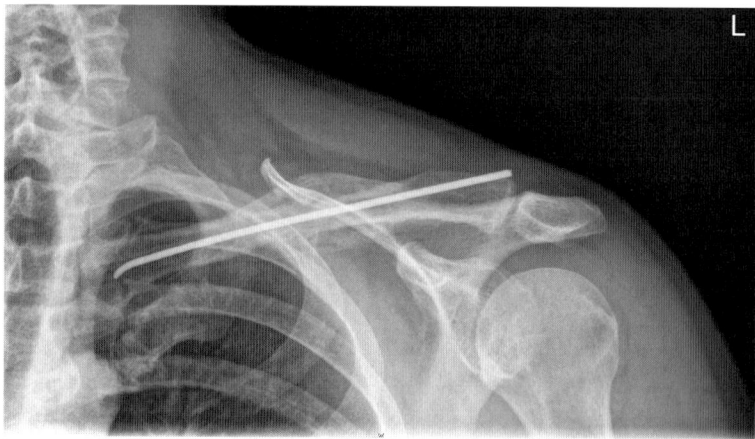

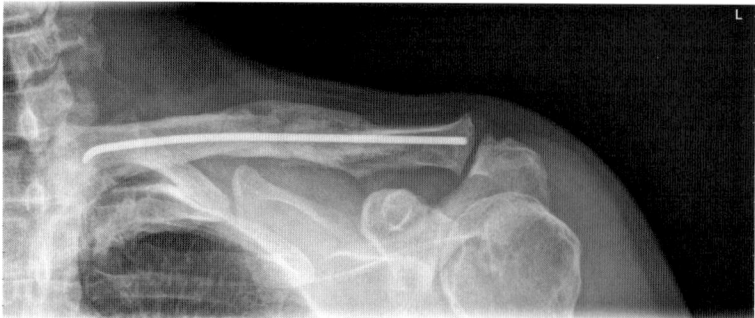

� Abb. 20.5

Diskussion

In ausgewählten Fällen ist die Versorgung einer frischen Claviculafraktur mit elastischem Titannagel eine gute Option. Auch mehrfragmentäre Frakturen können so minimalinvasiv korrekt versorgt werden. Je nach Frakturlokalisation kann ein medialer, lateraler oder intrafokaler Zugang gewählt werden. Im vorliegenden Fall lag die Fraktur im Übergang vom mittleren zum lateralen Drittel, sodass wir den lateralen Zugang wählten.

21   Gleichseitige mediale und laterale Epiphysenfugenverletzung der Clavicula beim Adoleszenten

H. Durchholz, F. Moro

Klinischer Fall

Ein Patient ist im September 2009 mit dem Fahrrad gestürzt und dabei direkt auf die linke, adominante Schulter gefallen. Bei der klinischen Untersuchung zeigt sich eine deutliche Schwellung sowohl über dem medialen als auch über dem lateralen Claviculaende mit massiver Druckdolenz. Eine Deformität medial wie lateral kann aufgrund der Schwellung nicht sicher ausgeschlossen werden. Die neurovaskuläre Untersuchung ist unauffällig, keine Anzeichen von Schluckbeschwerden oder Atemproblemen. Die übrigen Untersuchungen der Schulter, des Brustkorbs, der Scapula sowie der HWS sind unauffällig. Es besteht vollständige Bewegungsfreiheit der HWS ohne Schmerzangabe. Die aktive glenohumorale Beweglichkeit zeigt bei Abduktion ab 90° sowie Flexion ab 65° einen einschießenden Schmerz mit Blockadegefühl der linken Schulter. Der einschießende Schmerz wird vom Patienten sowohl medial als auch lateral über der Clavicula angegeben. Radiologische Untersuchungen zeigen eine kombinierte Epiphysenfugenverletzung medial und lateral der linken Clavicula, medial mit Dislokation des Claviculaschaftes nach ventral um Schaftbreite, lateral mit Dislokation des Schaftes ebenfalls um Schaftbreite nach dorsal (◘ Abb. 21.1).

Eine CT-Untersuchung mit 3D-Rekonstruktion bestätigt die epiphysäre Kombinationsverletzung. SC- und AC-Gelenk (SC = sternoclavicular; AC = acromioclavicular) sind nicht tangiert (◘ Abb. 21.2).

Operativer Eingriff

11 Tage nach dem Unfall erfolgt die offene Reduktion primär der medialen Fraktur über eine gerade Hautinzision infraclaviculär. Intraoperativ bestä-

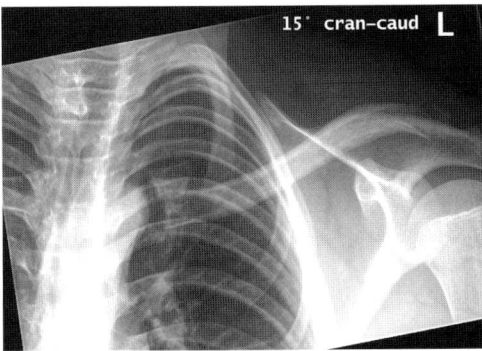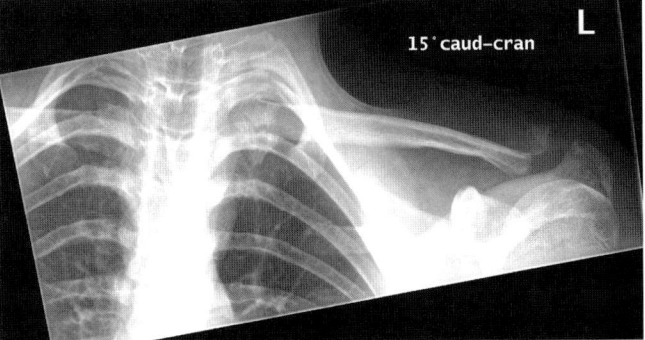

◘ Abb. 21.1

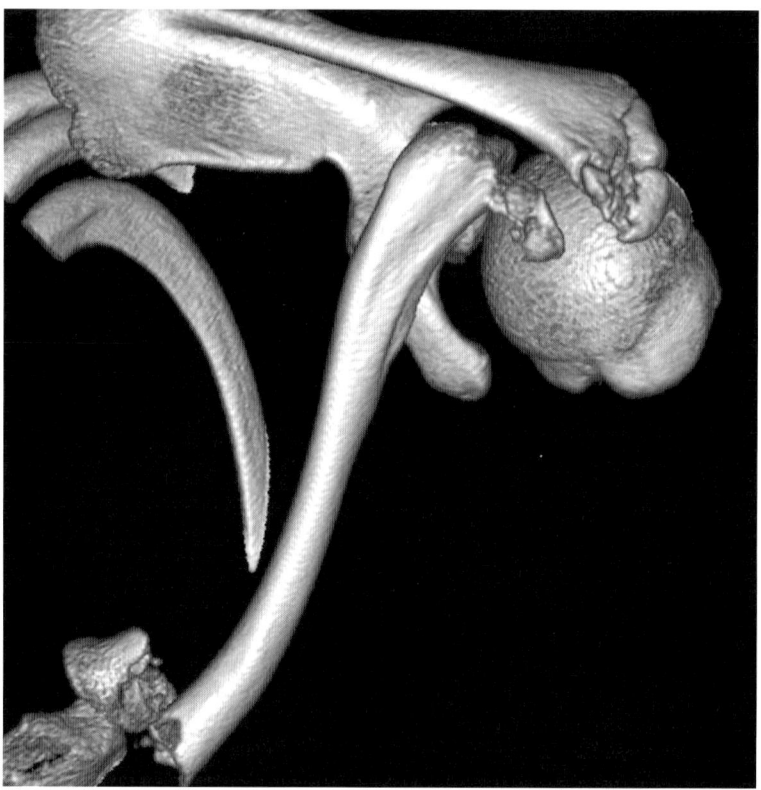

◘ Abb. 21.2

tigt sich die Dislokation medial nach anterior, wobei der epiphysäre Anteil mit sämtlichen ligamentären Verbindungen zum SC-Gelenk erhalten ist. Es erfolgt die anatomische Reposition und anschließende Fixation mit einer winkelstabilen, distalen 3,5-mm-LCP-Humerusplatte. Der epiphysäre Anteil kann mit 3 winkelstabilen Schrauben gefasst werden. Die Fixation am Schaft erfolgt mit konventionellen Kortikalisschrauben. Die intraoperative Durchleuchtung zeigt eine gute Lage des Implantates bei korrekt wiederhergestellter Länge der medialen Clavicula. Nun wird als zweiter Schritt die laterale epiphysäre Claviculafraktur ebenfalls über eine gerade Hautinzision dargestellt. Auch hier bestätigt sich die posteriore Dislokation der Clavicula. Das eigentliche AC-Gelenk sowie sämtliche ligamentäre Verbindungen zum Acromion sowie zum Processus coracoideus sind intakt. Es erfolgen ebenfalls eine offene Reposition und die anschließende Osteosynthese wiederum mit einer winkelstabilen, distalen 3,5-mm-LCP- Humerusplatte. Das laterale epiphysären Fragment wird erneut mit 3 winkelstabilen Schrauben fixiert, am Schaft wird die Fixation mit Kortikalisschrauben vorgenommen, abschließend erfolgt eine Röntgenkontrolle (◘ Abb. 21.3).

Verlauf

Im Anschluss an die Operation erfolgt eine Ruhigstellung im Orthogilet für 4 Wochen aus Komfortgründen, dann bis zur 6. postoperativen Woche die physiotherapeutisch geführte, aktiv-assistierte Mobilisation bis zur Horizontalen. Im Anschluss ist wieder freie Mobilisation möglich, ab der 8. Woche postoperativ langsamer, dosierter Kraftaufbau.

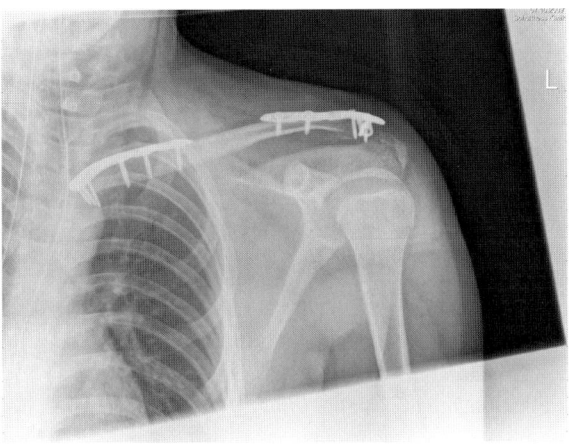
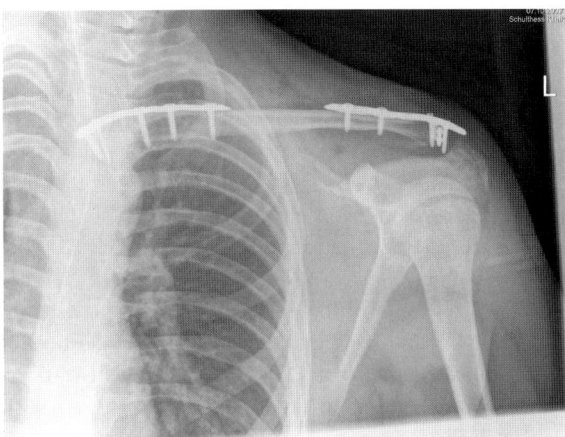

◘ Abb. 21.3

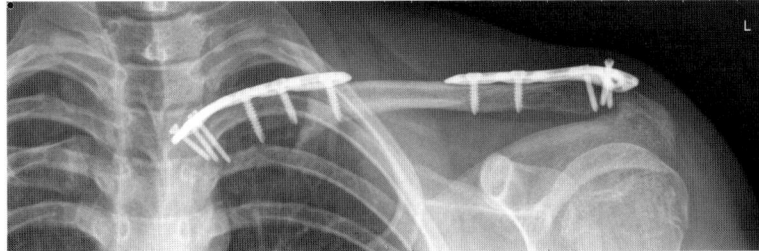

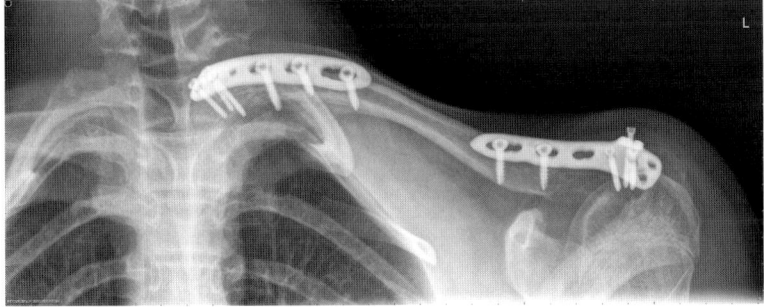

◘ Abb. 21.4

3 Monate nach dem Eingriff ist der Patient asymptomatisch. Bei der klinischen Untersuchung zeigt sich eine symmetrische, schmerzlose Funktion der linken Schulter. Die durchgeführten Röntgenaufnahmen bestätigen die vollständige ossäre Konsolidierung. Über der lateralen Platte zeigen sich 2 gelockerte winkelstabile Schrauben. Der Patient ist diesbezüglich ebenfalls beschwerdefrei (◘ Abb. 21.4).

6 Monate postoperativ erfolgt bei störendem Osteosynthesematerial die Implantatentfernung medial sowie lateral. 8 Monate nach der initialen Operation zeigt der Patient eine seitengleiche, unauffällige Schulterfunktion ohne Angabe von Schmerzen. Die Alltags- sowie sportlichen Aktivitäten können ohne Einschränkung wieder durchgeführt werden.

Diskussion

Epiphysäre Verletzungen der Clavicula sind seltene Verletzungen bei Kindern und Jugendlichen. Die Epiphysenfugen der Clavicula verschließen sich erst zwischen dem 22. und 25. Lebensjahr. Vor dem Verschluss stellt die Epiphysenfuge die gefährdetste Struktur der Clavicula für eine Verletzung dar. Strukturell ist sie anfälliger als die umgebenden Bandverbindungen des SC- resp. des AC-Gelenkes. Es gibt einige Fallberichte über isolierte mediale oder laterale Verletzungen der Epiphysenfuge. Auch Kombinationsverletzungen einer ipsilateralen sternoclaviculären Epiphysenfuge oder sternoclaviculären Luxation in Kombination mit einer Claviculaschaftfraktur sind bekannt. Eine Kombinationsverletzung beider Epiphysenfugen stellt eine absolute Operationsindikation dar. Die Verwendung von winkelstabilen Implantaten vereinfacht die operative Versorgung und bietet ausreichend Fixationsmöglichkeiten für die zum Teil sehr kleinen epiphysären Fragmente.

22   Reosteosynthese einer Claviculafraktur bei Status nach insuffizienter Primärosteosynthese

R.P. Meyer, F. Moro

Klinischer Fall

Eine 40-jährige Frau stürzt im Juli 2007 vom Pferd und zieht sich dabei eine mehrfragmentäre Claviculafraktur im mittleren Drittel rechts zu. Die Patientin wird am gleichen Tag in einem auswärtigen Krankenhaus operiert. Eine Plattenosteosynthese wird durchgeführt. Der unmittelbare postoperative Verlauf ist unauffällig. Ohne Traumatisierung treten 2 Wochen nach Intervention vermehrt Schmerzen an der rechten Clavicula auf. Die Patientin meldet sich nach einer weiteren Woche in unserer Klinik. Die klinische Abklärung ergibt eine schmerzhafte, neu aufgetretene Vorwölbung über der rechten Clavicula. Konventionell radiologisch zeigt sich eine sekundäre Dislokation der Fraktur mit Plattenausriss am medialen Fragment und konsekutivem, sekundärem Repositionsverlust (Abb. 22.1). Die Indikation zur Reosteosynthese ist gegeben.

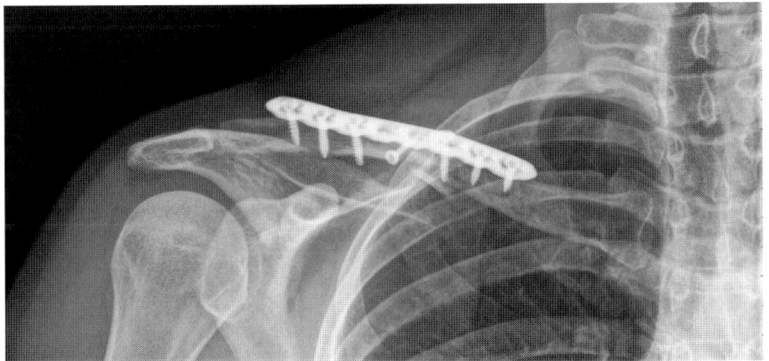

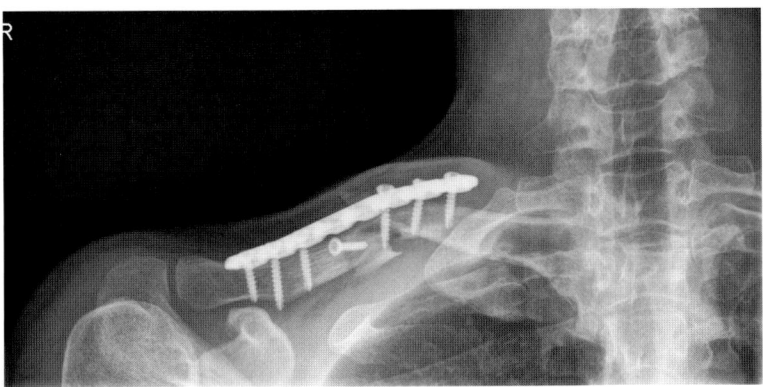

 Abb. 22.1

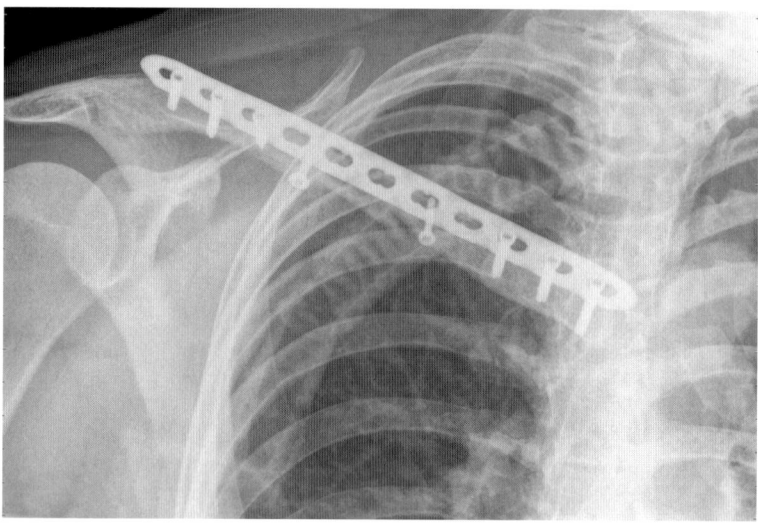

❏ Abb. 22.2

Operative Korrektur

Die Reintervention erfolgt 4 Tage später. Es wird eine Überbrückungsosteosynthese mit winkelstabiler 12-Loch-LCP-Platte durchgeführt. Zusätzlich
wird der intermediäre Biegungskeil mit 2 isolierten Zugschrauben refixiert.
Auf Höhe der Trümmerzone wird dem Olecranon entnommene Spongiosa
angelagert (❏ Abb. 22.2).

Verlauf

Eine frühfunktionelle Nachbehandlung mit aktiv-assistierten Bewegungsübungen aus dem Orthogilet heraus wird durchgeführt. Die Abduktion/
Elevation wird in den ersten 6 Wochen postoperativ bis zur Horizontale
eingeschränkt. 6 Wochen nach Reosteosynthese ist die Patientin weitgehend beschwerdefrei. Die Schultergelenkbeweglichkeit ist nahezu symmetrisch. Radiologisch zeichnen sich reparative Vorgänge ab bei stabilem
Osteosynthesematerial (❏ Abb. 22.3). Die Physiotherapie wird ohne Bewe-
gungsrestriktionen weitergeführt. 3 Monate nach dem Zweiteingriff ist die
Patientin beschwerdefrei und arbeitet im angestammten Beruf voll. Die
Bewegungsamplitude ist seitengleich, auch die Kraftmessung ist symmetrisch. Die Röntgenkontrolle zeigt einen zunehmenden Frakturdurchbau
bei korrekt liegendem Osteosynthesematerial (❏ Abb. 22.4). Ein halbes Jahr
nach Reintervention liegt eine vollumfängliche, symmetrische Schulterfunktion rechts vor. Die Patientin ist schmerzfrei. Radiologisch liegt ein
kompletter Durchbau des Fraktursystems vor bei stabilem Osteosynthesematerial und korrektem Alignement der Clavicula (❏ Abb. 22.5). 1 ½ Jahre
nach Reosteosynthese wünscht die Patientin eine Kontrolle im Hinblick auf
eine eventuelle Metallentfernung. Die Schulterfunktion rechts ist frei. Die
Patientin ist voll sportfähig. Die Röntgenkontrolle dokumentiert ein konsolidiertes Fraktursystem bei symmetrischer Claviculalänge (❏ Abb. 22.6).
Da die schlanke Patientin durch das gut palpierbare Osteosynthesematerial
gestört ist, wird die Plattenentfernung vorgeschlagen und schließlich 2 ¼
Jahre nach der Reintervention durchgeführt.

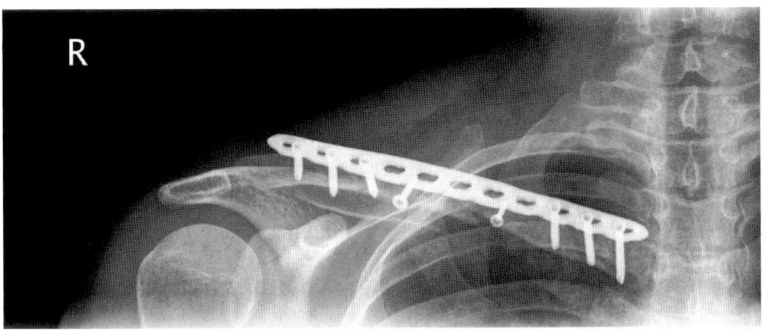

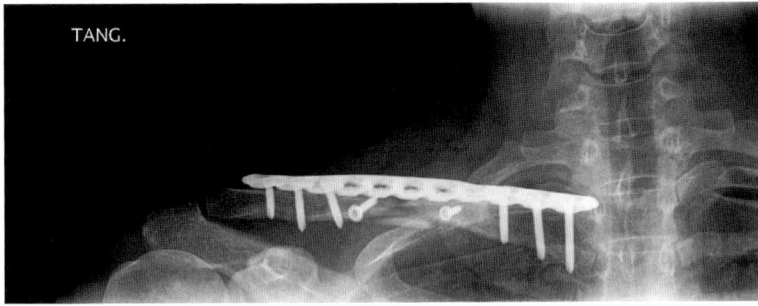

◻ Abb. 22.3

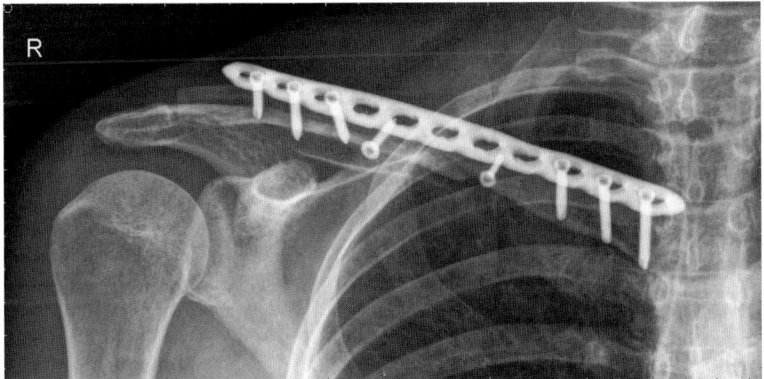

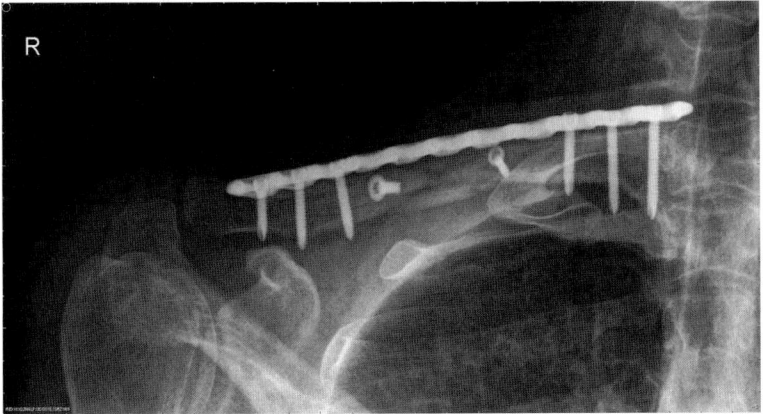

◻ Abb. 22.4

Diskussion

Bei der Erstintervention ist eine nicht ausgewogene Osteosynthese durchgeführt worden. Die Platte ist zu kurz gewählt, das mediale Fragment dadurch nicht genügend gefasst worden. 2 Wochen nach dem Eingriff destabilisiert sich die Osteosynthese spontan. Da die Frakturzone noch frisch ist, wird die Reosteosynthese mit einer langen winkelstabilen Neutralisationsplatte im Sinne einer Überbrückung vorgenommen. Der intermediäre Biegungskeil wird mit Zugschrauben gefasst, die korrekte Länge der Clavicula so wiederhergestellt. Die Konsolidierung tritt fristgerecht ein.

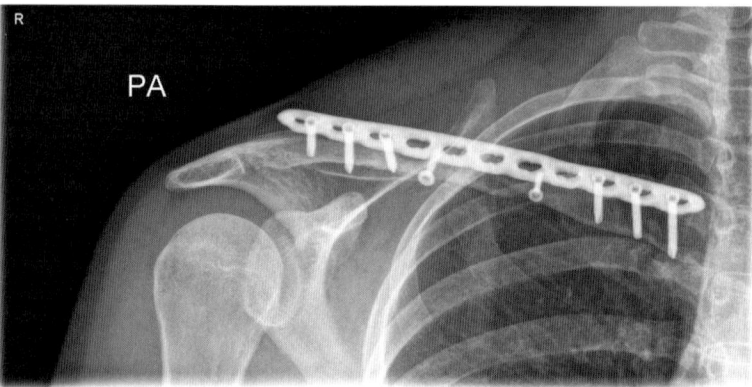

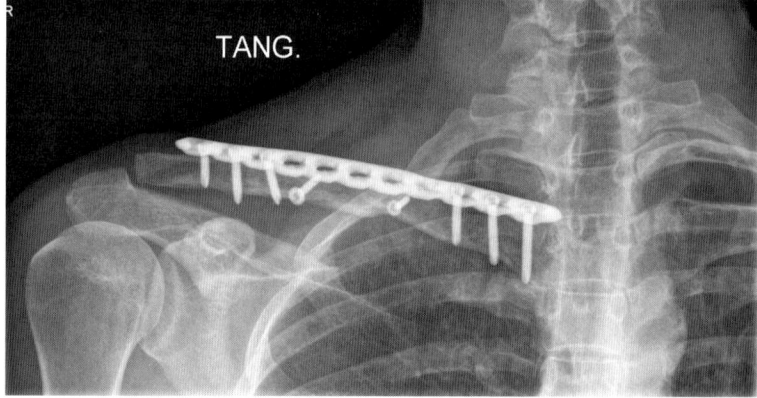

❏ Abb. 22.5

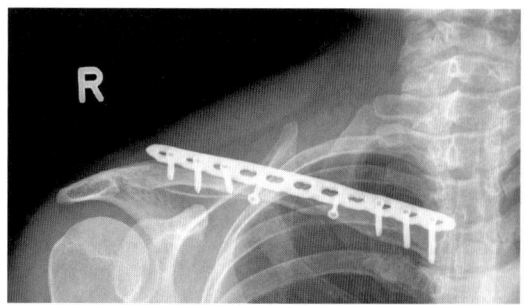
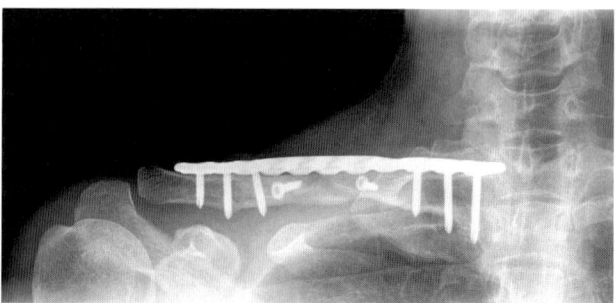

❏ Abb. 22.6

23   Reosteosynthese einer Claviculafraktur bei Plattenbruch nach Primärosteosynthese

R.P. Meyer, C. Spormann, F. Moro

Klinischer Fall

Ein 42-jähriger Mann stürzt im Mai 2005 mit dem Motorrad und zieht sich dabei eine Claviculafraktur rechts zu. In einem auswärtigen Krankenhaus wird initial die konservative Therapie vorgeschlagen. Der Patient wünscht eine Zweitmeinung und stellt sich nach 11 Tagen in unserer Klinik vor. Klinisch liegt eine schmerzbedingt massiv eingeschränkte Schulterfunktion rechts vor. Der rechte Schultergürtel ist verkürzt im Vergleich zur Gegenseite. Die Röntgenaufnahmen dokumentieren die Claviculatrümmerfraktur im mittleren Drittel rechts mit erheblicher Fragmentdislokation und entsprechender Verkürzung (◘ Abb. 23.1). Wir stellen die Indikation zur offenen Reposition und Plattenosteosynthese.

Erster operativer Eingriff

Die Intervention erfolgt 2 Tage später. Es liegt eine langstreckige, mehrfragmentäre Claviculafraktur im mittleren Drittel vor mit Verkürzung von ca.

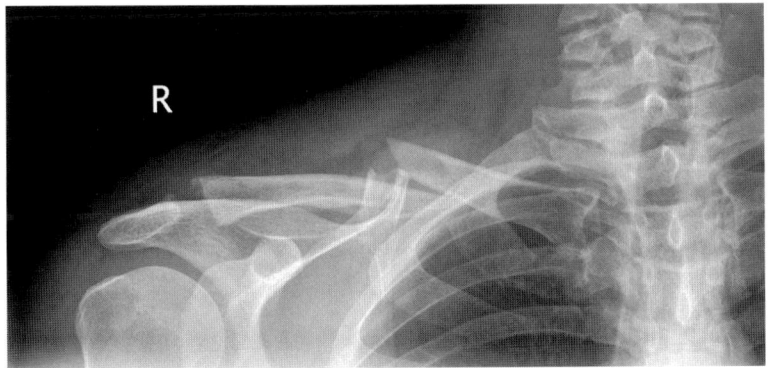

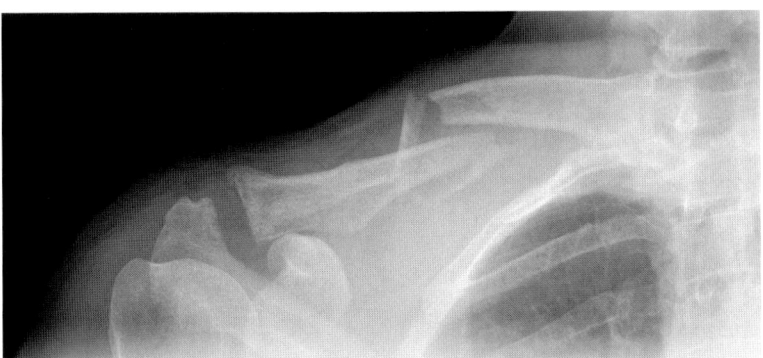

◘ Abb. 23.1

2 cm. Die Reposition gestaltet sich schwierig. Eine Zugschraube kann die reponierten Hauptfragmente in Position halten. Ein keilförmiges Fragment ventral wird mit Osteosuture fixiert. Eine 8-Loch-Rekonstruktionsplatte wird als Neutralisationsplatte anmodelliert und fixiert, wobei die frakturnahe Schraube am medialen Hauptfragment mit mäßigem Halt monokortikal eingebracht wird (◘ Abb. 23.2).

Verlauf

Es erfolgt vorerst eine rein passiv-assistierte Mobilisation der rechten Schulter bis zur Horizontalen. Wegen der bedingt übungsstabilen Osteosynthese wird postoperativ für 6 Wochen konsequent ein Orthogilet verordnet. Bei der ersten klinischen und radiologischen Kontrolle 7 Wochen nach dem Eingriff ist der Patient weitgehend schmerzfrei. Die Schulterbeweglichkeit ist nahezu seitengleich. Radiologisch liegen keine Zeichen einer Plattenlockerung vor (◘ Abb. 23.3). Das Orthogilet wird fraktioniert abgelegt, der Patient kann

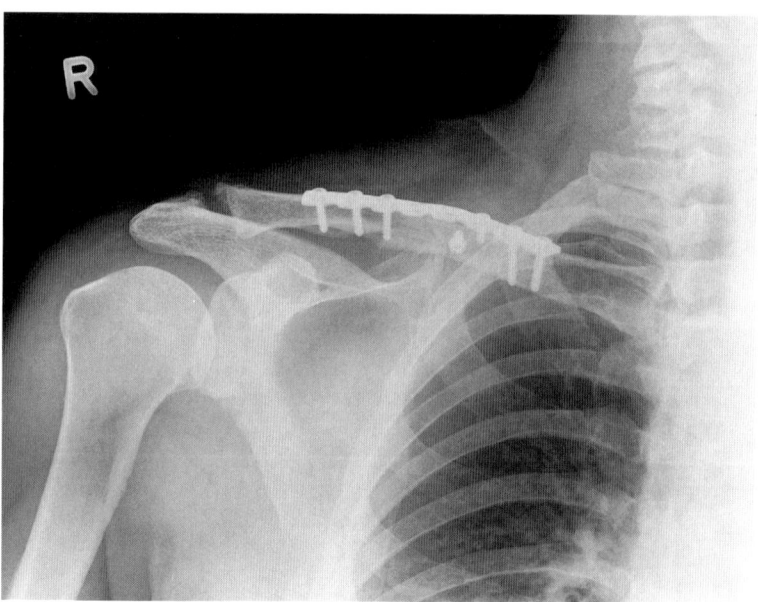

◘ Abb. 23.2

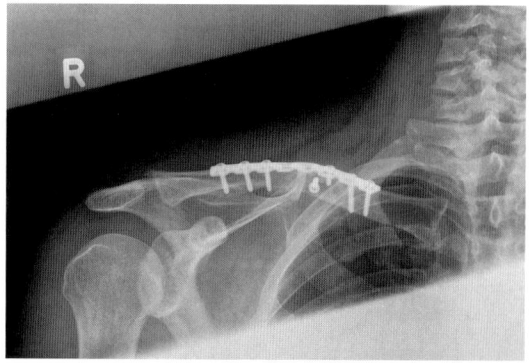
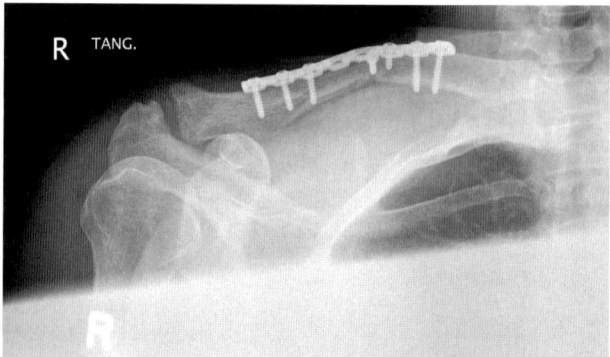

◘ Abb. 23.3

als technischer Angestellter im Büro wieder zu 100 % arbeiten. 11 Wochen postoperativ meldet sich der Patient notfallmäßig in unserer Klinik. Bei einer brüsken Bewegung mit dem rechten Arm sind Schmerzen im Claviculabereich rechts aufgetreten. Klinisch besteht eine Wulstbildung über dem mittleren Drittel der rechten Clavicula. Radiologisch findet sich ein Plattenbruch über der Hauptfrakturzone mit entsprechender Angulation (◘ Abb. 23.4). Die Reosteosynthese wird vorgesehen.

Zweiter operativer Eingriff

Unmittelbar darauf erfolgt die Reintervention. 3 Monate nach der Primärfraktur steht eine Rekonstruktion der Frakturzone nicht mehr zur Diskussion. Es erfolgt daher eine reine Überbrückungsosteosynthese mit langstreckiger, winkelstabiler 11-Loch-LCP-Platte im Sinne eines Fixateur interne. Auf die breite Frakturzone wird nicht eingegangen. Von ventral und dorsal wird dem Beckenkamm entnommene Spongiosa an den Frakturbereich angelagert (◘ Abb. 23.5).

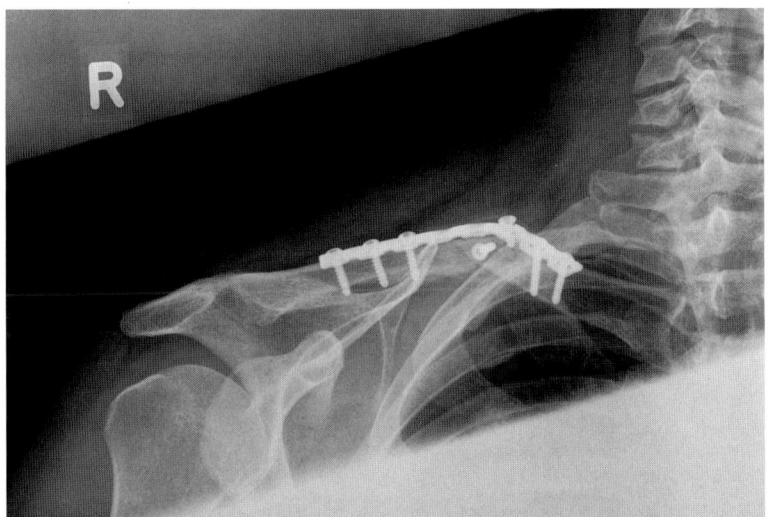

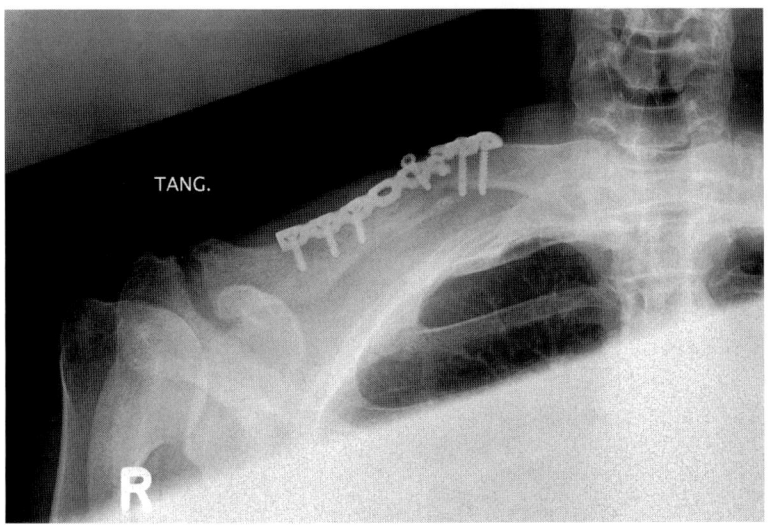

◘ Abb. 23.4

Verlauf

Postoperativ wird für 6 Wochen eine Armschlinge getragen. Die aktiv-assistierte Remobilisation der rechten Schulter mit Abduktion/Flexion bis 90° ist gestattet. 6 Wochen nach Reintervention ist der Patient weitgehend beschwerdefrei. Die Schultergelenkbeweglichkeit ist symmetrisch.

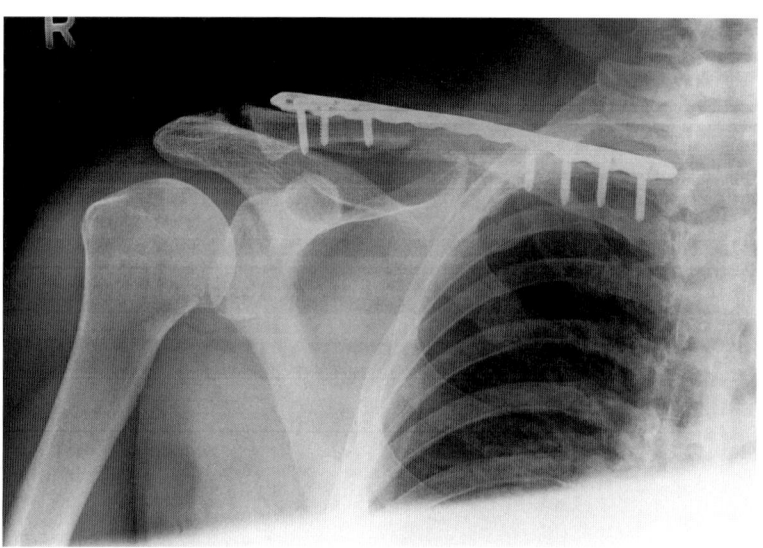

■ Abb. 23.5

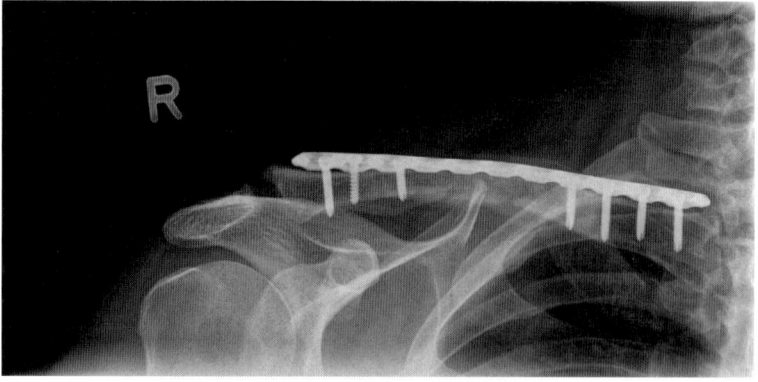

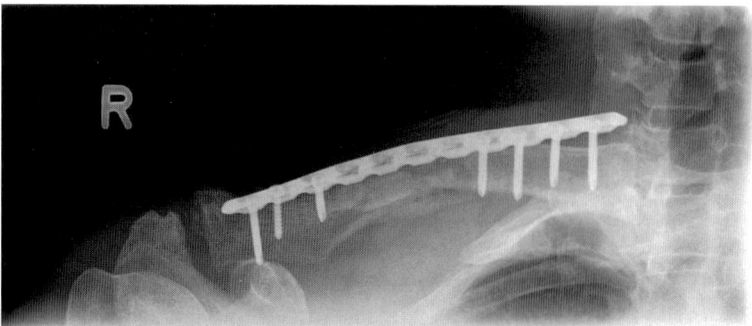

■ Abb. 23.6

Radiologisch zeigt sich ein korrekter Plattensitz bei beginnendem ossärem Durchbau (■ Abb. 23.6). 3 Monate nach dem Zweiteingriff ist der Patient schmerzfrei. Die Schultergelenkbeweglichkeit ist symmetrisch. Radiologisch liegt eine deutliche Callusbildung vor bei stabilem Osteosynthesematerial (■ Abb. 23.7). Der Patient ist wieder voll arbeitsfähig. Ein halbes Jahr nach Reintervention liegt eine klinisch und radiologisch ideale Situation vor. Die Fraktur ist durchgebaut bei symmetrischer Länge der Clavicula (■ Abb. 23.8). Wegen der subkutan, insbesondere medial störenden Platte wird die Metallentfernung 16 Monate nach der Primärverletzung vorgenommen (■ Abb. 23.9).

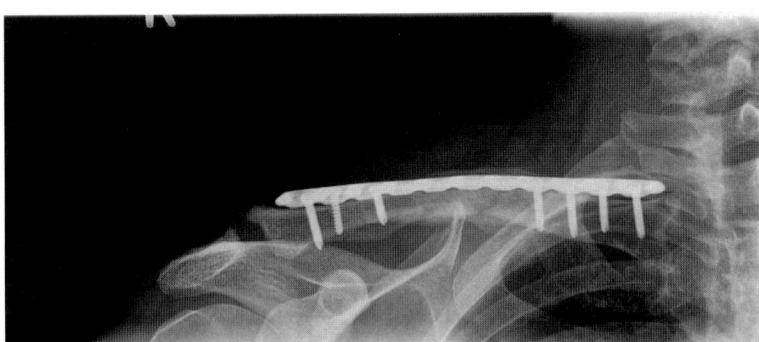

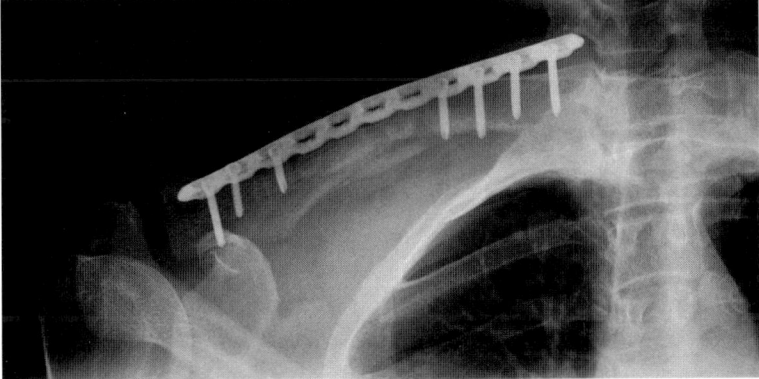

■ Abb. 23.7

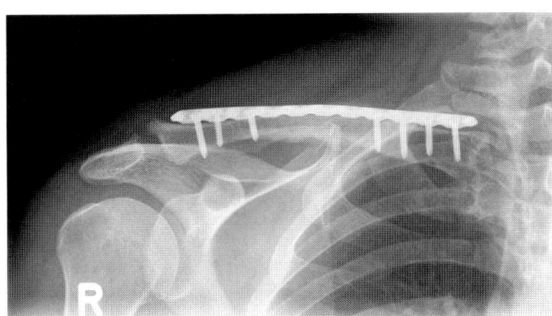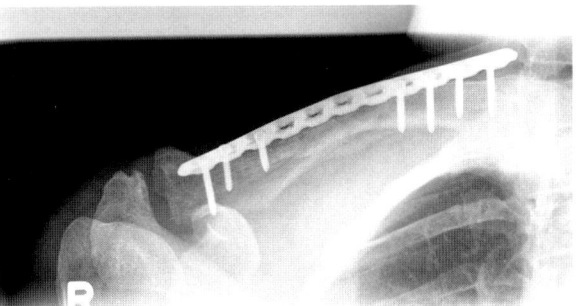

■ Abb. 23.8

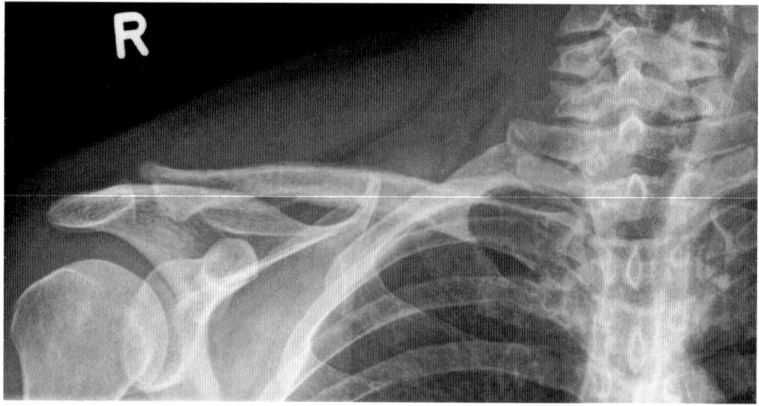

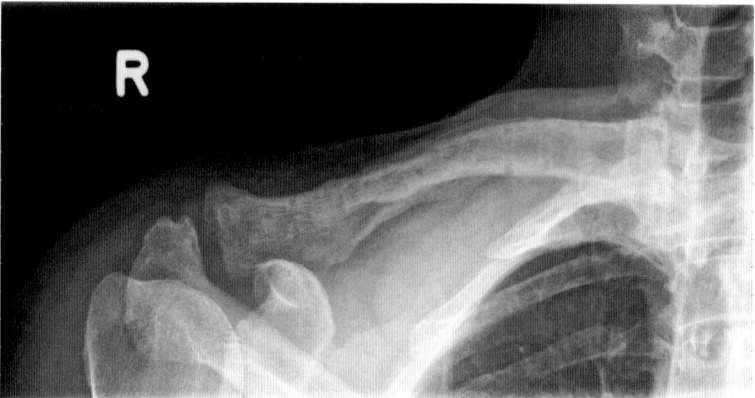

◘ Abb. 23.9

Diskussion

Anlässlich der Erstversorgung wurde das mediale Hauptfragment nicht genügend gefasst. Die gewählte Platte war zu kurz. Bei der Reosteosynthese wegen Plattenbruchs bei Nichtkonsolidierung 3 Monate nach der Erstversorgung stellt die Frakturzone eine »no touch area« dar. Es wird daher eine Überbrückungsosteosynthese mit möglichst langer winkelstabiler Platte im Sinne eines Fixateur interne durchgeführt. Gleichzeitig wird autologe Spongiosa angelagert. In der Folge konsolidiert die Fraktur fristgerecht.

24 Symptomatische oligotrophe Claviculapseudarthrose nach konservativer Therapie

R.P. Meyer, F. Moro

Klinischer Fall

Eine 22-jährige Frau erleidet im Oktober 2006 bei einem Verkehrsunfall im Ausland eine Claviculafraktur im mittleren Drittel rechts (▣ Abb. 24.1). Wegen der starken Fragmentdislokation empfehlen die Ärzte vor Ort die operative Stabilisierung. Die Patientin will den Eingriff nicht dort vornehmen lassen; sie wünscht eine Zweitmeinung und eine eventuelle Operation in der Schweiz. Nach ihrer Rückkehr aus dem Ausland 10 Tage später meldet sie sich in einem Fachkrankenhaus. Dort wird die konservative Therapie vorgeschlagen und die Patientin 6 Monate lang betreut. Danach wird die Behandlung abgeschlossen. Nach Angaben der Patientin ist die Fraktur zur Abheilung gebracht worden. Wegen Restbeschwerden ist eine sportliche Aktivität allerdings nicht mehr möglich. Auch in ihrem kaufmännischen Beruf ist die Patientin durch die Schmerzen im rechten Schultergürtel behindert. Der Hausarzt überweist uns die junge Frau mit der Frage des operativen Vorgehens. Die klinische und radiologische Abklärung ergibt eine symptomatische Pseudarthrose im mittleren Drittel der rechten Clavicula (▣ Abb. 24.2). Wir empfehlen die chirurgische Sanierung.

Operative Korrektur

Der Eingriff erfolgt etwa 1 Jahr nach dem Unfall. Es zeigt sich die erwartete oligotrophe Pseudarthrose mit einem Substanzdefekt von 23 mm. Die Pseudarthrose wird reseziert, die sklerosierten Enden angefrischt. Vom Beckenkamm wird ein trikortikaler Span von 2,5×1 cm sowie zusätzlich Spongiosa

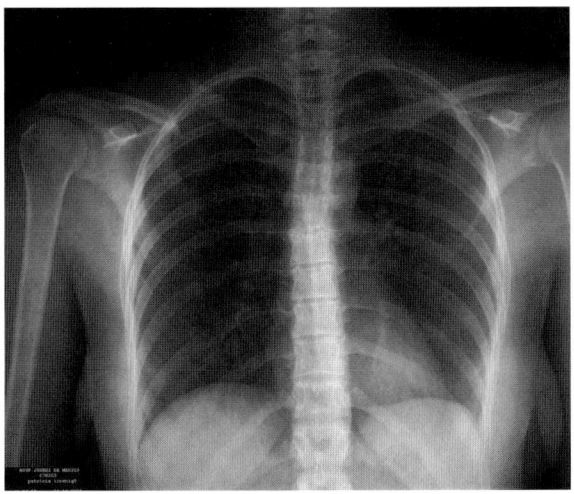

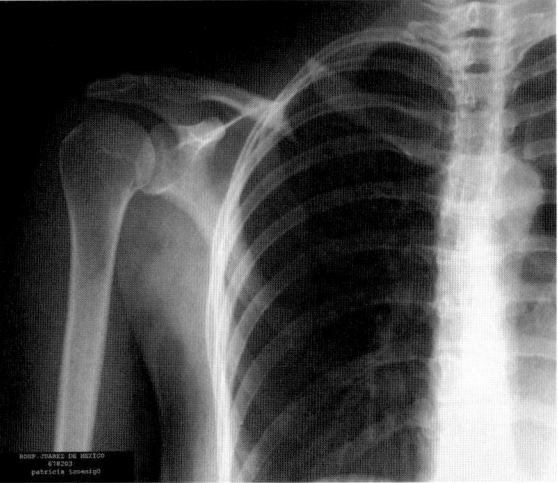

▣ Abb. 24.1

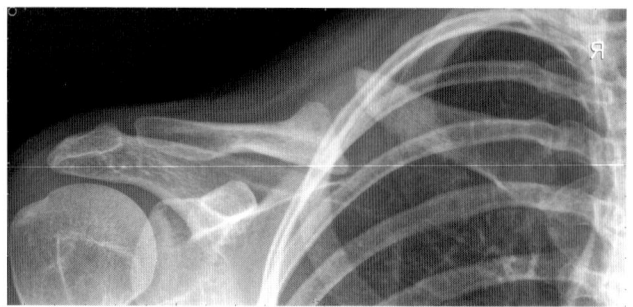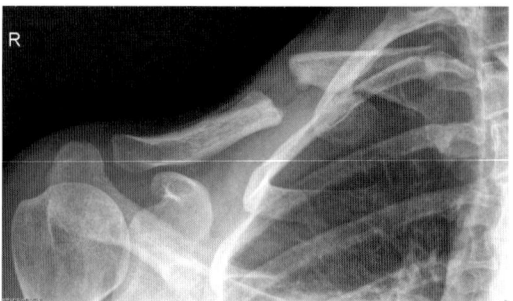

◼ Abb. 24.2

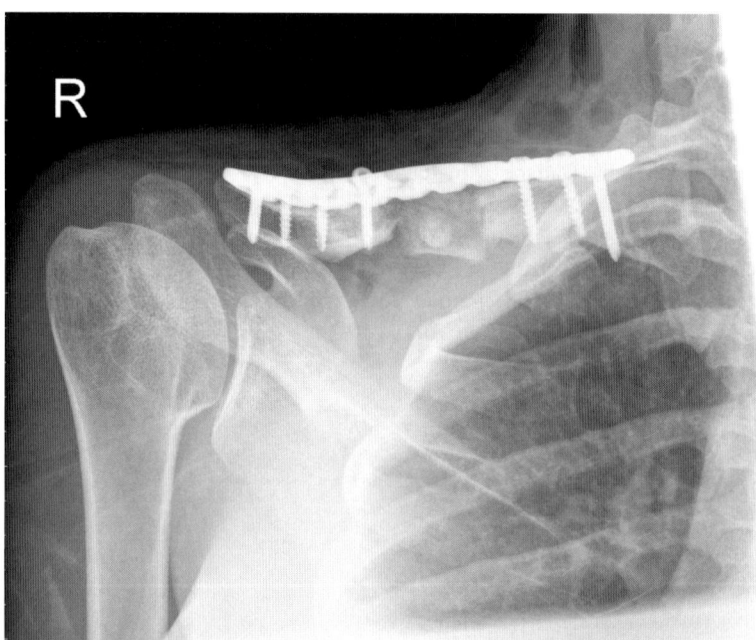

◼ Abb. 24.3

entnommen. Der Beckenspan wird in den Defekt eingepasst. Die korrekte Länge der Clavicula ist wieder hergestellt. Mit einer 10-Loch-LCP-Platte wird die Clavicula stabilisiert, der interponierte Beckenspan gehalten. Zusätzlich wird Spongiosa an den Beckenspan angelagert (◼ Abb. 24.3).

Verlauf

Ein Orthogilet wird für 6 Wochen getragen. Die aktiv-assistierte Schultermobilisation – nicht über die Horizontale hinaus – erfolgt unter physiotherapeutischer Aufsicht. 6 Wochen postoperativ ist die Schulterbeweglichkeit nahezu symmetrisch. Die Röntgenkontrolle dokumentiert einen stabilen Plattensitz mit reparativen Vorgängen im Bereich des interponierten Beckenspans (◼ Abb. 24.4). Die Physiotherapie wird ohne Bewegungseinschränkungen weitergeführt, auf Belastung wird vorerst noch verzichtet. 3 Monate nach Intervention ist die Patientin beschwerdefrei. Die Schulterbeweglichkeit ist symmetrisch. Radiologisch besteht ein weit fortgeschrittener Durchbau der

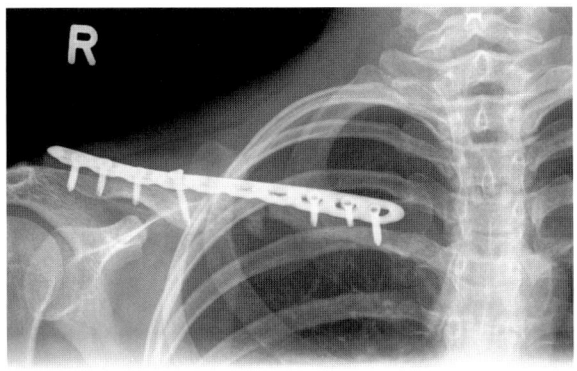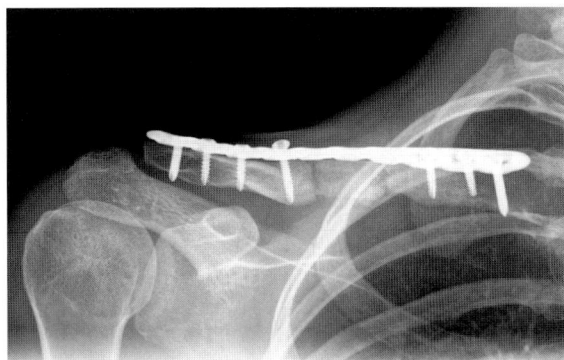

�’ Abb. 24.4

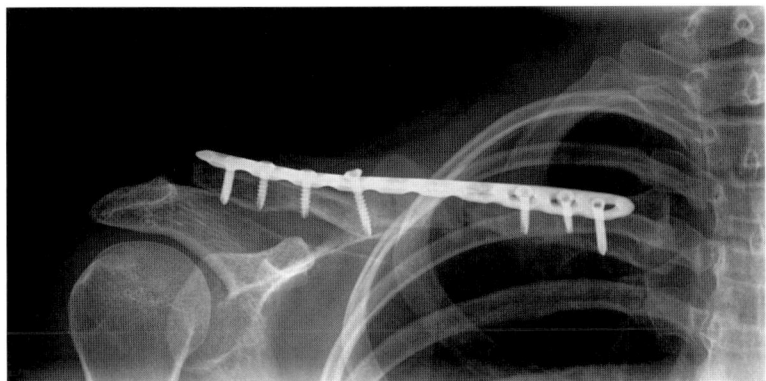

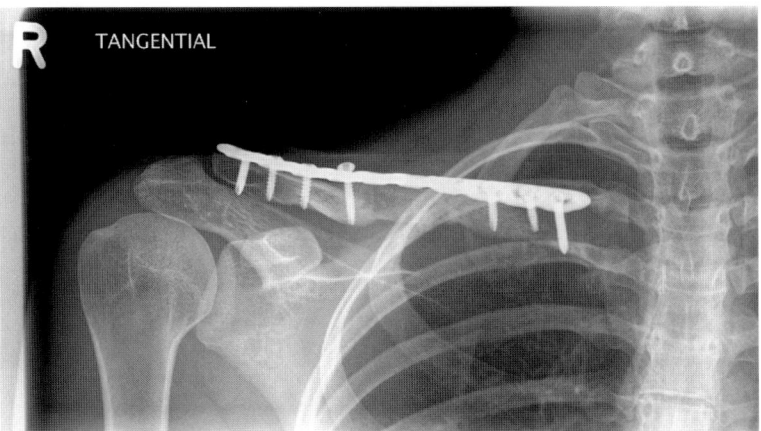

�’ Abb. 24.5

Pseudarthrose mit weitgehend integriertem Beckenspan (�’ Abb. 24.5). Die Schulter wird nun auch für Belastungen freigegeben. 5 Monate postoperativ besteht bei radiologisch abgeschlossenem Durchbau ein ideales funktionelles Resultat (�’ Abb. 24.6). Auf Wunsch der Patientin wird bei funktionell und radiologisch korrektem Resultat gut 3 Jahre nach dem Unfall die Metallentfernung durchgeführt (�’ Abb. 24.7).

Diskussion

Die Claviculafraktur im mittleren Drittel wird mit gutem Resultat nach wie vor meist konservativ therapiert. Bei starker Fragmentdislokation mit entsprechender Verkürzung wie im vorliegenden Fall ist die operative Therapie zumindest zu diskutieren. Auch bei korrekter konservativer Behandlung ist in diesen Fällen die Gefahr der verzögerten Konsolidierung mit Entwicklung einer Pseudarthrose hoch.

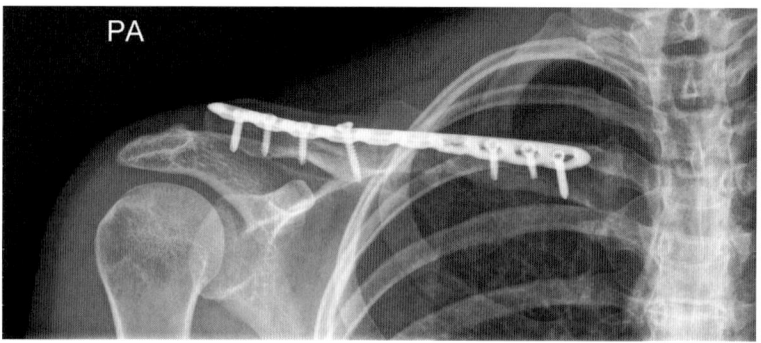
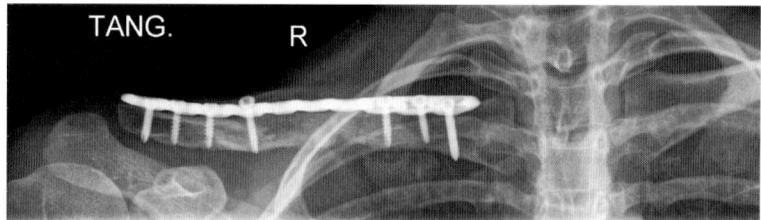

◘ Abb. 24.6

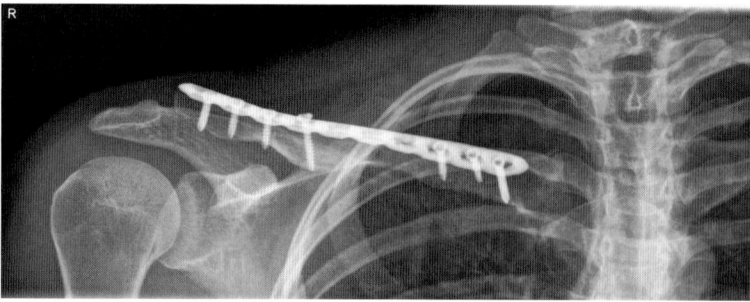
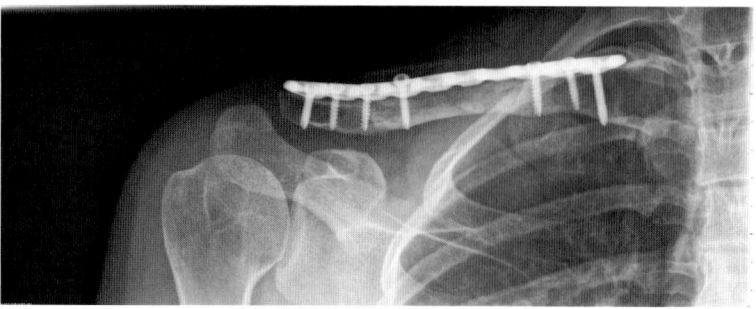

◘ Abb. 24.7

25 Symptomatische Claviculapseudarthrose

R.P. Meyer, H.K. Schwyzer, F. Moro

Klinischer Fall

Eine 51-jährige Frau stürzt im Juli 2007 mit ihrem Motorrad und zieht sich dabei eine Claviculafraktur im mittleren Drittel rechts zu. Im erstkonsultierten Krankenhaus wird eine konservative Therapie vorgeschlagen. Die Patientin trägt für 6 Wochen konsequent einen Rucksackverband. In der Folge verbleiben Restbeschwerden im alten Frakturbereich. Eine Zweitmeinung wird eingeholt. Der Patientin wird mitgeteilt, dass die Fraktur wohl nicht konsolidieren werde. Die Beschwerden sind progredient. Die Frau ist auch bei ihrer Arbeit am Computer gestört. 6 Monate später findet eine Konsultation bei uns statt. Aktive Flexion/Elevation/Abduktion über 90° lösen im ehemaligen Frakturbereich Schmerzen aus. Radiologisch zeigt sich eine nicht konsolidierte Schrägfraktur der rechten Clavicula im mittleren Drittel mit ossären Reaktionen an den beiden Frakturenden. Es besteht eine Verkürzung von gut 2 cm. Die Frakturenden sind um ein Maß von mehr als der Schaftbreite disloziert (◘ Abb. 25.1). Wir empfehlen die chirurgische Revision der Pseudarthrose.

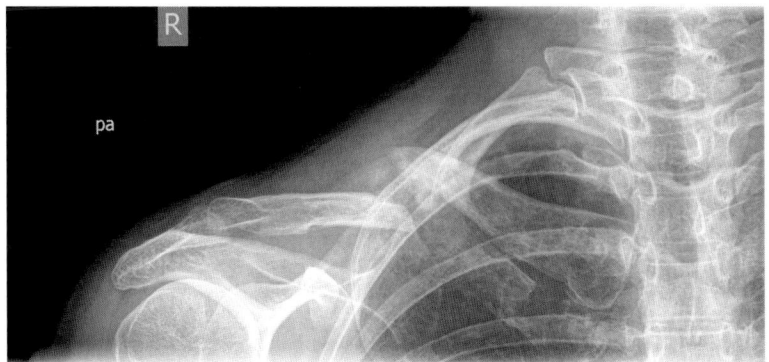

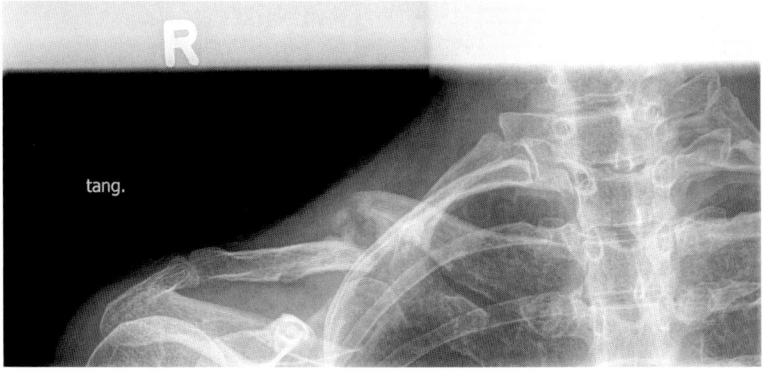

◘ Abb. 25.1

Operative Korrektur

Der Eingriff erfolgt gut 9 Monate nach dem Unfall. Mit kurzer Schräginzision über der Pseudarthrose wird direkt auf diese eingegangen. Das pseudarthrotische Gewebe wird entfernt. Die sklerotischen Pseudarthroseenden werden angefrischt, der Markraum mit Pfriem eröffnet. Bei guter Durchblutung sowohl lateral wie medial und stabilen Pseudarthrosefrakturenden wird die Stabilisierung mit elastischem Titannagel und nicht, wie präoperative geplant, mit LCP-Platte vorgesehen. Der 2,5er-Titannagel wird intrafokal unter BV-Kontrolle retrograd ins laterale Fragment vorgeschoben, danach eine posteriore Hautinzision über dem lateralen Claviculaende gesetzt. Der Nagel wird nun ausgeleitet und danach anterograd wieder vorgeschoben. Das mediale Fragment wird unter Sicht ebenfalls aufgefädelt (◗ Abb. 25.2a). Die Lage des Titannagels ist korrekt (◗ Abb. 25.2b). Die Hauptfragmente stützen sich dorsokaudal ideal gegenseitig ab. Zusätzlich wird zur Verhinderung einer Distraktion ein 6er-Ethibondfaden transossär zwischen medialem und lateralem Frakturende vorgelegt und nach Anlagerung der vom Beckenkamm entnommenen Spongiosa verknotet (◗ Abb. 25.2c). Die postoperative Röntgenkontrolle dokumentiert die regelrechte Nagellage (◗ Abb. 25.3).

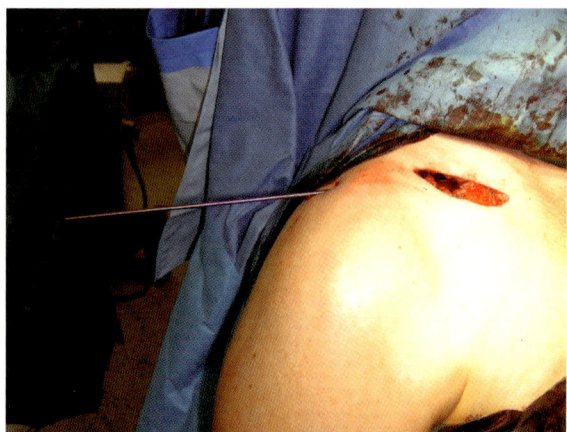

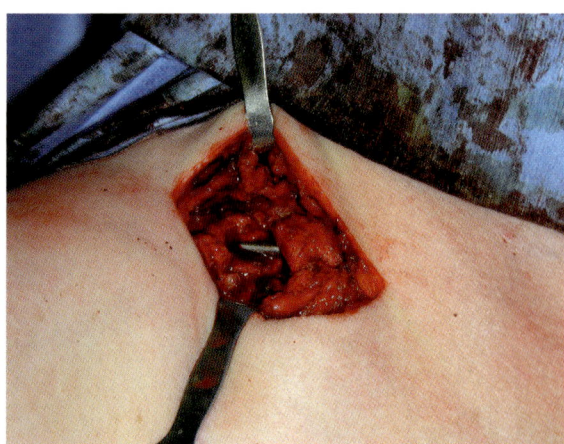
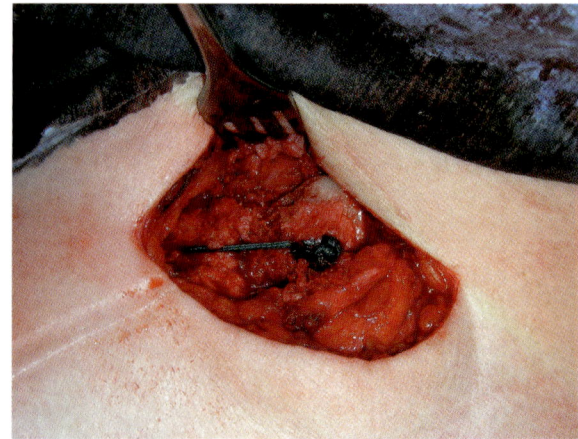

◗ Abb. 25.2

Verlauf

Ein Orthogilet wird für 6 Wochen getragen. Ab 3. Woche sind Pendelübungen gestattet. Ab 5. Woche erfolgt die aktiv-assistive Mobilisation der rechten Schulter bis zur Horizontalen. 6 Wochen postoperativ ist die glenohumerale Beweglichkeit bis zur Horizontalen frei. Radiologisch zeigt sich eine beginnende Callusbildung bei korrekter Nagellage (◨ Abb. 25.4). 3 Monate nach dem Eingriff sind die Schulterschmerzen regredient. Die Schulterbeweglichkeit verbessert sich zunehmend. Die Röntgenbilder dokumentieren den deutlichen Durchbau der Pseudarthrose (◨ Abb. 25.5). Ein halbes Jahr nach der Intervention ist die Patientin beschwerdefrei und sportlich aktiv. Die Schulterbeweglichkeit ist symmetrisch. Radiologisch ist die Pseudarthrose durchgebaut bei in situ liegendem Titannagel (◨ Abb. 25.6). Gut 7 Monate nach dem Eingriff erfolgt die Entfernung des Nagels bei durchgebauter Pseudarthrose (◨ Abb. 25.7).

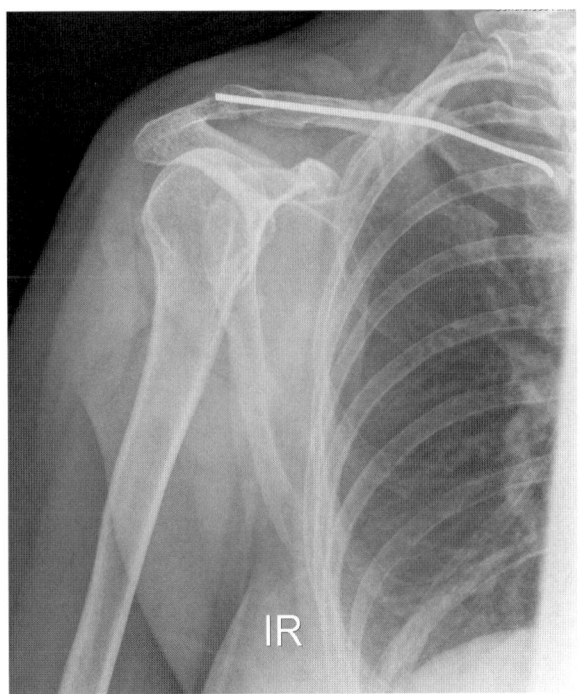

◨ Abb. 25.3

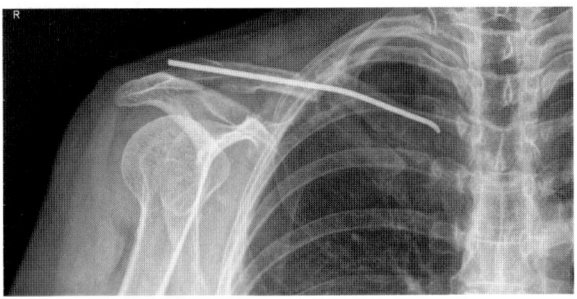 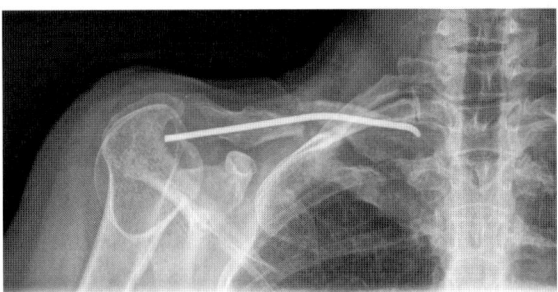

◨ Abb. 25.4

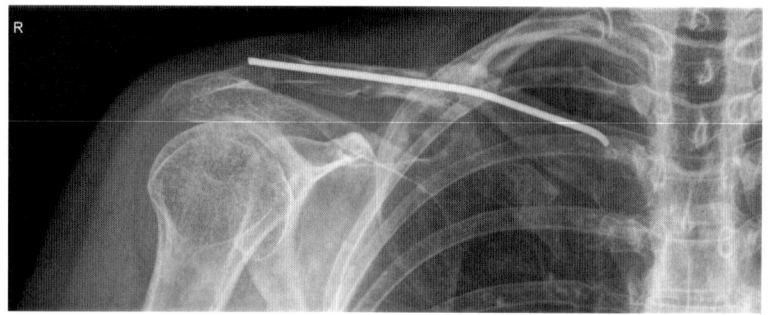

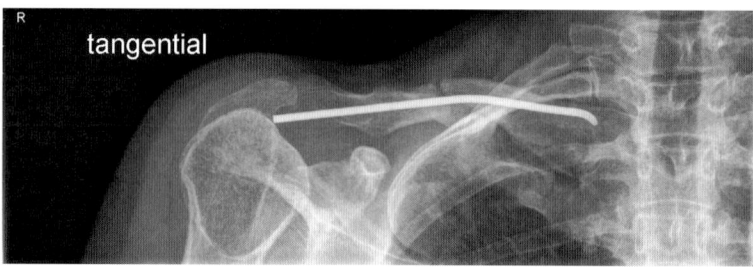

◨ Abb. 25.5

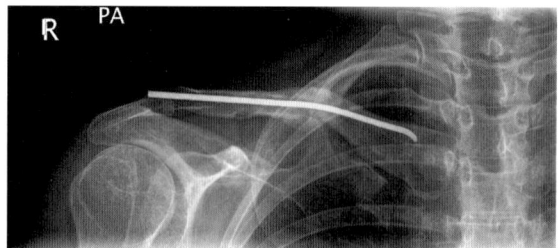
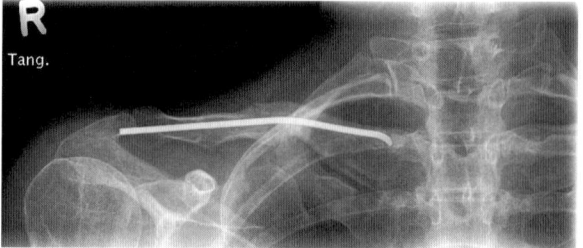

◨ Abb. 25.6

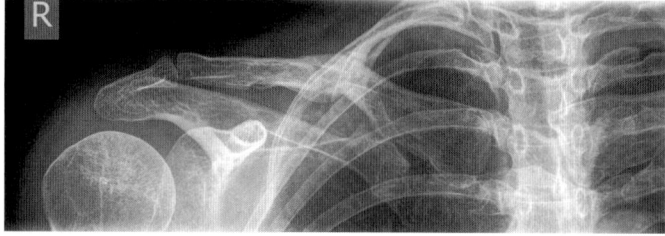
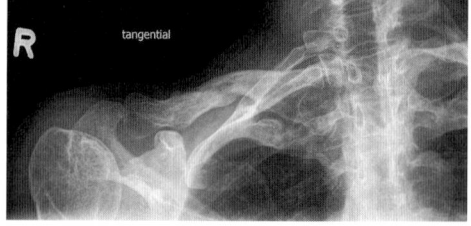

◨ Abb. 25.7

Diskussion

Die Ausheilung dieser Pseudarthrose wird hier durch ein ungewöhnliches Osteosyntheseverfahren erreicht. Mit dem elastischen Titannagel erfolgt lediglich eine intramedulläre Schienung ohne eigentliche Dreipunktabstützung. Ein Mini-open-Zugang, maximale Schonung der Durchblutung im Pseudarthrosebereich, intrafokales Einschieben des Nagels, Anlagerung von autologer Spongiosa sowie Stabilisierung mit zusätzlicher Osteosuture sind die zum raschen Durchbau der Pseudarthrose führenden Faktoren.

26   Symptomatische hypertrophe Claviculapseudarthrose nach konservativer Therapie

R.P. Meyer, F. Moro

Klinischer Fall

Bei einem Verkehrsunfall erleidet eine Patientin im April 2006 ein Polytrauma. Dabei zieht sie sich unter anderem eine Claviculafraktur im mittleren Drittel links zu. In Anbetracht der multiplen schweren Verletzungen wird die Claviculafraktur konservativ behandelt. Nach weitgehender Abheilung der verschiedenen Läsionen verbleiben Beschwerden im linken Claviculabereich. Die klinische und radiologische Abklärung zeigen eine Pseudarthrose der Clavicula im mittleren Drittel (■ Abb. 26.1). Die Patientin wünscht eine Zweitmeinung durch uns. Wir empfehlen knapp 16 Monate nach dem Unfall die chirurgische Sanierung dieser Pseudarthrose. Die Patientin kann sich nach multiplen Operationen im Rahmen des Polytraumas verständlicherweise nicht zu einer weiteren Operation ent-

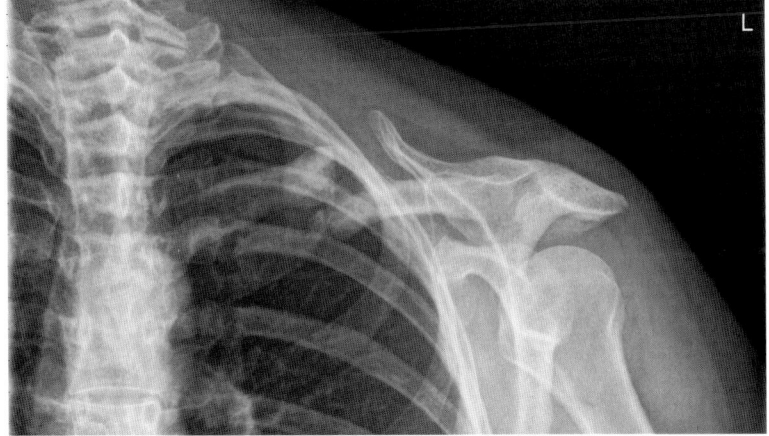

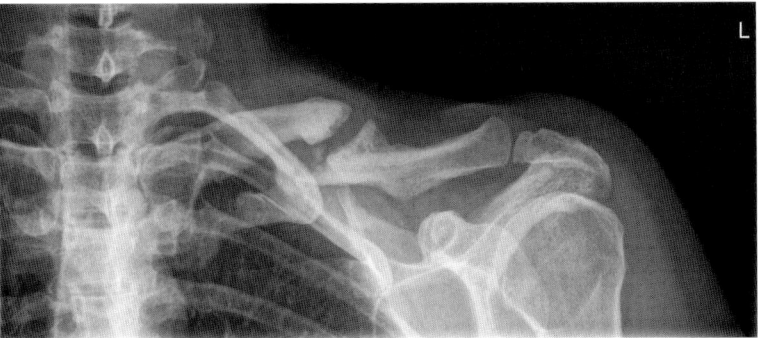

■ Abb. 26.1

schließen. Wegen persistierender Beschwerden im Pseudarthrosebereich meldet sich die Patientin zehn Monate später erneut bei uns. Wir empfehlen wiederum die operative Therapie (◻ Abb. 26.2). Unter anderem aus beruflich-sozialen Gründen schiebt die Patientin den Eingriff auf. Ein knappes Vierteljahr später erscheint die Patientin mit Schmerzen im Pseudarthrosebereich (◻ Abb. 26.3) und wünscht den Eingriff nun innerhalb der nächsten 3 Monate.

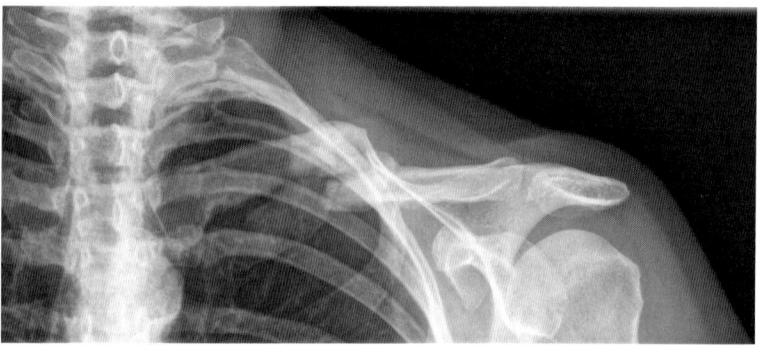

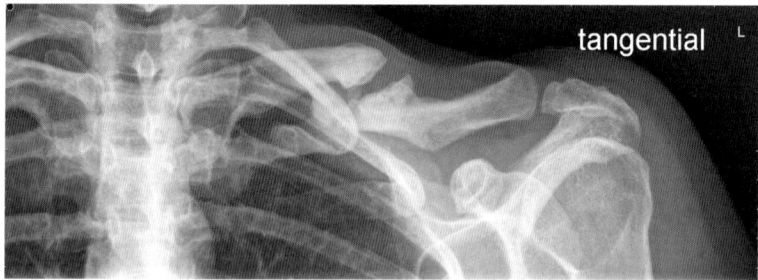

◻ Abb. 26.2

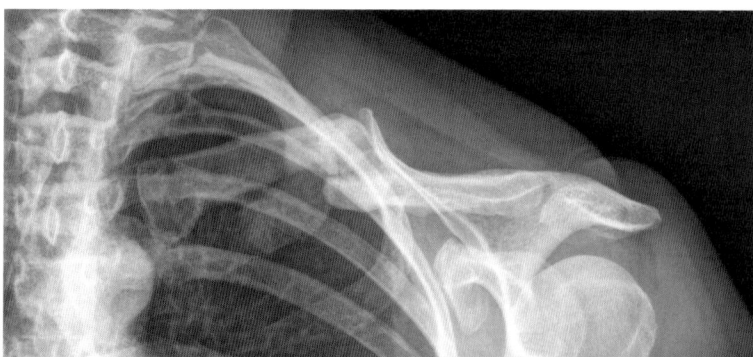

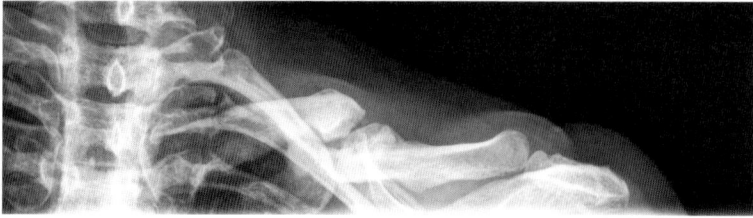

◻ Abb. 26.3

Operative Korrektur

Gut 3 ½ Jahre nach dem Unfall erfolgt die chirurgische Sanierung der symptomatischen hypertrophen Claviculapseudarthrose links. Die Pseudarthrose wird reseziert, die Claviculaenden mit dem Bohrer angefrischt. Es resultiert eine Verkürzung von ca. 1,5 cm. Ein dem linken Beckenkamm entnommener, 1,5 cm langer trikortikaler Span wird in den Defekt eingepasst, eine 10-Loch-LCP-Platte montiert. Der Beckenspan wird zusätzlich mit 3 Fiber-Wire-Fäden im Sinne einer Osteosuture stabilisiert, an die Andockstellen etwas reine Spongiosa angelagert. Die ursprüngliche Länge der Clavicula ist wiederhergestellt (◘ Abb. 26.4).

Verlauf

Die aktiv-assistierte Remobilisation der linken Schulter wird in den ersten 6 Wochen postoperativ mit Einschränkung der Elevation/Abduktion bis zur Horizontalen durchgeführt. Ein Orthogilet wird für 3 Wochen getragen. 6 Wochen nach dem Eingriff erreicht die Patientin an ihrer linken Schulter eine Abduktion/Elevation von je 130° und ist beschwerdearm. Radiologisch ist das Osteosynthesematerial stabil. Es zeichnen sich beginnende reparative Vorgänge im Beckenspanbereich ab (◘ Abb. 26.5). 3 Monate postoperativ besteht klinisch und radiologisch ein zeitgerechter Heilungsverlauf mit funktionell gutem Resultat. Die Schulterbeweglichkeit ist symmetrisch, die Patientin praktisch beschwerdefrei. Radiologisch beginnt sich der Knochenspan zu integrieren (◘ Abb. 26.6). 6 Monate nach dem Eingriff zeigt sich ein funktio-

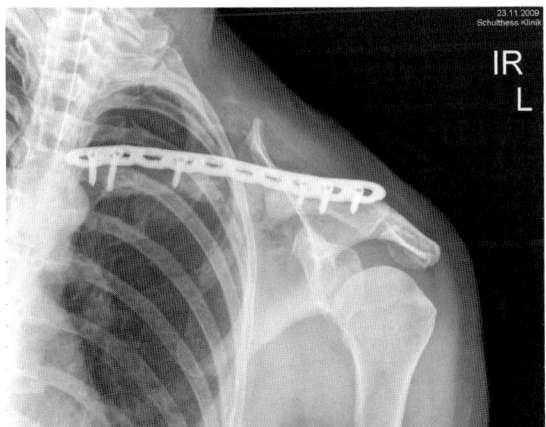
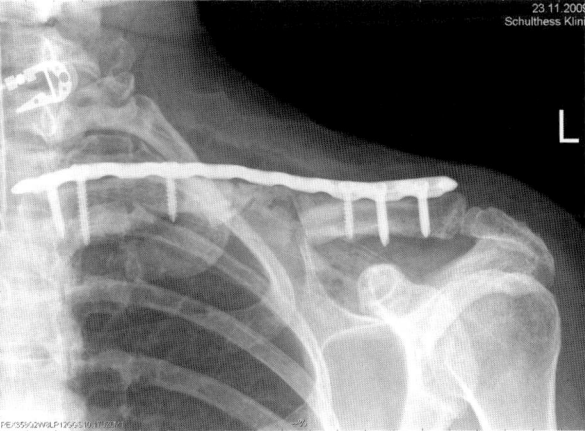

◘ Abb. 26.4

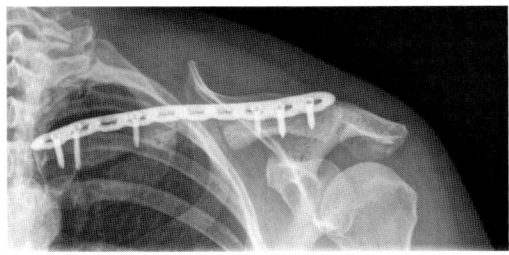
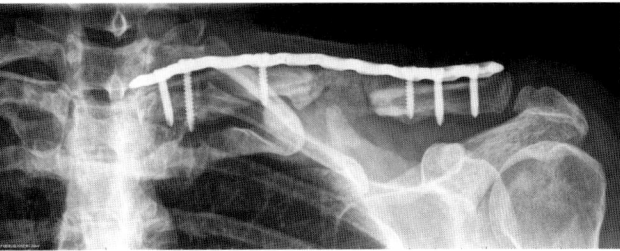

◘ Abb. 26.5

nell ideales Resultat mit seitengleicher, schmerzfreier Schulterbeweglichkeit. Radiologisch ist der Beckenspan inkorporiert, die Pseudarthrose ausgeheilt (◧ Abb. 26.7). Die Metallentfernung ist bei dieser schlanken Patientin frühestens 18 Monate nach der Intervention geplant.

Diskussion

Bei dieser polyblessierten Patientin war die konservative Therapie der wenig dislozierten, mäßig verkürzten Claviculafraktur im mittleren Drittel sicher sinnvoll. Die konservative Behandlung wurde durch verschiedene Operationen und Reoperationen bestimmt nicht erleichtert. Die Patientin konnte sich aus diversen Gründen über 2 ½ Jahre nicht zur Sanierung der Pseudarthrose entschließen. Trotzdem lässt sich bei guter Planung und technisch korrekter Durchführung ein ideales Endresultat erzielen.

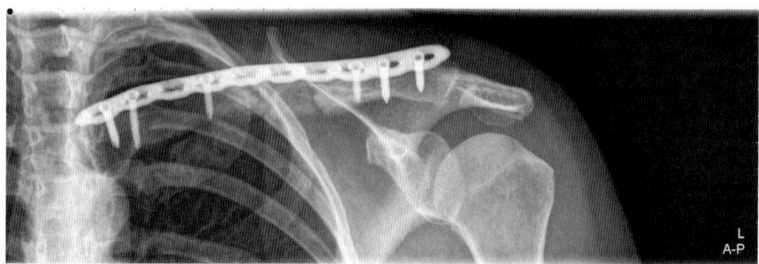

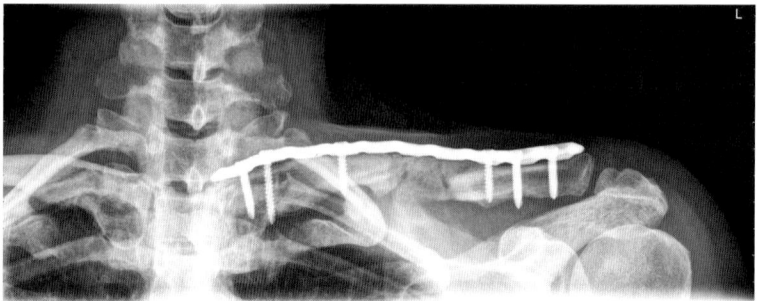

◧ Abb. 26.6

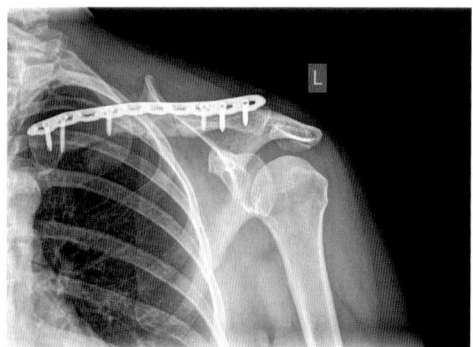
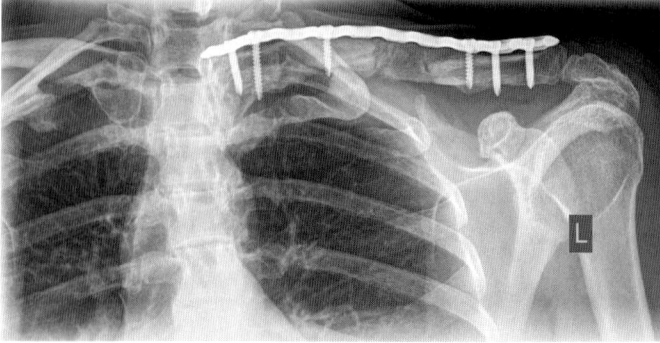

◧ Abb. 26.7

27   Non-union einer traumatischen lateralen Claviculafraktur bei Status nach AC-Gelenkstabilisierung

R.P. Meyer, H.K. Schwyzer, F. Moro

Klinischer Fall

Ein 42-jähriger Mann stürzt im Februar 2004 beim Skilaufen auf seine rechte Schulter und zieht sich dabei eine Acromioclavicularluxation (AC-Luxation) Typ Tossy III rechts zu. Eine operative Therapie wird dem Patienten im erstkonsultierten Krankenhaus empfohlen. Der Mann wünscht eine Zweitmeinung durch uns. Auch wir befürworten die blutige Reposition, der Patient jedoch kann sich nicht zum Eingriff entschließen. Wir verweisen auf die Möglichkeit einer sekundären Korrektur. Wegen persistierender Beschwerden im rechten AC-Gelenk insbesondere bei Überkopfaktivitäten meldet sich der Patient 3 ½ Monate später erneut bei uns und wünscht nun die operative Revision des AC-Gelenkes.

Erste operative Korrektur

Der Eingriff erfolgt knapp 4 Monate nach dem Sturz. Es wird die laterale Claviculastabilisierung nach Weaver und Dunn mit coracoclaviculärer Bandplastik – Semitendinosussehnen-Allograft verstärkt mit Mersileneband – durchgeführt. Die laterale Clavicula wird um 5 mm reseziert. Der Sehnenallograft wird durch 2 2-mm-Bohrlöcher durch die laterale Clavicula eingebracht. Das vom Acromion mit kleiner Knochenschuppe abgelöste coracoacromiale Ligament wird an die laterale Clavicula gespannt und fixiert. Das am Coracoidfuß vorgelegte Mersileneband wird schlingenartig um die Clavicula gelegt. Die laterale Clavicula steht nun stabil und korrekt korrespondierend zum acromialen Gelenkanteil (◘ Abb. 27.1).

Verlauf

Ein Orthogilet wird für 6 Wochen getragen, eine Physiotherapie mit nicht belasteter glenohumeraler Mobilisation bis zur Horizontalen durchgeführt. 4 Wochen nach dem Eingriff zeigt sich eine Abduktion bis 70°. Die laterale Clavicula ist symmetrisch zur Gegenseite positioniert. Die Röntgenaufnahme bestätigt die korrekte Stellung des AC-Gelenkes (◘ Abb. 27.2). 3 Monate nach der Intervention beträgt die Abduktion beidseits 160°, der Nackengriff ist beidseitig sicher durchführbar, der Schürzengriff rechts ist jedoch etwas eingeschränkt. 6 Monate postoperativ liegt subjektiv und objektiv eine ideale Situation vor. Die Schultergelenkbeweglichkeit ist symmetrisch, die Kraft für Abduktion mit 15 kg seitengleich. Der Patient ist wieder voll sportfähig. Weitere Kontrollen haben wir nicht mehr vorgesehen.

Knapp 1 Jahr nach dem operativen Eingriff stürzt der Patient aus einer Hängematte auf die rechte Schulter. Bei starken Schmerzen zeigt die Röntgenabklärung eine laterale Claviculafraktur rechts auf Höhe der ehemaligen Bohrkanäle. Wegen fehlender relevanter Dislokation schlagen wir

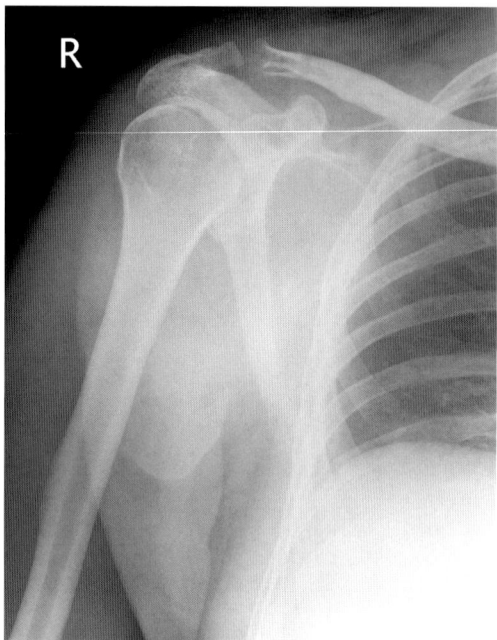

❏ Abb. 27.1

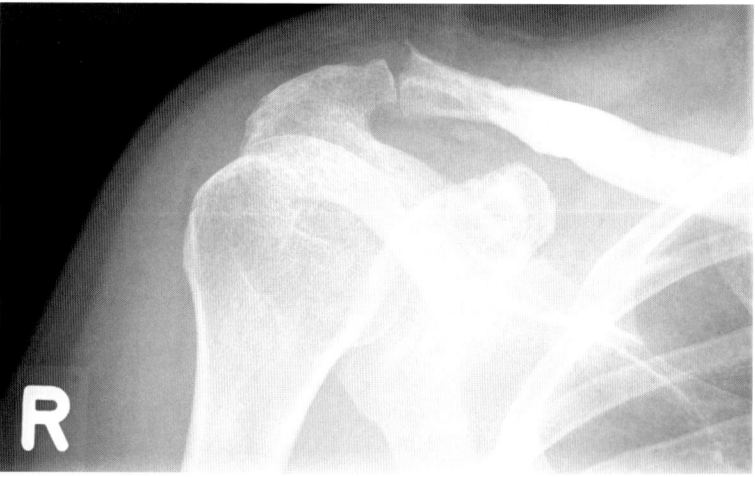

❏ Abb. 27.2

vorerst eine konservative Therapie vor (❏ Abb. 27.3). Die klinische Kontrolle 3 Monate nach dem Unfall ergibt weitgehende Schmerzfreiheit bei symmetrischer Schulterbeweglichkeit. Auf den Röntgenbildern zeigen sich tolerierbare Stellungsverhältnisse bei sich abzeichnenden reparativen Vorgängen (❏ Abb. 27.4). Bei der Untersuchung 5 Monate nach lateraler Claviculafraktur rechts klagt der Patient über Schmerzen und subjektive Instabilität im Frakturbereich. Radiologisch findet sich bei unveränderten Stellungsverhältnissen ein fehlender Durchbau der Fraktur (❏ Abb. 27.5). Die Indikation zur Plattenosteosynthese mit Spongiosaplastik wird gestellt.

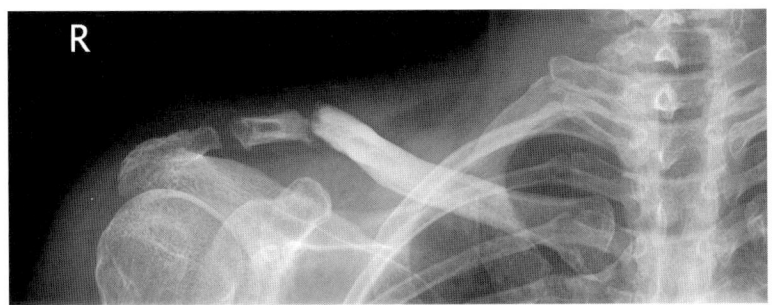

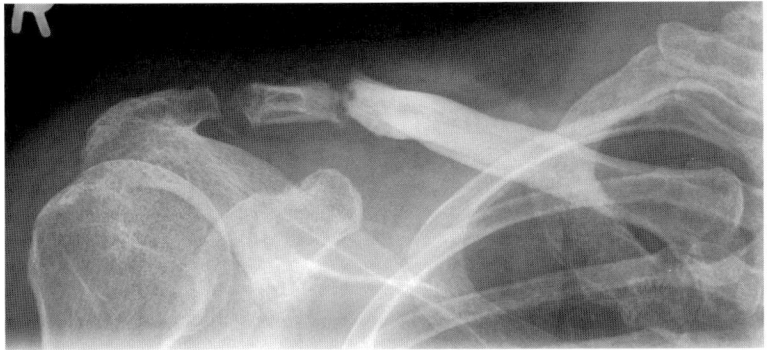

◘ Abb. 27.3

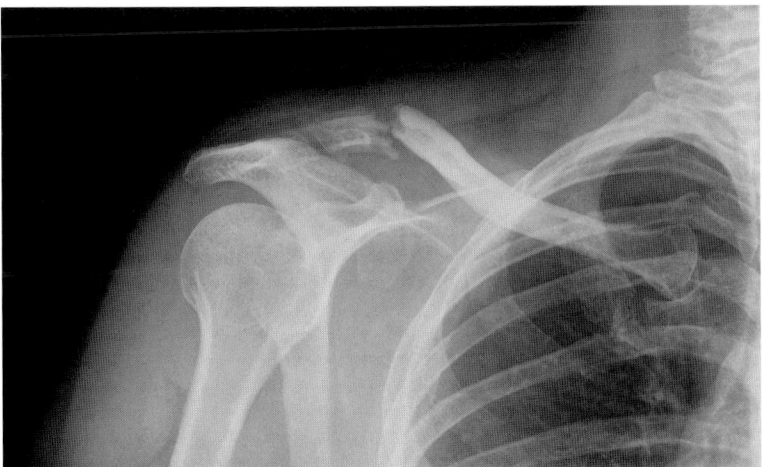

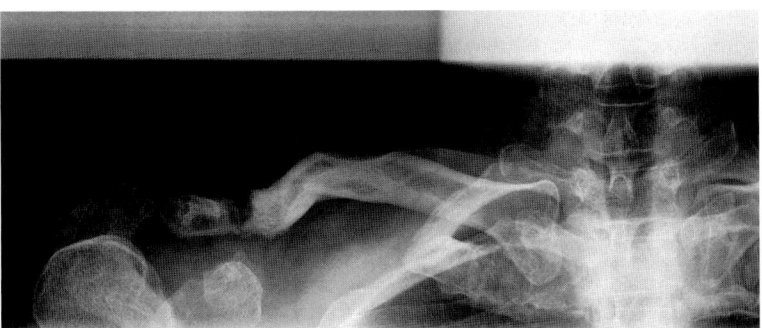

◘ Abb. 27.4

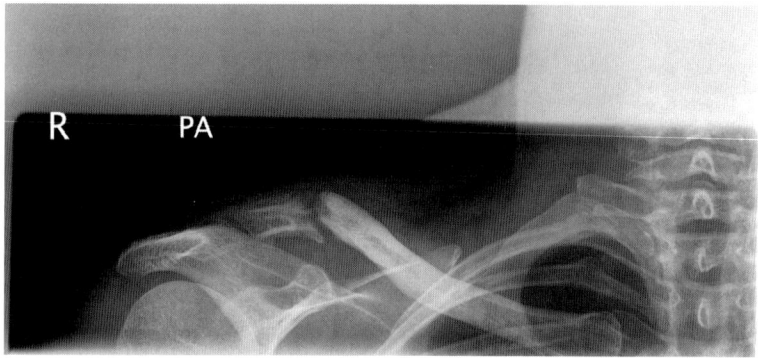

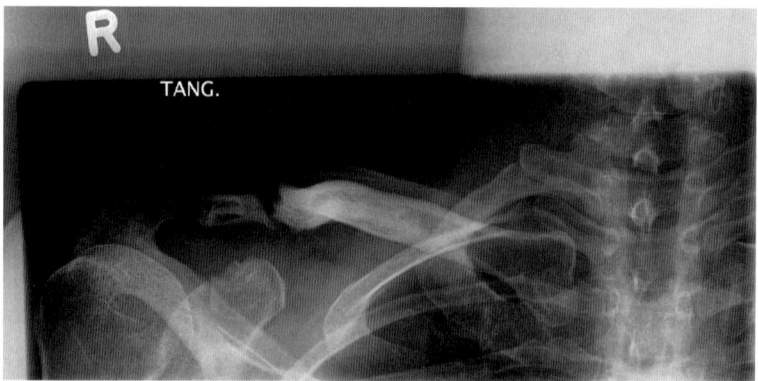

◘ Abb. 27.5

Zweite operative Korrektur

Kurz darauf erfolgt die Revision der »non-union« an der rechten Clavicula durch Anfrischen derselben, Osteosynthese mit winkelstabiler 3,5er-LCP-T-Platte, 5-Loch, und Einbringen von Spongiosa, dem rechten Beckenkamm entnommen.

Verlauf

Eine aktive und passive Mobilisation der rechten Schulter bis zur Horizontalen bei Tragen eines Orthogilets für 6 Wochen wird verordnet. Die erste postoperative Kontrolle 6 Wochen nach dem Eingriff zeigt eine Bewegungsamplitude von Flexion/Elevation 160° bei problemlos durchführbarem Nacken- und Schürzengriff. Die Röntgenkontrolle ergibt einen festen Sitz des Osteosynthesematerials bei beginnender Konsolidierung (◘ Abb. 27.6). Die Physiotherapie wird abgesetzt, der Patient nimmt seine Arbeit als Projektleiter wieder zu 100 % auf. 3 Monate nach dem Eingriff setzt der Patient mit Krafttraining ein. Er ist beschwerdefrei. Radiologisch ist die »non-union« praktisch durchgebaut (◘ Abb. 27.7). Anlässlich der Jahreskontrolle zeigt sich klinisch und radiologisch ein ideales Resultat. Das rechte AC-Gelenk ist korrekt zentriert (◘ Abb. 27.8). Da die lateral-kranial liegende Platte mechanisch stört, erfolgt die Metallentfernung ein Jahr nach der Revision (◘ Abb. 27.9).

Diskussion

Eine laterale Claviculafraktur nach AC-Gelenkstabilisierung ist auch bei relativ geringem Trauma nicht so selten. Durch die transossäre Fixation mit

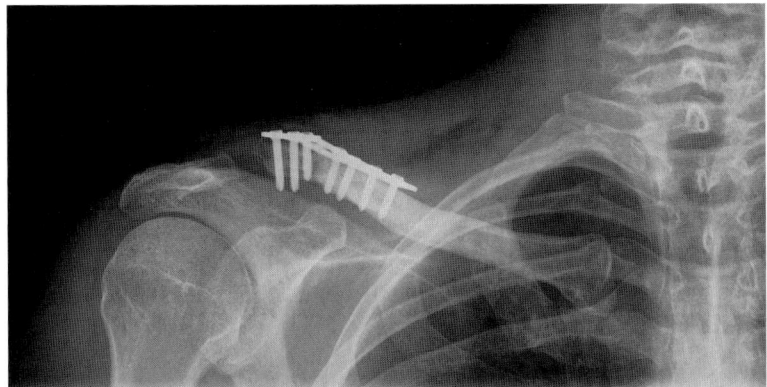

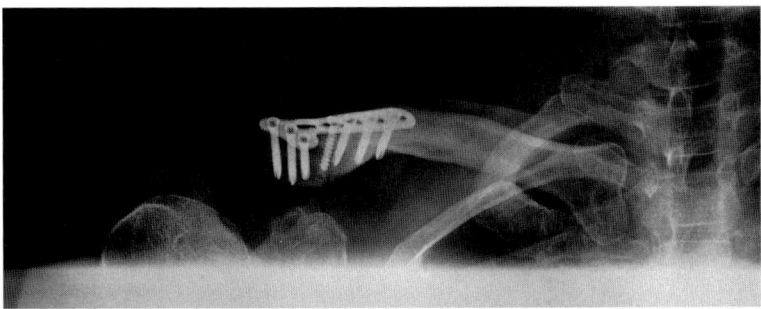

◘ Abb. 27.6

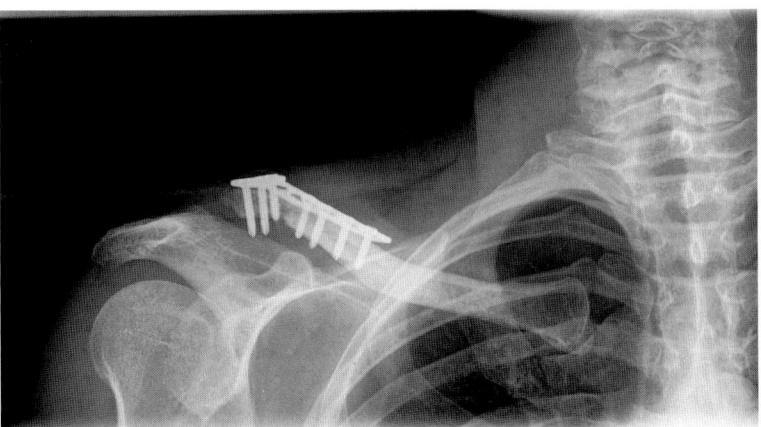

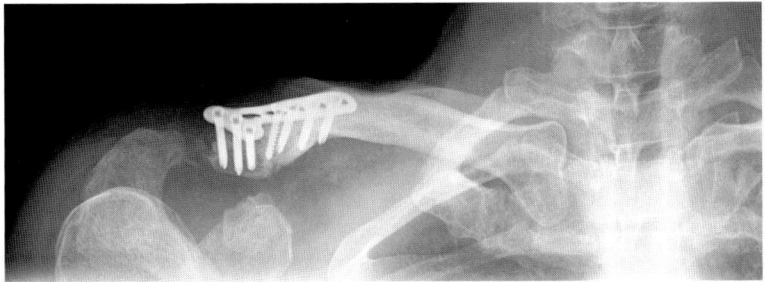

◘ Abb. 27.7

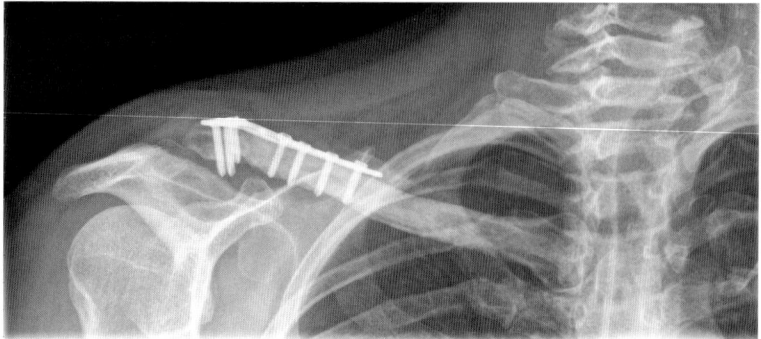

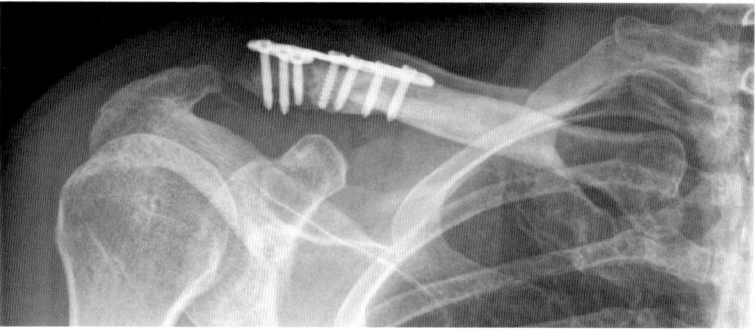

◘ Abb. 27.8

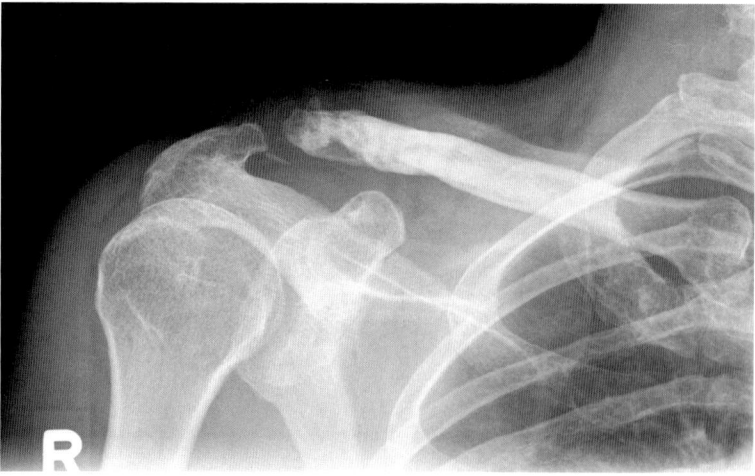

◘ Abb. 27.9

Bohrkanälen von 2 mm Durchmesser liegt mechanisch – ossärer Defekt – und biologisch – Hitzeentwicklung beim Bohren – im lateralen Claviculadrittel eine Schwach- resp. Sollbruchstelle vor. In der Regel scheitert in diesen Fällen die konservative Therapie. Eine möglichst rasch durchgeführte Plattenosteosynthese, bei Bedarf mit Spongiosaanlagerung, ist unseres Erachtens die Therapie der Wahl.

28   Pseudarthrose einer traumatischen lateralen Claviculafraktur bei Status nach acromioclaviculärer Stabilisierung

R.P. Meyer, F. Moro, M. Flury

Klinischer Fall

Im Juni 2002 stürzt ein 23-jähriger Linkshänder auf seine linke Schulter. Neben einer Commotio cerebri und HWS-Distorsion zieht sich der Patient dabei eine AC-Gelenkluxation Tossy III links zu. Diese wird konservativ behandelt. Wegen persistierender Beschwerden und Teilarbeitsfähigkeit als Landschaftsgärtner meldet sich der Patient 7 Monate später in unserer Klinik. Es liegt vor allem eine dorsale Subluxation der lateralen Clavicula mit konsekutiven Trapeziusschmerzen vor. Eine Cortisoninfiltration ins AC-Gelenk bringt nur eine kurzfristige Schmerzreduktion. Anlässlich der Kontrolluntersuchung nach etwa 7 Wochen wird dem Patienten die AC-Gelenkrevision mit Stabilisierung der lateralen Clavicula vorgeschlagen (◘ Abb. 28.1). Der Patient wünscht den Eingriff für den kommenden Herbst.

Erste operative Korrektur

6 Monate später wird die Stabilisation der lateralen Clavicula, modifiziert nach Weaver Dunn, mit Bandrekonstruktion mittels Semitendinosus-Allograft links durchgeführt. Die laterale Clavicula wird um knapp 1 cm reseziert. Es werden ein 3,5-mm-Bohrkanal horizontal und 2 2,0-mm-Bohrkanäle vertikal an der Clavicula auf Höhe der Coracoidbasis gesetzt,

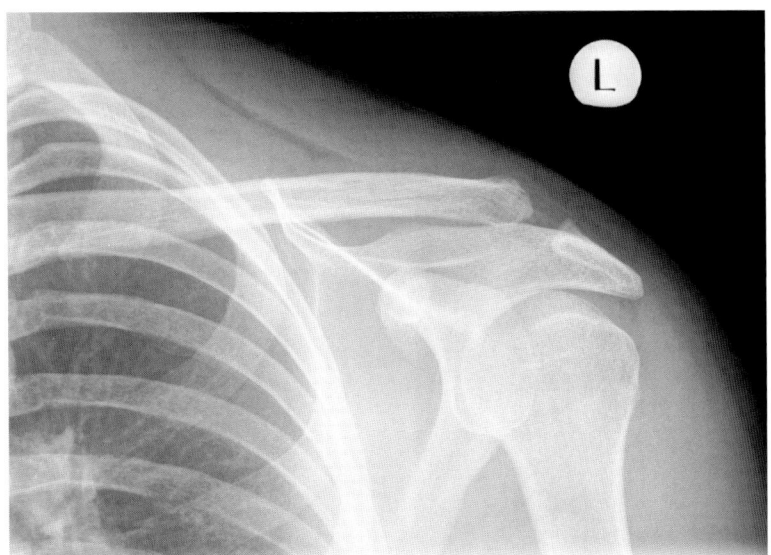

◘ Abb. 28.1

der Semitendinosus-Allograft sowie ein Mersilen-Band – am Coracoidfuss vorgelegt – in die Bohrlöcher eingebracht und bei korrekter Position der lateralen Clavicula fixiert. Als zusätzliche Sicherung wird das mit Knochenschuppe an der Clavicula abgelöste coracoacromiale Band lateral an der Clavicula verankert. Die Röntgenkontrolle zeigt eine korrekte Position der lateralen Clavicula (■ Abb. 28.2).

Verlauf

Für 6 Wochen wird ein Orthogilet getragen bei Remobilisation der linken Schulter mit Abduktion nicht über die Horizontale. 6 Wochen nach dem Eingriff ist eine schmerzfreie Abduktion aktiv bis gut 60°, passiv bis 80° möglich. Radiologisch zeigt sich eine korrekte Position der lateralen Clavicula (■ Abb. 28.3). 3 Monate postoperativ ist der Patient weitgehend schmerzfrei bei einer Bewegungsamplitude von Abduktion 140°, AR/IR abduziert

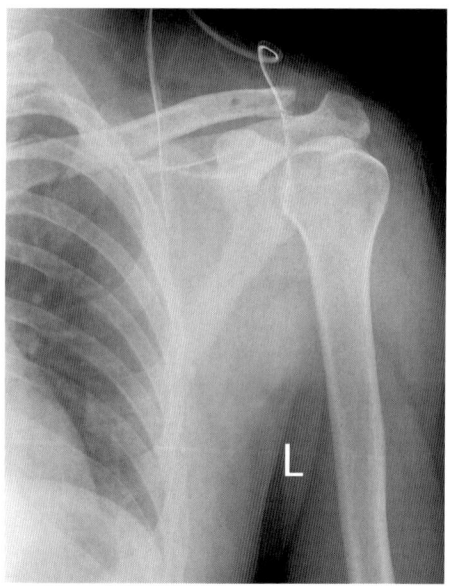

■ Abb. 28.2

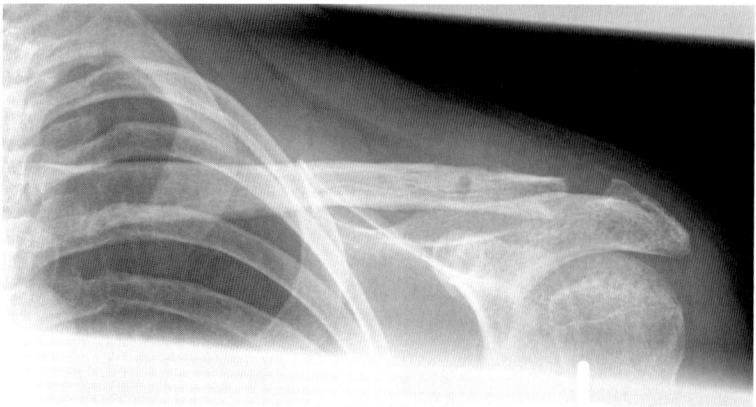

■ Abb. 28.3

70/0/40°. Die Röntgenkontrolle dokumentiert eine ideale laterale Clavicu-
laposition (◘ Abb. 28.4). Ein Krafttraining wird eingeleitet. Anlässlich der
4-Monats-Kontrolle wird bei praktisch symmetrischer Schulterbeweglichkeit
und Schmerzfreiheit die Behandlung abgeschlossen.

1 ¼ Jahr nach der OP wird der Patient von einem Snowboardfahrer
gerammt. Er zieht sich dabei eine laterale Claviculafraktur links, genau auf
Höhe des alten Bohrkanals für den Durchzug des Sehnentransplantates zu
(◘ Abb. 28.5). Eine konservative Therapie wird vorgeschlagen. Die regelmä-
ßigen klinischen und radiologischen Kontrollen zeigen eine verzögerte Konsolidierung. Unter Belastung entwickelt sich eine weitgehend schmerzfreie
Pseudarthrose (◘ Abb. 28.6). Der Patient arbeitet voll und ist durch die nicht
konsolidierte laterale Claviculafraktur kaum behindert, sodass mit einer Revision gewartet wird.

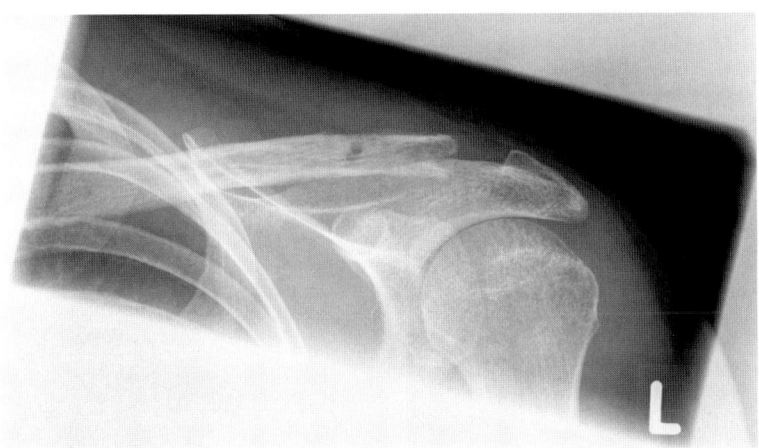

◘ Abb. 28.4

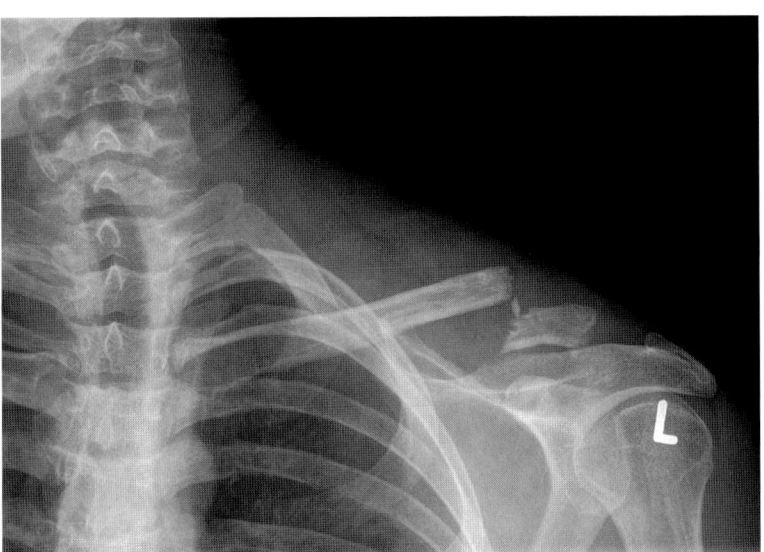

◘ Abb. 28.5

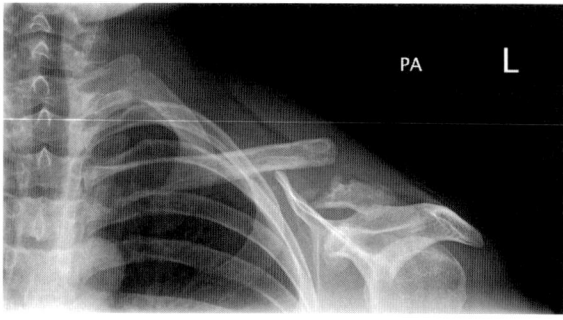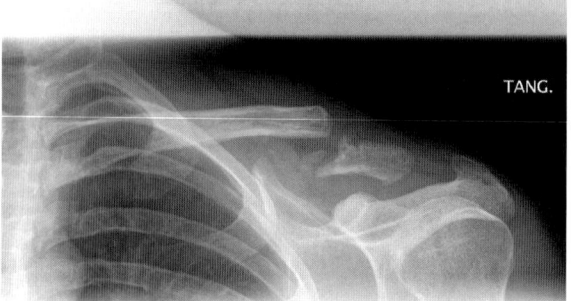

◘ Abb. 28.6

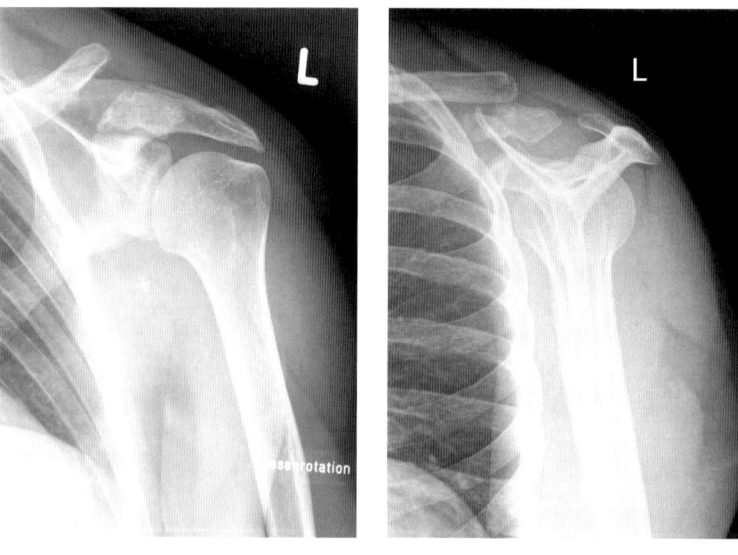

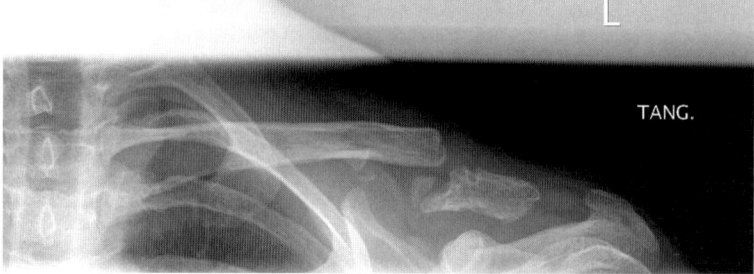

◘ Abb. 28.7

Gut 2 Jahre später stürzt der Patient bei der Arbeit auf seine linke Schulter und retraumatisiert sich die laterale Claviculapseudarthrose (◘ Abb. 28.7). Die Revision der nun schmerzhaften Pseudarthrose wird vorgeschlagen.

Zweite operative Korrektur

6 Wochen danach wird die Revision der Pseudarthrose an der lateralen Clavicula links vorgenommen. Nach Anfrischen der Pseudarthrose wird eine allogene Spongiosaplastik mit trikortikalem Beckenspaninterponat (Tu-

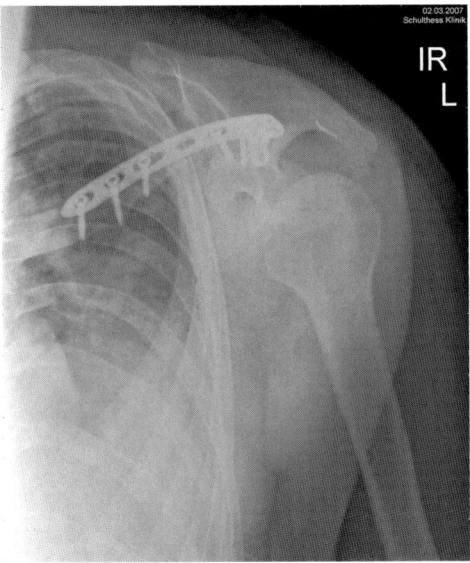

◘ Abb. 28.8

toplast) und Plattenosteosynthese mit winkelstabiler LCP-Humerusplatte durchgeführt. Es resultiert eine korrekte Fragmentstellung bei stabiler Situation (◘ Abb. 28.8).

Verlauf

In den ersten 6 Wochen wird die aktiv-assistive Mobilisation der linken Schulter bei Einschränkung der Abduktion auf 60° verordnet. Der Patient trägt in dieser Zeit ein Orthogilet. Bei der Kontrolle 6 Wochen nach dem Eingriff besteht bereits eine Abduktion bis über die Horizontale bei freier Außen-/Innenrotation. Radiologisch zeichnen sich beginnende reparative Vorgänge ab bei korrekter Stellung und stabilem Osteosynthesematerial (◘ Abb. 28.9). 3 Monate postoperativ liegt eine schmerzfreie symmetrische Schultergelenkbeweglichkeit vor, ein halbes Jahr nach Intervention zeichnet sich bei blander Klinik auch radiologisch ein zunehmender Durchbau ab. 14 Monate nach Pseudarthrosesanierung an der lateralen Clavicula ist der Patient beschwerdefrei, weist eine symmetrische Schultergelenkbeweglichkeit auf und ist voll arbeitsfähig. Radiologisch ist die Pseudarthrose durchgebaut (◘ Abb. 28.10). Die Metallentfernung wird zur Diskussion gestellt, vom Patienten vorerst jedoch abgelehnt.

Diskussion

Eine laterale Claviculafraktur nach einer das AC-Gelenk stabilisierenden Operation auf derselben Seite führt mit hoher Wahrscheinlichkeit aus mechanischen und biologischen Gründen zu einer verzögerten Konsolidierung, meist jedoch zur Pseudarthrose. Eine rasche osteosynthetische Versorgung der Claviculafraktur ist sicher die Therapie der Wahl und verhindert langwierige persönliche und soziale Probleme.

Bei der heute arthroskopisch möglichen und operationstechnisch zunehmend verfeinerten Stabilisierung einer frischen AC-Gelenksluxation kann allenfalls auch die Indikationsstellung zu diesem Eingriff großzügiger gestellt werden.

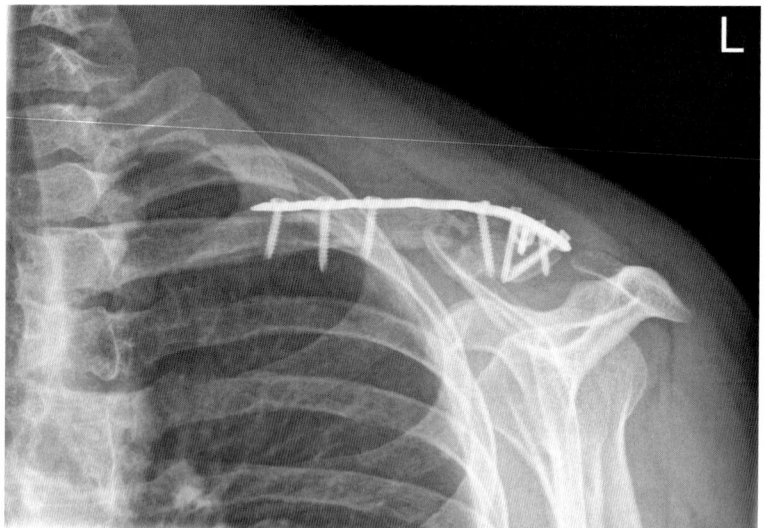

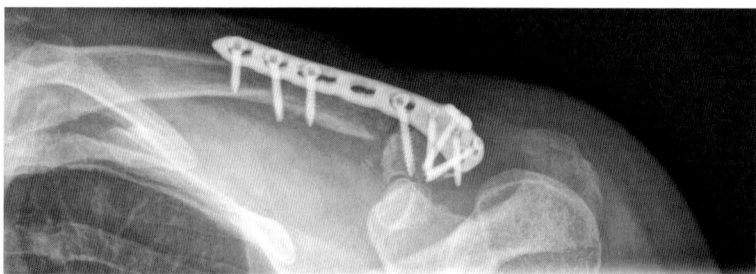

☐ Abb. 28.9

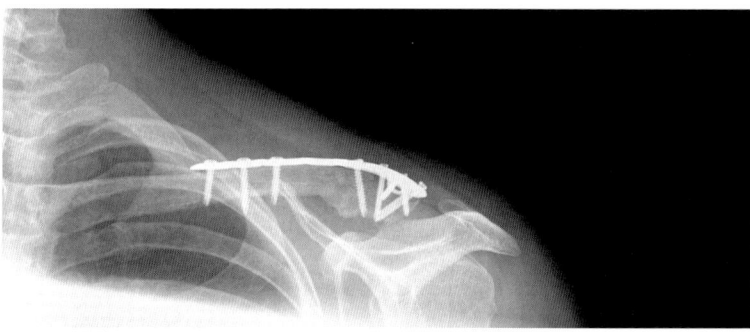

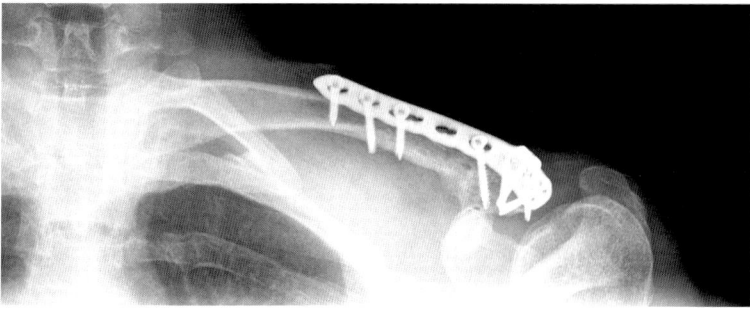

☐ Abb. 28.10

29   Arthroskopische Stabilisierung einer frischen acromioclaviculären Luxation Tossy III

R.P. Meyer, H.K. Schwyzer

Klinischer Fall

Ein 27-jähriger Mann, ein passionierter Snowboardfahrer, stürzt im Januar 2010 beim Snowboarden auf seine rechte Schulter und zieht sich dabei eine Sprengung des AC-Gelenks rechts zu. Die klinische und radiologische Abklärung im nächstgelegenen Krankenhaus ergibt eine AC-Luxation Tossy III ohne ossäre Zusatzverletzungen (☐ Abb. 29.1). Ein Gilchrist-Verband wird angelegt, dem sportlichen Mann die chirurgische Revision empfohlen. Der Patient meldet sich knapp 3 Wochen später zur Einschätzung des weiteren Vorgehens bei uns. Es findet sich die klassische Silhouette am rechten Schultergürtel mit prominentem AC-Gelenk, druckdolent und federnd luxiert. Radiologisch ist die laterale Clavicula um Schaftbreite nach dorsokranial luxiert (☐ Abb. 29.2). Die Indikation zur arthroskopischen Stabilisierung des rechten AC-Gelenks an der dominanten Schulter ist für uns bei diesem jungen Mann gegeben.

Operative Korrektur

Der Eingriff erfolgt 1 Woche danach. Die Untersuchung in Narkose zeigt ein stabiles Glenohumeralgelenk. Die laterale Clavicula, die um Schaftbreite

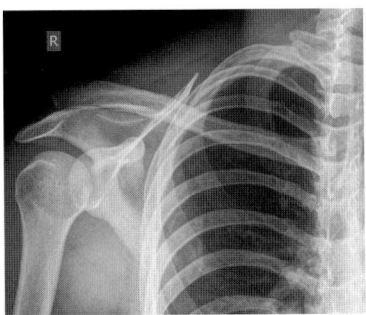
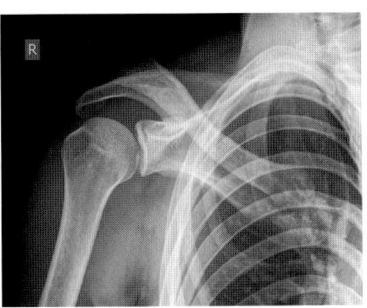
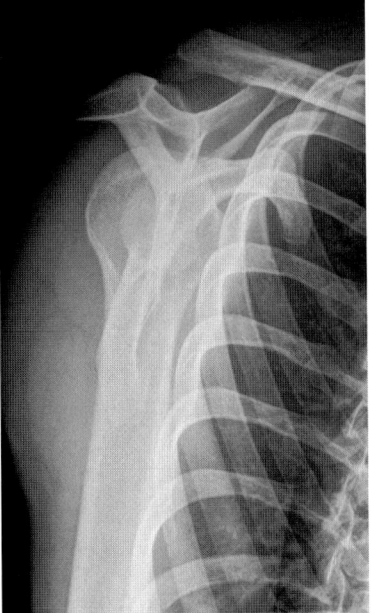

☐ Abb. 29.1

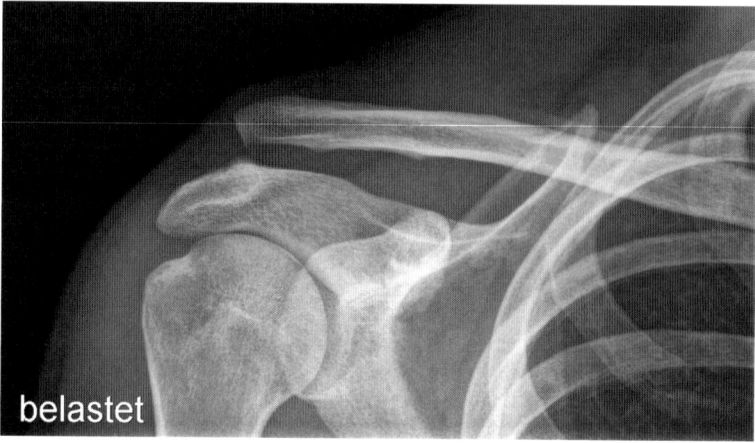

◨ Abb. 29.2

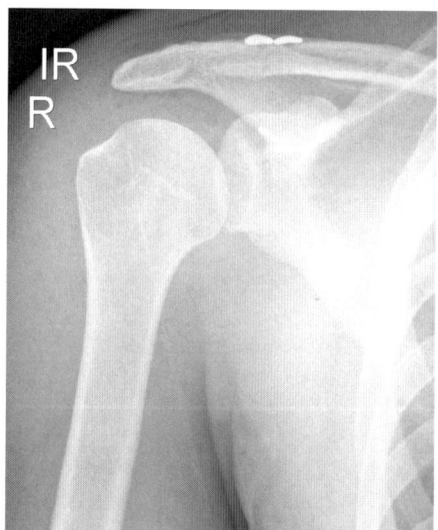

◨ Abb. 29.3

dorsokranialisiert steht, kann auch in Narkose nicht reponiert werden. Die Arthroskopie zeigt glenohumeral unauffällige Verhältnisse. Subacromial findet sich eine zerrissene kaudale AC-Gelenkkapsel. Die Clavicula ist in einem Narbenpaket fixiert und nach dorsal-kranial luxiert. Auch jetzt kann eine Reposition nicht erzielt werden. Mit kurzer Saber-cut-Inzision wird das laterale Claviculaende dargestellt, aus dem die Reposition behindernden Narbengewebe gelöst und reponiert.

Arthroskopisch werden nun nach Darstellen des kaudalen Coracoidbogens mit dem entsprechenden Zielinstrument 2 4-mm-Knochenkanäle durch die Clavicula resp. die Basis des Coracoids gebohrt, dann je ein Suture-Lassodraht und ein Tightrope eingeführt. Die kaudalen Endo-Bottons werden unter dem Coracoid verkippt. Nach Reposition der lateralen Clavicula werden die beiden Tightropes angespannt und über den kranialen Bottons auf der Clavicula verknotet. Das laterale Claviculaende ist nun korrekt reponiert und

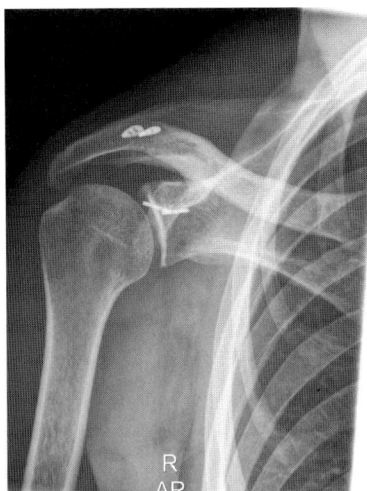
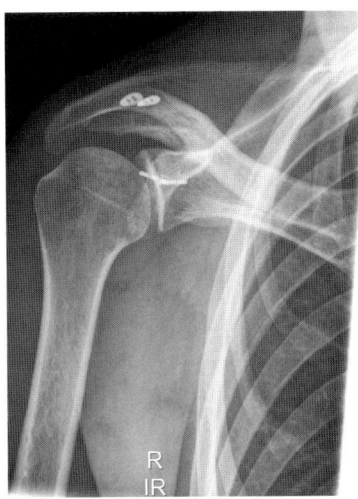
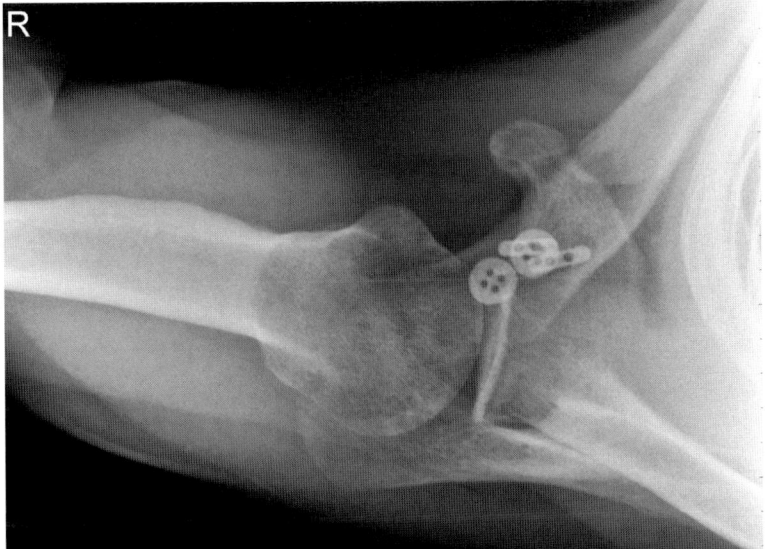

◨ Abb. 29.4

stabil. Die radiologische Kontrolle postoperativ dokumentiert die korrekte Gelenkkongruenz (◨ Abb. 29.3).

Verlauf

Die Physiotherapie beginnt am ersten postoperativen Tag. Eine Abduktion über die Horizontale ist in den ersten 6 Wochen nicht erlaubt. Der Patient trägt ein Orthogilet für diese Zeitspanne. 6 Wochen nach dem Eingriff besteht eine deutliche retraktile Kapsulitis. Es erfolgt die glenohumerale und subacromiale Instillation von Cortison. Die Röntgenbilder dokumentieren die korrekte Lage der Tightropes bei idealer Ausrichtung der lateralen Clavicula (◨ Abb. 29.4). 2 ½ Monate nach dem Eingriff findet sich eine gute Schultergelenkbeweglichkeit rechts mit einer Abduktion von 90° und lediglich endständig eingeschränkter Rotation. Die Physiotherapie wird weitergeführt. 5 Monate nach Intervention besteht eine symmetrische Schultergelenkbeweglichkeit bei Schmerzfreiheit sowie korrekt und stabil positionierter lateraler Clavicula.

Diskussion

Die arthroskopische AC-Gelenkstabilisierung ist bei einer isolierten, frischen AC-Luxation ohne Zusatzverletzungen bis ca. 3 Wochen nach dem Unfallereignis ein gutes und sicheres Therapieverfahren. In unserem Fall entschloss sich der Patient erst einen Monat nach dem Unfall zur Intervention. Die dadurch bedingte starke Vernarbung erschwerte die Reposition, sodass eine Mini-open-Reduktion notwendig wurde.

29

30 Veraltete AC-Luxation – Stabilisierung mit der modifizierten Technik nach Weaver und Dunn

C. Spormann

Klinischer Fall

Ein 39-jähriger Patient erleidet beim Gletscherskifahren im Spätsommer einen Sturz bei hoher Geschwindigkeit und schlägt direkt mit der linken, adominanten Schulter auf. Dabei zieht er sich eine acromioclaviculäre Luxation zu. Nachdem notfallmäßig eine Fraktur ausgeschlossen wurde, leitet man eine konservative Behandlung ein mit Ruhigstellung im Schultergilet für 4 Wochen. Als auch 6 Wochen nach dem Trauma weiterhin starke Schmerzen bei jeglichen Bewegungen der linken Schulter auftreten, stellt sich der Patient in der Schultersprechstunde unserer Klinik vor. Die detaillierte radiologische Abklärung ergibt eine AC-Luxation Typ Rockwood IV mit erheblicher Dorsaldislokation der lateralen Clavicula (◻ Abb. 30.1). Durch eine intensive analgetische Behandlung kann in den folgenden 4 Wochen zwar der Ru-

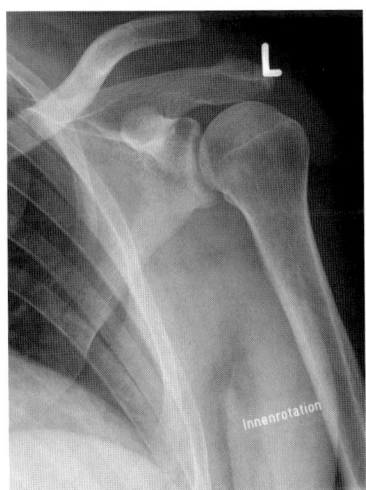
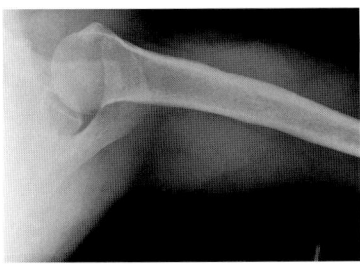
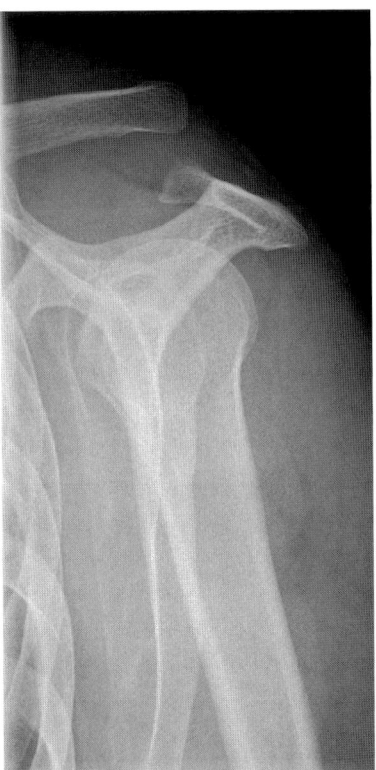

◻ Abb. 30.1

heschmerz reduziert werden, die Bewegungen bleiben aber weiterhin stark schmerzhaft. Der Patient ist im Alltag erheblich eingeschränkt. Daher wird 3 Monate nach dem Unfallereignis die Indikation zur offenen Stabilisierung der lateralen Clavicula in der modifizierten Technik nach Weaver und Dunn gestellt.

Operative Korrektur

Die Technik besteht darin, dass zusätzlich zur ursprünglichen von Weaver und Dunn beschriebenen Transposition des Ligamentum coracoacromiale auf die laterale Clavicula noch eine coracoclaviculäre Augmentation erfolgt. Dazu wird ein Sehnentransplantat, idealerweise die Semitendinosussehne – als Autograft oder Allograft – um den Processus coracoideus geschlungen, durch die laterale Clavicula gezogen und bei gehaltener Reposition der lateralen Clavicula fixiert. Die Reposition kann während der Operation zusätzlich durch resorbierbares Nahtmaterial – Vicrylband oder Mersileneband – gehalten werden. In der lateralen Clavicula werden 2 Bohrlöcher à 4,5 mm im Abstand von ca. 15 mm gesetzt, durch welche das Sehnentransplantat durchgezogen wird. Anschließend werden die beiden Sehnenenden fest vernäht.

Verlauf

Postoperativ wird für 6 Wochen ein Orthogilet verordnet, aus dem die assistierten Bewegungsübungen bis zur Scapulaebene durchgeführt werden. Nach 3 Monaten kann der Patient wieder sämtliche Bewegungen im Alltag ausführen. Seinen sportlichen Aktivitäten, insbesondere Skifahren, kann er nach 6 Monaten wieder schmerzfrei nachgehen. Anlässlich der Kontrolle 3 Monate postoperativ zeigt sich eine schön reponierte laterale Clavicula. Die Bohrlöcher in der lateralen Clavicula sind geringfügig erweitert und weisen einen sklerotischen Rand auf (◻ Abb. 30.2). Nach einem Jahr ist die Reposition der lateralen Clavicula korrekt erhalten. Es besteht keine Erweiterung der Bohrlöcher gegenüber den Voraufnahmen (◻ Abb. 30.3).

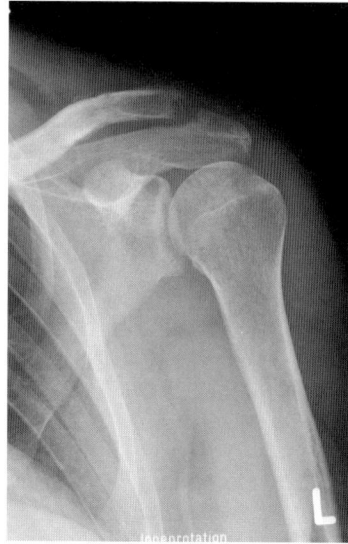
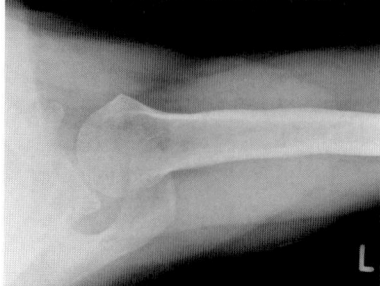

◻ Abb. 30.2

Diskussion

Die chirurgische Reposition der chronischen AC-Luxationen bleibt weiterhin eine Herausforderung. Das Komplikationspotenzial nach Stabilisierung der lateralen Clavicula durch Sehnentransplantate ist hoch, wenn diese mittels Bohrlöchern transossär durch die Clavicula gezogen werden. Durch die Mikrobewegungen des Sehnentransplantates kommt es zur Knochenresorption und schließlich zur Ausweitung der Bohrlöcher – zum »widening«. Wenn sich schnell genug um das Sehnentransplantat eine feste Narbe bildet, die zur Stabilisierung der lateralen Clavicula beiträgt, kann sich der Prozess beruhigen und es kommt, wie in diesem Fall, zum Stillstand der Knochenresorption. Das Risiko einer Fraktur an dieser Sollbruchstelle bleibt jedoch bestehen.

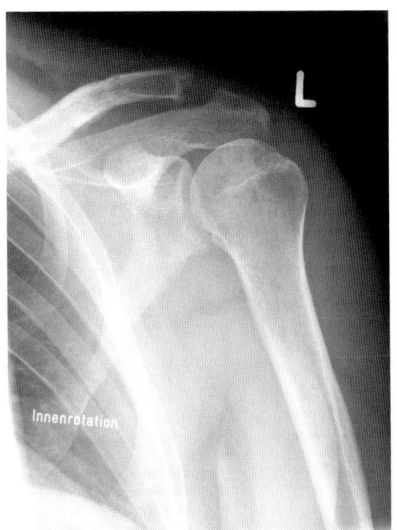 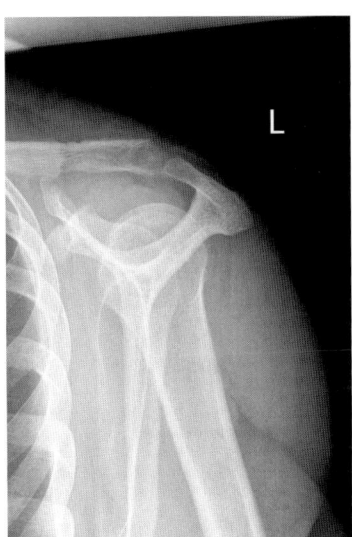

◼ Abb. 30.3

31   Veraltete AC-Luxation stabilisiert mit modifizierter Weaver-Dunn-Technik – konsekutive Bohrlochprobleme

C. Spormann

Klinischer Fall

Ein 30-jähriger Patient erleidet im Dezember 2004 einen Sturz in der Dusche und zieht sich dabei eine AC-Luxation rechts zu mit Dislokation der lateralen Clavicula um mehr als Schaftbreite. Im erstbehandelnden Krankenhaus wird eine konservative Behandlung eingeleitet mit Ruhigstellung im Gilchrist-Verband für 6 Wochen unter physiotherapeutisch assistierter Mobilisation. Nach 4 Monaten konservativer Behandlung bestehen weiterhin starke Schmerzen. Der Patient kann den rechten, dominanten Arm nicht über die 90°-Ebene anheben. Er wird uns zur weiteren Behandlung überwiesen. Die radiologische Abklärung zeigt eine AC-Luxation Typ Rockwood IV (◘ Abb. 31.1). Bei deutlich schmerzhafter Bewegungseinschränkung der dominanten Schulter wird die Stabilisierung der lateralen Clavicula in der modifizierten Technik nach Weaver und Dunn empfohlen.

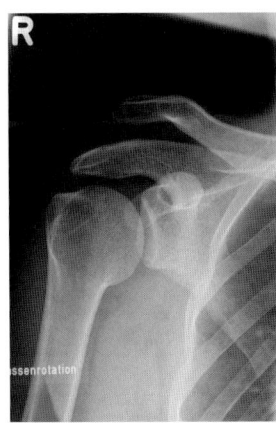
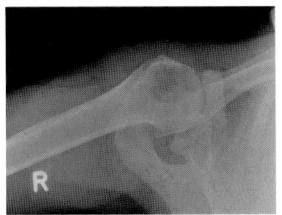
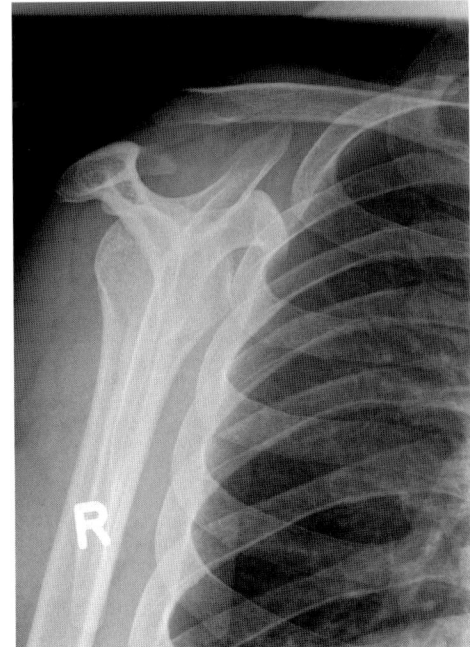

◘ Abb. 31.1

Erste operative Korrektur

Der Eingriff erfolgt kurz darauf mit Transposition des Ligamentum coracoacromiale auf die laterale Clavicula. Zusätzlich zu dieser nach Weaver und Dunn beschriebenen Technik wird die coracoclaviculäre Augmentation durchgeführt. Dazu wird eine Semitendinosussehne als Allograft durch ein 4,5-mm-Bohrloch durch den Processus coracoideus gezogen. Anschließend wird der Allograft über 2 Bohrlöcher à 4,5 mm im Abstand von ca. 15 mm durch die laterale Clavicula geführt. Die Reposition wird während der Operation zusätzlich durch ein Vicrylband gehalten. Anschließend werden die beiden Sehnenenden fest vernäht. Es zeigt sich postoperativ eine anatomische Reposition der lateralen Clavicula.

Verlauf

Nachdem der Patient die operierte Schulter über 6 Wochen im Gilchrist-Verband ruhiggestellt hat, kann er mit einer aktiven Bewegungstherapie beginnen. Obwohl sich radiologisch anlässlich der 6-Wochen-Kontrolle ein Ausriss des transponierten Ligamentum coracoacromiale darstellt, ist der Patient zu diesem Zeitpunkt asymptomatisch (◘ Abb. 31.2). Nach 8 Wochen erleidet der Mann einen erneuten Sturz mit axialem Aufprall auf den rechten Ellbogen und sofortigen Schmerzen in der rechten Schulter. Die radiologische Kontrolle zeigt den distalen Ausriss des Sehnentransplantates mit Fraktur des Processus coracoideus, aber nur geringgradige Kranialisierung der lateralen Clavicula (◘ Abb. 31.3). Daraufhin wird nochmals 4 Wochen im Gilchrist-Verband ruhiggestellt, anschließend mit aktiver Bewegungstherapie begonnen. Der Patient ist unter dieser Therapie schmerzfrei und hat eine gute Schulterbeweglichkeit über Scapulaniveau erreicht, bis er sich nur kurze

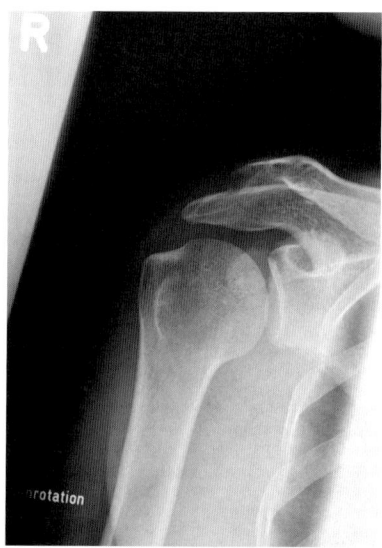

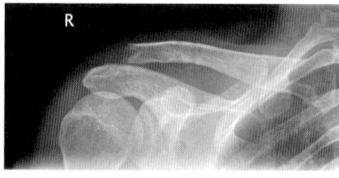

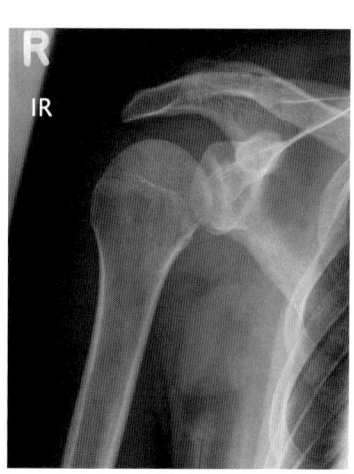

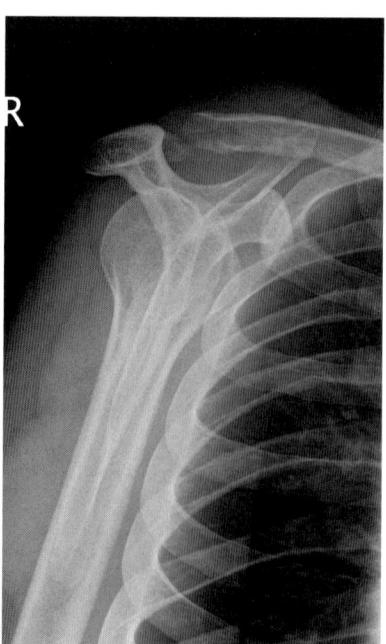

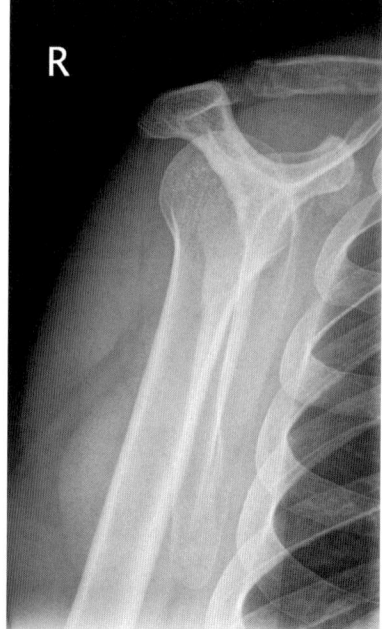

◘ Abb. 31.2

◘ Abb. 31.3

Zeit später beim schnellen Absitzen auf den ausgestreckten rechten Arm sinken lässt. Dabei zieht er sich eine laterale Claviculafraktur mit Functio laesa der rechten Schulter zu (❏ Abb. 31.4). Die Fraktur liegt im Bereich der 2 Bohrlöcher mit radiologisch deutlichem Knochendefekt und einer Dislocatio ad latus und ad longitudinem. In dieser Situation ist die Gefahr einer Pseudarthroseentwicklung erheblich, sodass die Indikation zur Osteosynthese gestellt wird.

Zweite operative Korrektur

Es erfolgen die offene Reposition und Osteosynthese durch eine Hakenplatte mit Interposition eines autologen trikortikalen Beckenspans (❏ Abb. 31.5). In der Folge kommt es zur Konsolidierung mit vollständigem knöchernem Durchbau der Frakturzone. Während die Hakenplatte in situ liegt, bildet sich auf Höhe des Hakens eine partielle Knochenresorption an der Acromionunterfläche (❏ Abb. 31.6). Es kommt jedoch zu keiner weiteren Komplikation. Nach 4 Monaten kann die Hakenplatte entfernt werden. Ein halbes Jahr nach Entfernung der Hakenplatte ist die Schulterfunktion schmerzfrei und symmetrisch. Klinisch und radiologisch ist die Stellung der lateralen Clavicula gegenüber dem Acromion wieder auf anatomischem Niveau (❏ Abb. 31.7).

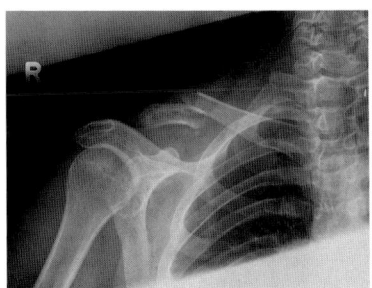 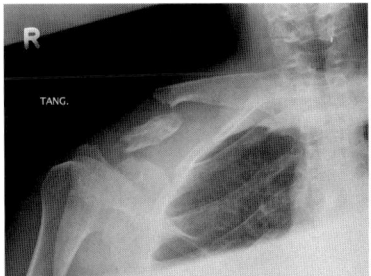

❏ Abb. 31.4

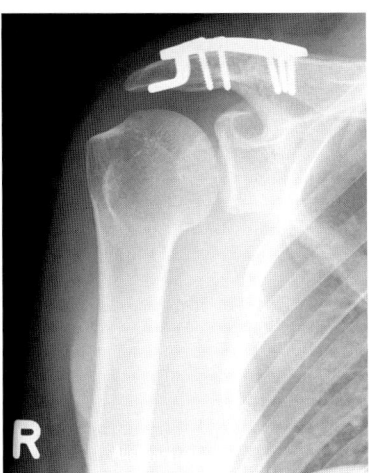 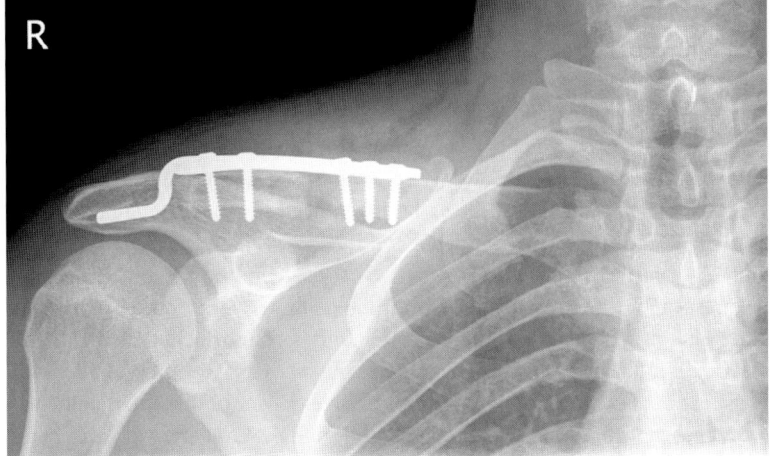

❏ Abb. 31.5

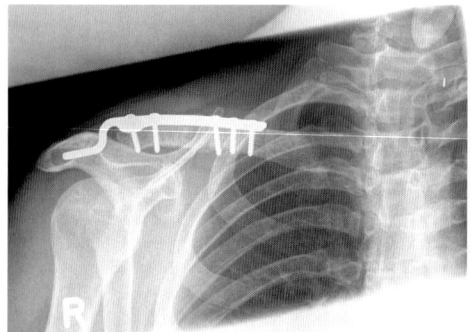
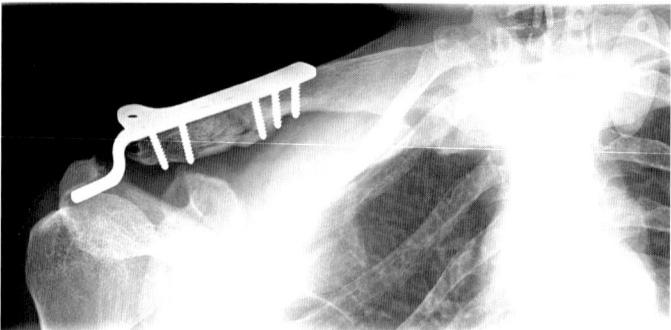

◨ Abb. 31.6

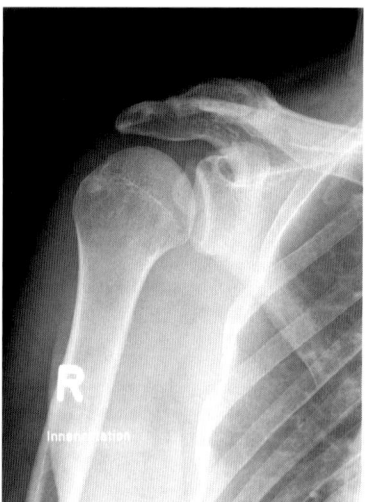
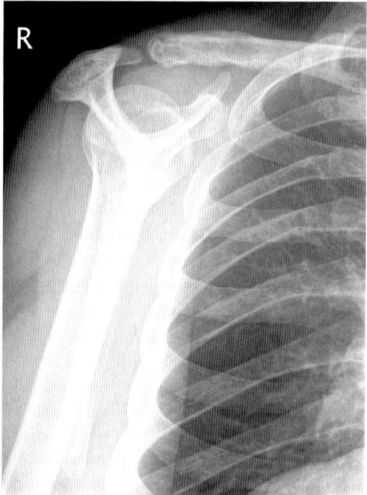

◨ Abb. 31.7

Diskussion

Dieser Fall illustriert auf eindrückliche Art das Komplikationspotenzial, welches durch die transossäre Augmentation mit einem Sehnentransplantat an der Clavicula provoziert wird. Die Bohrlöcher im Processus coracoideus und in der lateralen Clavicula stellen an sich schon Sollbruchstellen dar. Die elastische Aufhängung durch das Sehnentransplantat führt zusätzlich dazu, dass es durch Schwingbewegungen der Sehne zur Knochenresorption und zum Ausweiten der Bohrlöcher – zum sog. »widening« kommt. Die Coracoidfraktur mit nur geringer Dislokation des distalen Fragmentes um weniger als 5 mm muss nicht zwingend operativ versorgt werden. Sie kann durch Ruhigstellung für 4 Wochen im Gilchrist-Verband behandelt werden. Demgegenüber wird durch die Mikrobewegungen des Sehnentransplantates eine erhebliche Knochenresorption um die Bohrlöcher der lateralen Clavicula induziert. Dies wird daraus ersichtlich, dass es durch ein leichtes Bagatelltrauma zur Claviculafraktur im Bereich der Bohrlöcher kam mit entsprechend großem Knochendefekt, obwohl das Sehnentransplantat nicht mehr gespannt war. Um nach einer derartigen Fraktur eine Konsolidierung zu erreichen, ist es unbedingt ratsam, einen autologen Knochenspan zu interponieren, denn die Frakturenden sind zum Teil sklerosiert mit geringem osteogenem Potenzial. Außerdem sollte die Spannung vom kleinen, lateralen Knochenfragment weggenommen werden, was durch eine Hakenplatte gut erreicht wird. Wie groß die Spannung auf die laterale Clavicula ist, kann daran ermessen werden, dass sich im Bereich des Hakens an der Acromionunterfläche eine Resorptionszone gebildet hat. Eine derartige Resorptionszone stellt eine weitere Sollbruchstelle dar, wobei es in diesem Fall glücklicherweise zu keiner Acromionfraktur kam.

32 Veraltete AC-Luxation – Stabilisation mit Semitendinosus-Allograft und Hakenplatte

C. Spormann

Klinischer Fall

Ein 26-jähriger Mann kontusioniert sich im Dezember 2007 bei einem Snowboardsturz die dominante rechte Schulter. Er zieht sich dabei eine AC-Luxation zu. Der Notfallarzt legt einen Gilchrist-Verband an. Der Hausarzt setzt die konservative Therapie fort und verordnet zunächst eine passive, nach Abnahme des Gilchrist-Verbandes eine aktive Physiotherapie. Nach 4 Monaten leidet der Patient weiterhin unter Schulterschmerzen bei sämtlichen Bewegungen über Scapulaniveau, hat Mühe beim Ankleiden und ist sportunfähig. Bei dieser AC-Luxation Typ Rockwood III mit Dislokation der lateralen Clavicula über mehr als Schaftbreite gegenüber dem Acromion wird die Indikation zur AC-Stabilisierung gestellt (◘ Abb. 32.1).

Operative Korrektur

Aufgrund der sportlichen Ambitionen des Patienten wird entschieden, die Stabilisierung der lateralen Clavicula durch einen Semitendinosus-Allograft mit Armierung mittels Vicrylband vorzunehmen unter zusätzlicher Reposition der Clavicula durch eine 3,5-mm-Hakenplatte. Der Eingriff erfolgt gut 4 Monate nach dem Sturz. Durch einen longitudinalen Zugang über der lateralen Clavicula wird zunächst das Narbengewebe im ehemaligen AC-Gelenk reseziert und die Clavicula reponiert. Danach wird der Semitendinosus-Allograft sowie das Vicrylband von medial nach lateral um den Processus coracoideus und von posterior nach anterior um die laterale Clavicula geschlungen

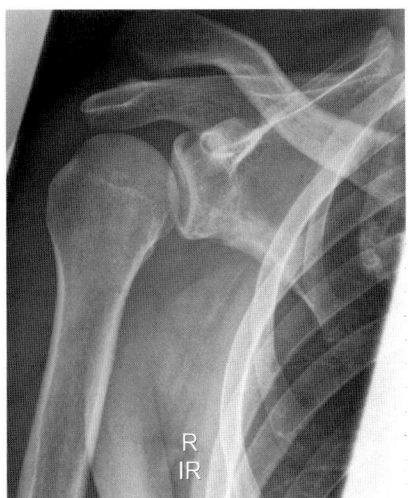 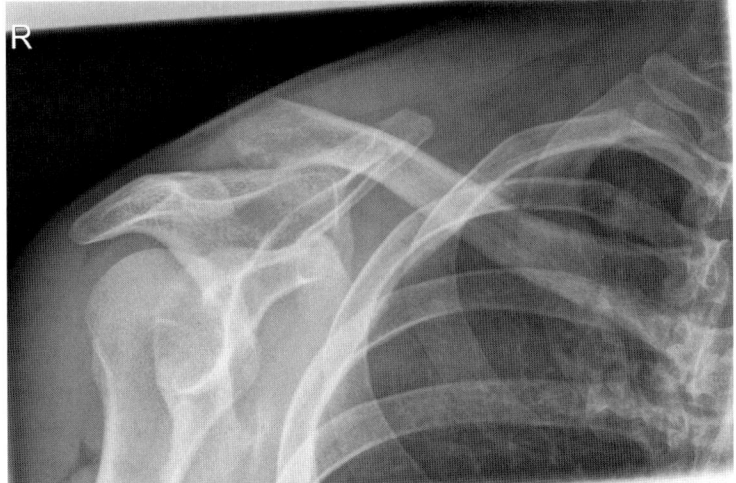

◘ Abb. 32.1

und so vorgelegt. Schließlich erfolgt die stabile Reposition der lateralen Clavicula durch die Hakenplatte (◘ Abb. 32.2). In dieser reponierten Stellung der Clavicula werden nun das Sehnentransplantat sowie das Vicrylband straff zu einer Schlinge vernäht.

Verlauf

Nach Ruhigstellung im Orthogilet für 4 Wochen kann ab der 5. postoperativen Woche mit aktiven Bewegungsübungen begonnen werden (◘ Abb. 32.3). Bei problemlosem Verlauf wird die Hakenplatte nach 4 Monaten entfernt.

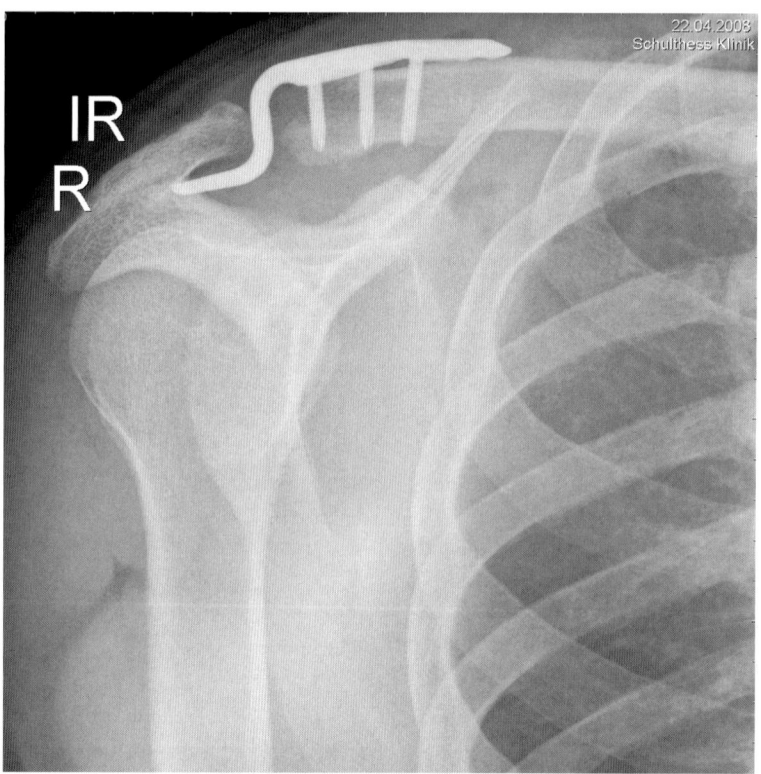

◘ Abb. 32.2

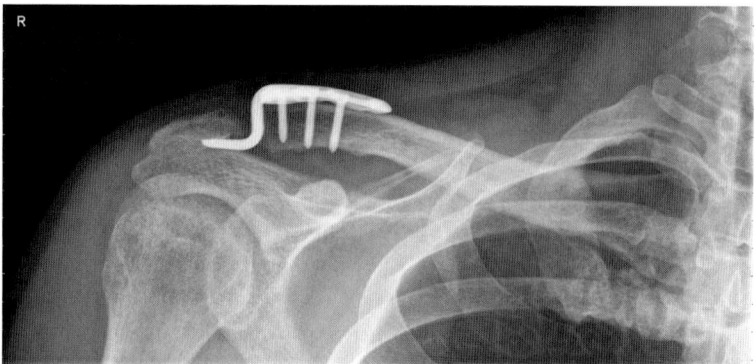

◘ Abb. 32.3

Der Patient nimmt in der Folge seine sportliche Aktivität inklusive Schwimmen wieder auf. 6 Monate nach Entfernung der Hakenplatte besteht klinisch eine seitengleiche, schmerzfreie Schulterbeweglichkeit bei radiologisch in anatomischer Position reponierter lateraler Clavicula (◘ Abb. 32.4).

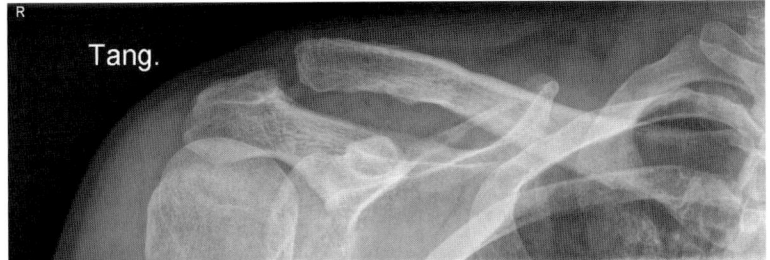

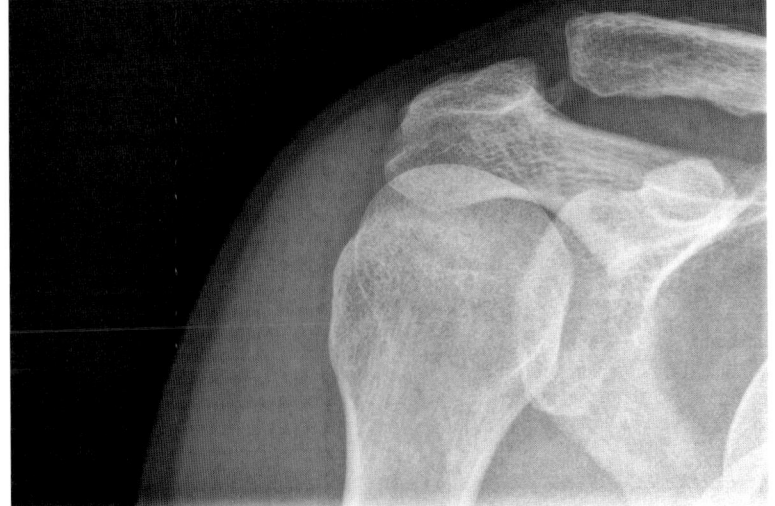

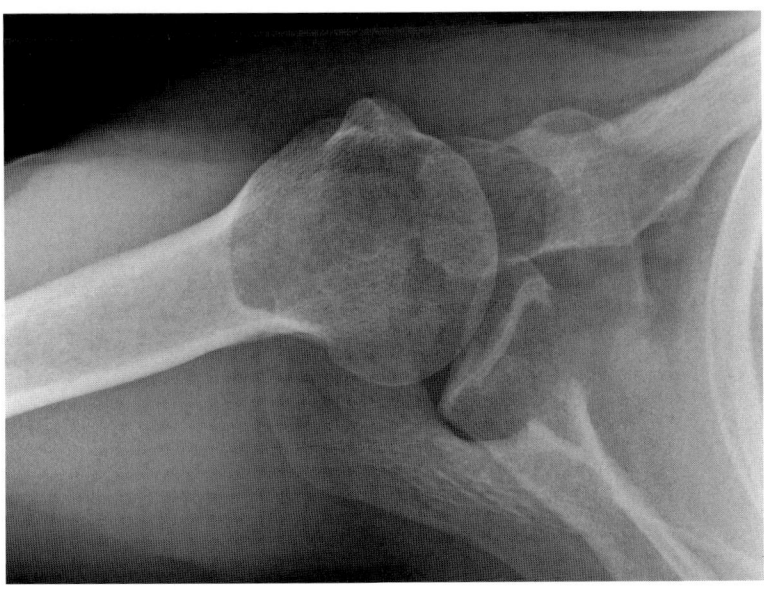

◘ Abb. 32.4

Diskussion

Die operative Behandlung von veralteten AC-Luxationen ist eine Herausforderung und wird kontrovers diskutiert. Es sind mehrere operative Methoden beschrieben worden. Die Rekonstruktion des coracoclaviculären Bandapparates mittels Sehnentransplantat ist eine der chirurgischen Therapiemöglichkeiten. Dabei besteht das geringste Komplikationsrisiko, wenn das Sehnentransplantat, wie in diesem Fall, um Coracoid und laterale Clavicula geschlungen wird. Die Sehne selbst ist jedoch zu schwach und plastisch zu stark elongierbar, um die Reposition der Clavicula halten zu können. Daher ist es empfehlenswert, eine temporäre Stabilisierung der lateralen Clavicula vorzusehen, was mit der Hakenplatte gut gelingt. So kann um das Sehnentransplantat ein fester Narbenstrang gebildet werden mit zusätzlicher Vernarbung im Bereich des AC-Gelenks. Dadurch wird dann die korrekte Reposition der lateralen Clavicula auch nach Entfernung der Hakenplatte gut gehalten.

33 Laterale Claviculanekrose/AC-Gelenkarthrose

R.P. Meyer, H.K. Schwyzer

Klinischer Fall

Ein 26-jähriger Sportler meldet sich im August 2005 wegen Schulterschmerzen rechts in unserer Klinik. Bereits früher bestanden periodisch Schmerzen in der rechten Schulter bei rechtsseitigem Schlagarm. Diese konnten jeweils mit Kräftigungstherapie behoben werden.

Während eines Wettkampfs ist 2 ½ Monate zuvor eine akute Dead-arm-Symptomatik aufgetreten, die mit Neuraltherapie angegangen worden ist. Nach einem Monat erfolgt, wieder wegen Schmerzen, vor einem erneuten Spiel eine Steroidinfiltration glenohumeral mit gutem Effekt. 6 ½ Wochen später wird zusätzlich auch Cortison ins AC-Gelenk infiltriert, wodurch voller beschwerdefreier Service möglich wird. Nach weiteren 4 Wochen tritt erneut eine massive Verschlechterung ein. Die Sportausübung unter Wettkampfbedingungen ist schmerzbedingt nicht mehr möglich.

Bei der klinischen Untersuchung in unserem Haus werden Schulterschmerzen in der Cock-up-Phase rechts angegeben. Die Schmerzen werden vor allem im Bereich des Trapezius/AC-Gelenks lokalisiert. Das rechte AC-Gelenk ist druckdolent, jedoch stabil. Bei Prüfung des AC-Gelenks in den Provokationsstellungen tritt ein nicht schmerzhaftes Krepitieren auf. Die Schulterbeweglichkeit ist mit Ausnahme der Außen-/Innenrotation, die rechts sowohl in Neutralstellung wie auch in Abduktion um ca. 15° reduziert ist, seitengleich. Die Rotatorenmanschette ist klinisch intakt. Der Active-compression-Test ist rechts positiv. Die Röntgenkontrolle zeigt am AC-Gelenk kleine ossäre Unregelmäßigkeiten. Es liegt ein Acromion Typ II vor (◘ Abb. 33.1). Das Arthro-MRI dokumentiert eine diffuse Kapselverdickung des AC-Gelenks, einen leichten Erguss subacromial sowie erhöhte Signalintensität an der lateralen Clavicula. Eine SLAP-Läsion (SLAP = »superior labrum anterior to posterior«) liegt nicht vor (◘ Abb. 33.2). Der Patient kann seit Wochen schmerzbedingt keine Wettkämpfe mehr bestreiten. Die AC-Gelenkpathologie ist eindeutig. Wir empfehlen die arthroskopische AC-Gelenkresektion mit dosierter Acromioplastik.

Operative Korrektur

Die Arthroskopie erfolgt knapp 2 Wochen nach seiner Vorstellung. Glenohumeral finden sich Zeichen einer Werferschulter mit minimaler Unterflächenläsion der vorderen Supraspinatussehne ansatznahe, korrespondierend mit dem posterokranialen Limbus, der leichtgradig ausgefasert, nicht jedoch destabilisiert ist. Der lange Bizepssehnenanker ist unauffällig. Subacromial besteht eine chronisch verdickte Reizbursitis. Diese wird reseziert, der Subacromialraum debridiert. Das AC-Gelenk ragt in den Subacromialraum hinein. Im Bereich der vorderen Clavicula findet sich eine 5×5 mm große Zyste. Der Befund entspricht einer lateralen Claviculanekrose übergehend in eine Arthrose. Die laterale Clavicula wird um 5 mm unter Entfernung der Zyste reseziert. Die Gelenkkapsel bleibt ventral, dorsal und kranial intakt.

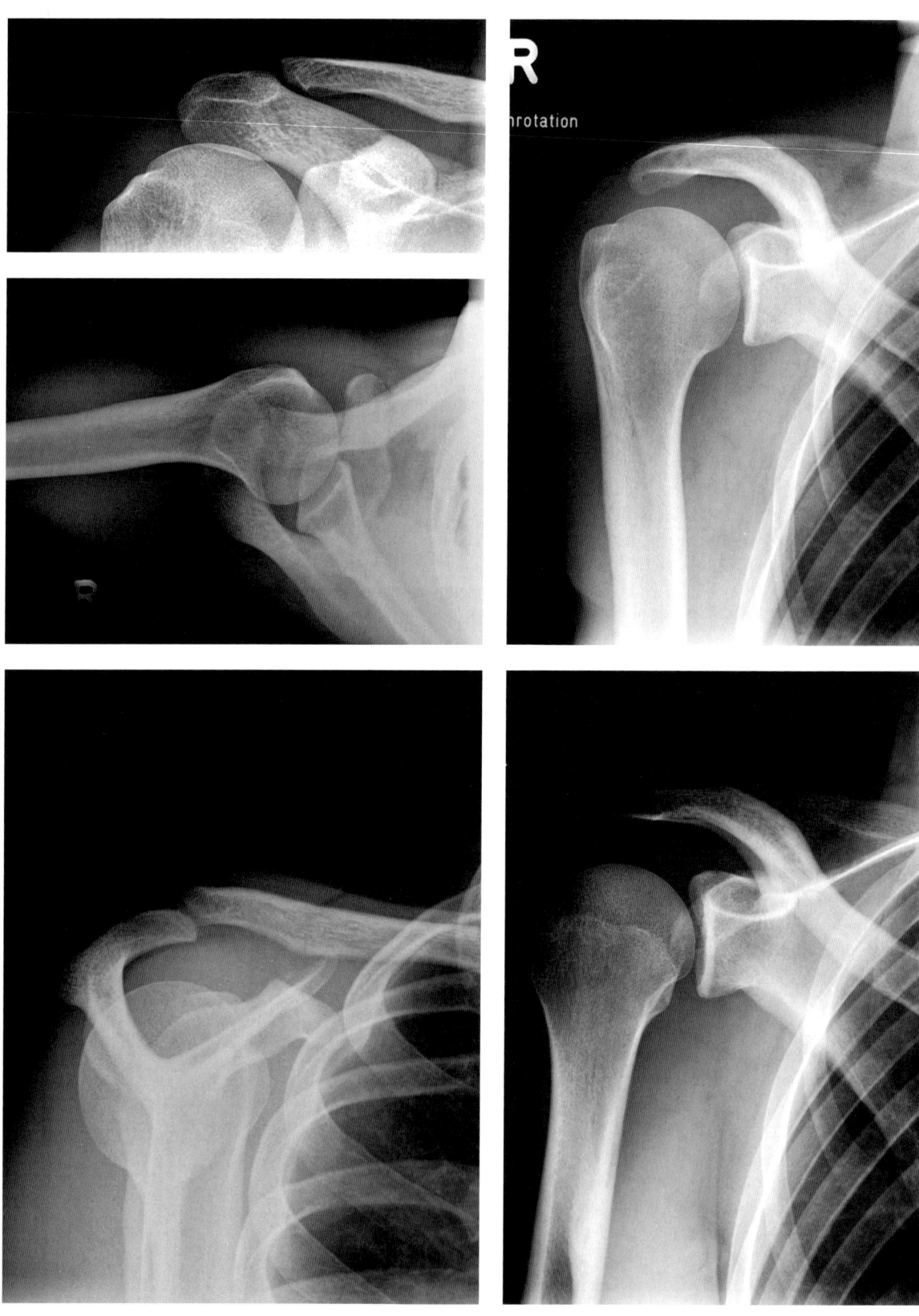

■ Abb. 33.1

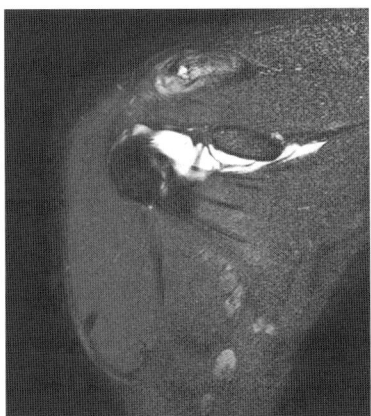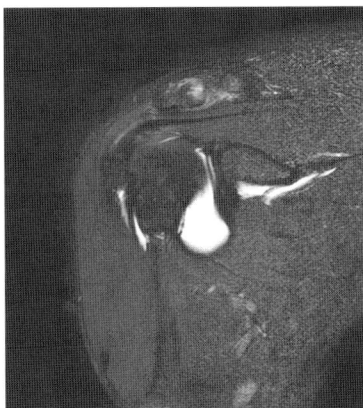

◨ Abb. 33.2

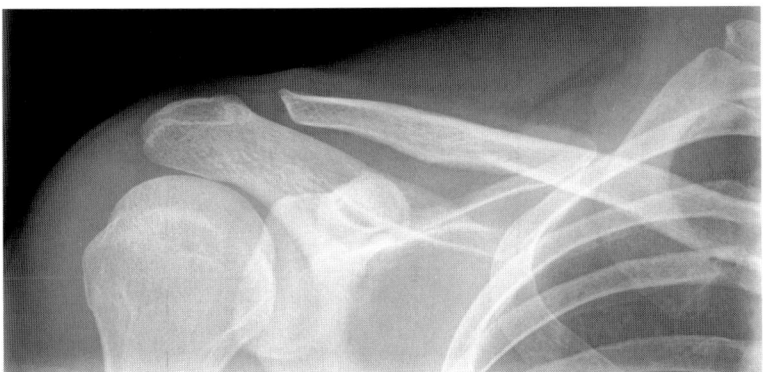

◨ Abb. 33.3

Verlauf

Es findet ein trainingsbegleiteter physiotherapeutischer Aufbau durch den persönlichen Physiotherapeuten des Patienten im Wechsel mit unserer Schulter-Physiotherapeutin statt. 6 Wochen postoperativ ist der Patient schmerzfrei. Die Schulterbeweglichkeit ist praktisch symmetrisch. Es erfolgt nun der Kräftigungsaufbau entsprechend den Beschwerden. 3 Monate nach dem Eingriff hat der Patient ein dosiertes Sporttraining wieder aufgenommen. Schmerzen werden unter dieser Belastung noch im ventralen Schulterbereich bei schwungvollen Überkopfbewegungen angegeben. Die Schulterbeweglichkeit ist symmetrisch. Ein 3-wöchiges Trainingslager ist vorgesehen. 5 Monate nach der Intervention bestehen nur noch sporadisch Schmerzen bei hohen Trainingsleistungen. Das rechte AC-Gelenk ist stabil, ohne Druckdolenz auch in den Provokationsstellungen. Radiologisch ist das AC-Gelenk korrekt reseziert, ohne ektope Ossifikationen (◨ Abb. 33.3). Sonographisch findet sich keine Flüssigkeit im Bereich des resezierten AC-Gelenks. 7 Monate nach dem Eingriff werden im Anschluss an einen Wettkampf leichte Beschwerden mit endgradiger Bewegungseinschränkung angegeben. Diese Überlastungsschmerzen bilden sich innerhalb einer Woche wieder zurück.

Diskussion

Bei Hochleistungssportlern mit viel Überkopfarbeit, wie beispielsweise beim Tennisspielen im Service und bei Überkopfschlägen, ist vor einer eventuellen arthroskopischen Intervention eine präzise Diagnosestellung primordial durchzuführen. SLAP-Läsionen, posterosuperiores Impingement, Limbusverletzungen, Instabilitätsimpingement und AC-Gelenkalterationen müssen genau definiert und gezielt angegangen werden. Bei der AC-Gelenkresektion muss auf eine größtmögliche Schonung der Kapselbandstrukturen geachtet werden, um nicht eine postoperative Instabilität zu provozieren.

34   Traumatische ventrale Subluxation des Sternoclaviculargelenks mit Traumatisierung einer gleichseitigen AC-Gelenkarthrose

R.P. Meyer, H.K. Schwyzer

Klinischer Fall

Eine 73-jährige Frau zieht sich bei einem häuslichen Sturz im Dezember 2003 eine Traumatisierung des linken Schultergürtels zu. In der Folge klagt die Patientin über Schmerzen im linken Sternoclaviculargelenk sowie bei Elevation und Rotation auch im linken AC-Gelenk. Wegen der Pflege ihres schwerkranken Mannes konsultiert die Patientin erst Monate später ihre Hausärztin. Diese kann die im Vordergrund stehenden sternoclaviculären Schmerzen mit Cortisoninjektionen reduzieren. Wegen Persistierens der Beschwerden sowohl im linken Schultergürtel wie auch im linken Sternoclaviculargelenk wird die Patientin an unsere Klinik überwiesen. Bei dieser Untersuchung etwa 1 ½ Jahre nach dem Sturz findet sich ein subluxiertes, deutlich druckdolentes Sternoclaviculargelenk links mit nach ventral vorstehender Clavicula. Auch das linke AC-Gelenk ist druckdolent mit positivem Cross-Body-Test. Die Schultergelenkbeweglichkeit ist altersentsprechend. Die Rotatorenmanschette ist klinisch und im Ultraschall intakt. Die CT-Untersuchung des Sternoclaviculargelenks, die bereits ein halbes Jahr zuvor durchgeführt wurde, zeigt eine ventrale Subluxation mit deutlicher Arthrose und Geröllzysten (◨ Abb. 34.1). Die konventionellen Röntgenbilder der linken Schulter dokumentieren eine korrekte glenohumerale Zentrierung. Zusätzlich liegt eine deutliche AC-Gelenkarthrose bei einem Acromion Typ II vor (◨ Abb. 34.2).

Es bestehen eindeutige Beschwerden im Sternoclaviculargelenk links. Gleichzeitig liegt auch eine linksseitige Impingementproblematik bei AC-Gelenkarthrose vor. In Anbetracht des Alters sowie der eher unsicheren Prognose bei stabilisierender Operation am Sternoclaviculargelenk empfehlen wir als ersten Eingriff die klassische arthroskopische Acromioplastik mit AC-Gelenkresektion links. Es könnte dann bei Persistieren der sternoclaviculären Schmerzen in einer zweiten Sitzung die offene Stabilisierungsoperation am Sternoclaviculargelenk geplant werden.

Erste operative Korrektur

Knapp 2 Monate später wird die arthroskopische Acromioplastik mit Resektion des AC-Gelenks links durchgeführt. Glenohumeral finden sich Zeichen einer Chondrokalzinose. Die Rotatorenmanschette ist allseits in Kontinuität. Subacromial ist die Kapsel des AC-Gelenks kaudal, partiell auch kranial zerrissen. Der Diskus ist zerstört. Nach Bursektomie und dosierter vorderer Acromioplastik wird bei Schonung der restlichen posterioren und kranialen Kapselanteile die laterale Resektion der Clavicula um 5 mm durchgeführt (◨ Abb. 34.3).

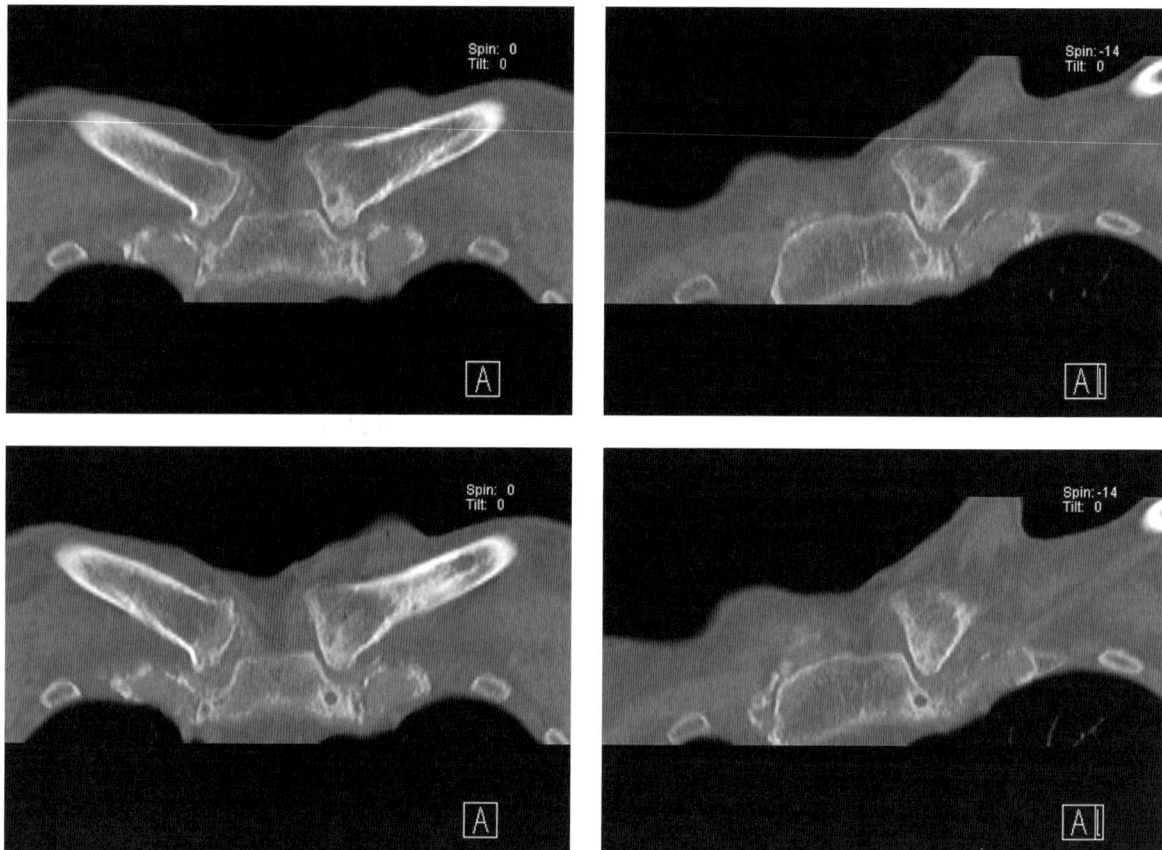

◘ Abb. 34.1

Verlauf

Bei konsequenter Physiotherapie ist die Patientin 6 Wochen postoperativ im lateralen Schulterbereich weitgehend beschwerdefrei. Die Schulterbeweglichkeit ist frei. Störend sind weiterhin die Schmerzen im Sternoclaviculargelenk. 3 Monate nach dem Eingriff klagt die Patientin nach wie vor über erhebliche Schmerzen im Sternoclaviculargelenk links und wünscht ein aktives Vorgehen. Die konservativen Therapiemöglichkeiten sind ausgeschöpft. Die Patientin wird über möglicherweise persistierende postoperative Restschmerzen sternoclavicular informiert. Sie wünscht die Stabilisierungsoperation am Sternoclaviculargelenk dennoch.

Zweite operative Korrektur

2 Jahre nach dem Unfallereignis wird die mediale Claviculareresektion links mit stabilisierender Bandplastik durch Semitendinosussehnen-Allograft durchgeführt. Durch Schräginzision wird auf die mediale Clavicula eingegangen. Nach Eröffnen der sternoclavicularen Gelenkkapsel in Längsrichtung entleert sich massiv ein Reizerguss. Die ventrokraniale Subluxation bestätigt sich. Der Diskus ist zerrissen und ausgewalzt. Die mediale Clavicula ist trompetenförmig deformiert. Das mediale Claviculaende wird um 4 mm inklusive Osteophyten reseziert. Die Gelenkfläche im Bereich des Manubriums wird dargestellt. Es werden je 2 3,5-mm-Bohrlöcher kaudal und kranial

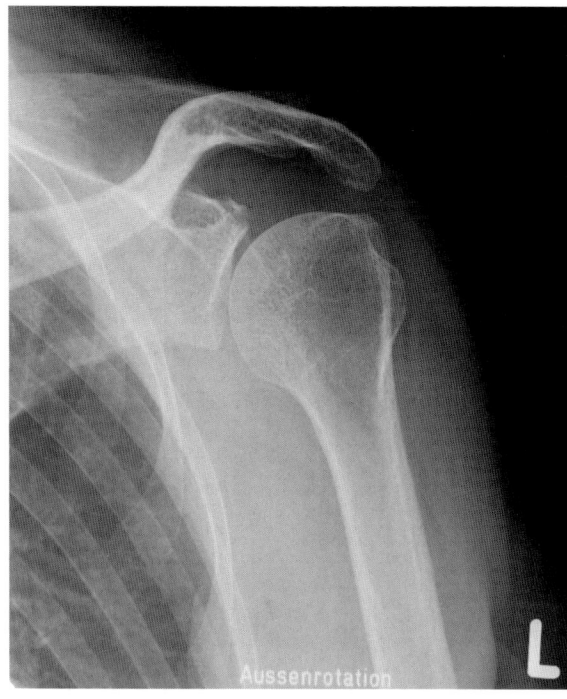
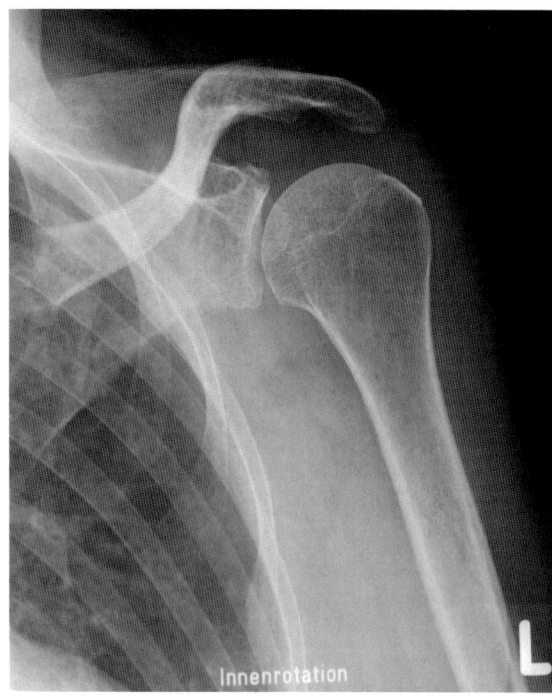
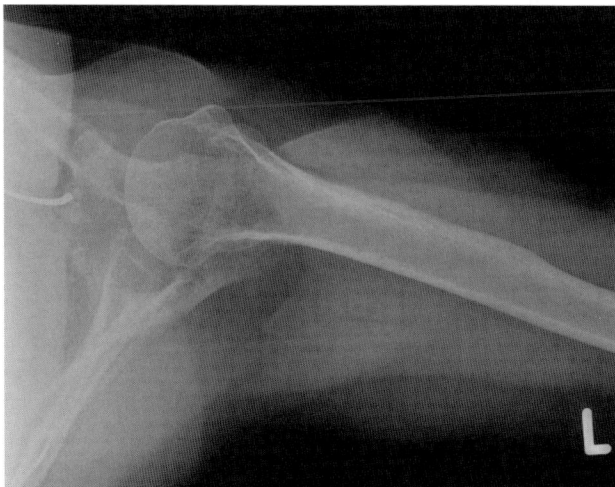
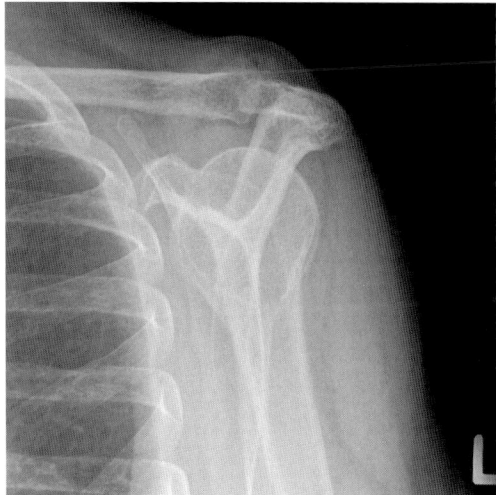

◨ Abb. 34.2

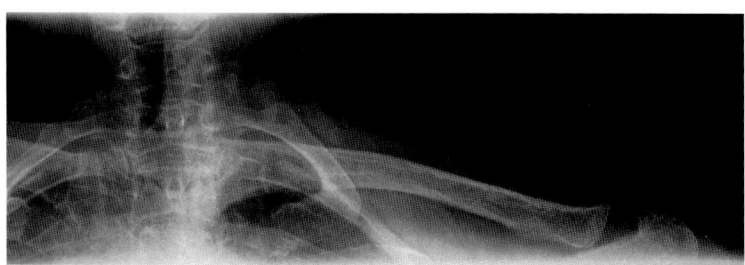
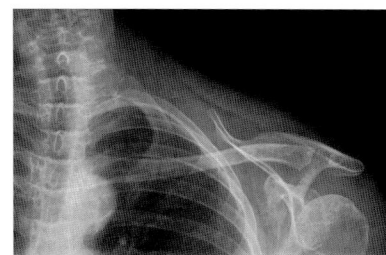

◨ Abb. 34.3

ins Manubrium gesetzt, anschließend 2 3,5-mm-Bohrlöcher auch in die mediale Clavicula. Der Semitendinosus-Allograft wird als 8er-Schlaufe in die 4 Bohrlöcher eingebracht und unter Anspannung fixiert. Die verbleibenden Allograftenden werden als Puffer in das Gelenk interponiert.

Verlauf

Ein Orthogilet wird für 6 Wochen getragen. Bei der physiotherapeutisch geführten Rehabilitation darf der Arm nicht über die Horizontale mobilisiert werden. 2 Monate postoperativ ist die Patientin subjektiv zufrieden. Die Schmerzen sind im Vergleich zu präoperativ deutlich regredient. Die Schwellung über dem Sternoclaviculargelenk entspricht der postoperativen Situation. Die Schulterbeweglichkeit ist frei. Die Physiotherapie wird weitergeführt. 4 Monate nach dem Eingriff ist die Patientin weitgehend schmerzfrei und arbeitet wieder im Garten. Die Schulterbeweglichkeit ist symmetrisch. Die Kraft für die Abduktion beträgt beidseits 7 kg. Spezifische Maßnahmen sind nicht mehr notwendig.

Diskussion

Das AC-Gelenk und das Sternoclaviculargelenk sind Zwillingsgelenke und beeinflussen sich bei Torsionsbewegungen der Clavicula gegenseitig. Mit unserem zweizeitigen operativen Vorgehen entschlossen wir uns für die vorsichtigere Variante. Die in diesem fortgeschrittenen Alter häufigen Impingementbeschwerden gehen bei intakter Rotatorenmanschette meist vom acromiohumeralen Engpass mit subacromialer Bursitis und einer AC-Gelenksarthrose aus. Durch die laterale Teilentkopplung der Clavicula trat jedoch nach dem ersten Eingriff nur eine geringe Entlastung des subluxierten und arthrotisch alterierten Sternoclaviculargelenks ein, sodass in einer zweiten Sitzung das Sternoclaviculargelenk angegangen werden musste.

34

35   Arthroskopische Primärversorgung einer ventralen, glenohumeralen Erstluxation bei einer Hochleistungssportlerin

R.P. Meyer, H.K. Schwyzer

Klinischer Fall

Anlässlich eines Wettkampfs stürzt eine 25-jährige Hochleistungssportlerin im März 2007 auf ihren ausgestreckten rechten Arm. Sie zieht sich dabei eine vordere untere Schulterluxation rechts zu. Die Reposition gelingt ohne Anästhesie problemlos. Die Röntgenkontrolle nach Reposition ist unauffällig. Die Patientin meldet sich zur Einschätzung und weiteren Therapie 3 Tage später in unserer Klinik. Das Arthro-MRI zeigt eine ausgeprägte, teils ossäre Bankart-Läsion mit erheblich medialisiertem Limbus. Die am selben Tag durchgeführte CT-Untersuchung bestätigt den Befund einer dislozierten, mehrfragmentären ossären Bankart-Läsion sowie einer kleinen Hill-Sachs-Läsion (◘ Abb. 35.1). Die Indikation zur arthroskopischen Schulterstabilisierung ist für uns in Anbetracht des Ausmaßes der intraartikulären Läsionen, der dadurch bedingten großen Rezidivgefahr, des hohen sportlichen Anforderungsprofils sowie des jugendlichen Alters der Patientin gegeben.

Operative Korrektur

Der Eingriff erfolgt 1 Woche später. Die Untersuchung der rechten Schulter in Narkose ergibt eine ventrokaudale Translation von +++ (+++ = max. Instabilität). Der ventrale Limbus ist von Position 01:00–06:00 Uhr mit ossären kleinen Fragmenten zwischen 03:00 Uhr und 06:00 Uhr abgerissen. Der Limbus ist als Ring jedoch erhalten. Zusätzlich findet sich eine knorpelig ossäre

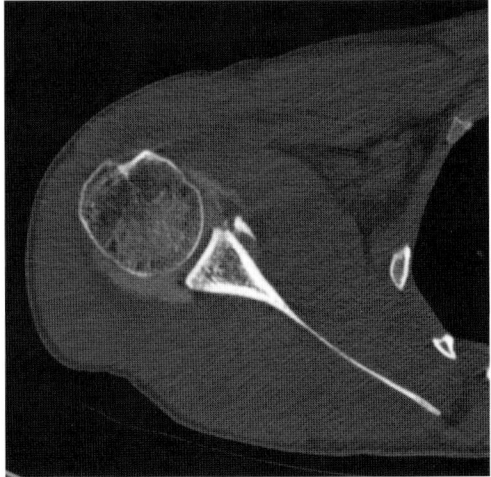

◘ Abb. 35.1

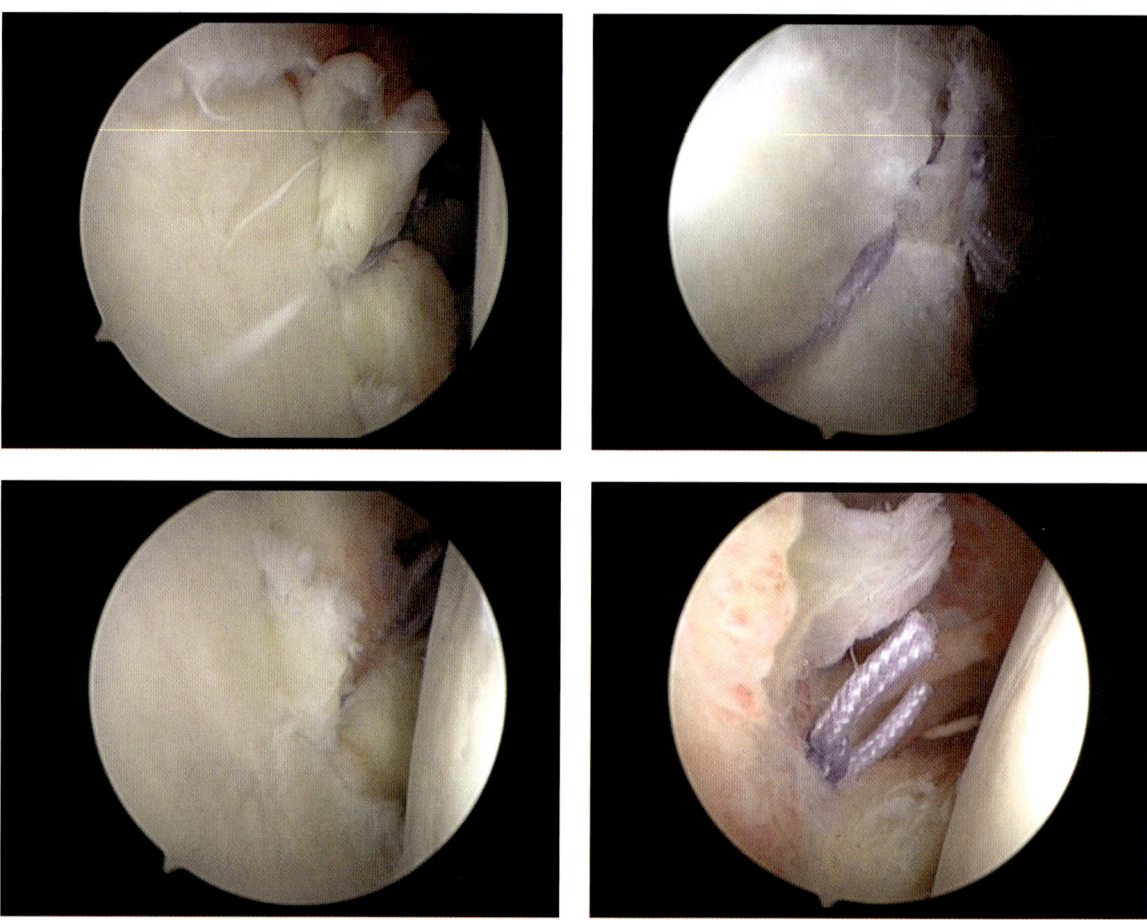

☐ Abb. 35.2

Hill-Sach-Läsion posterokranial. Die Rotatorenmanschettenunterfläche im Bereich der Supraspinatussehne ist etwas ausgefranst als Zeichen eines posterosuperioren Impingements bei Werferschulter. Der Limbus wird mobilisiert und à niveau zum Glenoid gebracht. Eine zusätzliche Anfrischung des Glenoidrandes ist wegen des frischen Traumas nicht nötig. Mit 3 G2-Mitek-Ankern in Position 04:00 Uhr und 06:00 Uhr für den ventrokaudalen Anteil sowie in Position 10:00 Uhr für den anterokranialen Anteil kann der Limbus unter gleichzeitiger Mitnahme des ossären Anteils refixiert werden. In Außenrotation von ca. 20° spannt sich das anterior band gut an. Die Abduktion ist frei mit gutem Gleiten des Humeruskopfes (☐ Abb. 35.2).

Verlauf

Ein Orthogilet wird für 4 Wochen getragen. Die Physiotherapie setzt ab erstem postoperativem Tag ein. Es ist eine trainingstherapeutische Begleitung in der sportmedizinischen Abteilung bei dieser Hochleistungssportlerin vorgesehen. Eine erste Kontrolle 2 ½ Wochen nach dem Eingriff zeigt eine ideale Situation mit einer ungezwungenen Flexion/Elevation von 130°. Die Rotationen sind im mittleren Bereich frei bei gutem thorakoskapulärem Rhythmus. 1 Monat postoperativ beträgt die Flexion/Extension beidseits 160°. Der

Nackengriff ist problemlos, der Schürzengriff bis zur oberen LWS möglich. Der Apprehensiontest ist negativ. Ein kontrollierter Kraftaufbau unter guter Beachtung der Koordination ist nun möglich. Bewegungen hinter der Scapulaebene sind zu vermeiden. 2 Monate postoperativ liegt eine symmetrische Schulterbeweglichkeit vor bei guter Kraft für Außenrotation/Innenrotation/Abduktion und Adduktion gegen Widerstand. Der Apprehensiontest ist negativ. Balltraining am Netz ist gestattet mit sukzessiver Steigerung. Knapp 3 Monate nach dem Eingriff findet eine Kontrolle bei einem Spiel statt. Die Ausübung ihres Sports ist problemlos möglich. Die thorakoskapuläre Koordination ist sehr gut bei guter Scapulastabilität. Die Schulterbeweglichkeit ist frei stabil. Die Patientin ist subjektiv nicht mehr beeinträchtigt. Eine Teilnahme an einem Wettkampf kurze Zeit später ist möglich. In der Folge qualifiziert sich die Patientin für weitere hochrangige Wettkämpfe.

Diskussion

Die Patientin gehört wegen ihres Alters und ihrer sportlichen Aktivitäten sicher zu jener Risikogruppe, die hohe bis sehr hohe Rezidivquoten nach Erstluxation der Schulter aufweist. Die in diesen Fällen vorliegenden primären Läsionen sind vielfältig und meist gravierender als erwartet. Die primäre arthroskopische Sanierung scheint uns bei diesem selektiven Krankengut gerechtfertigt. Die Morbidität kann so deutlich verkürzt werden. Bei optimalem Verlauf kommt es zu einer weitgehenden Restitution.

36   Ventrokaudale Schulterluxation mit Glenoid rim fracture

R.P. Meyer, H.K. Schwyzer

Klinischer Fall

Ein 45-jähriger Mann stürzt im Februar 2009 während eines Asienurlaubs auf glitschiger Unterlage und zieht sich dabei eine vordere untere Schulterluxation links zu. Nach Selbstreposition erfolgt eine klinische und radiologische Kontrolle in einem Krankenhaus vor Ort. Die Schulter ist korrekt reponiert. Eine ossäre Bankart-Läsion wird festgehalten. Die Ärzte empfehlen die Rückkehr nach Hause und die chirurgische Sanierung des linken Schultergelenks. Die Schulter bleibt subjektiv instabil. 3 Tage später findet eine Beurteilung in einer spezialisierten orthopädischen Klinik statt. Radiologisch zeigt sich eine große ossäre Bankart-Läsion (◘ Abb. 36.1). Die CT-Untersuchung dokumentiert ein Bankart-Fragment von 3×1,5 cm mit medialer Dislokation um gut 1,5 cm (◘ Abb. 36.2). Die konservative Therapie wird vorgeschlagen nach dem Grundsatz, der Glenoiddefekt betrage weniger als ein Drittel der Gesamtfläche des Glenoids. Am selben Tag reluxiert die linke Schulter abends bei einer banalen Bewegung. Nach 3 Tagen meldet sich der Patient in unserer Klinik zur Einholung einer Drittmeinung. Die Indikation zur Refixation des Fragmentes ist für uns klar – dies einerseits wegen der instabilen Situation, andererseits in Anbetracht der ansonsten zu erwartenden Omarthrose bei großer intraartikulärer Stufe (◘ Abb. 36.3).

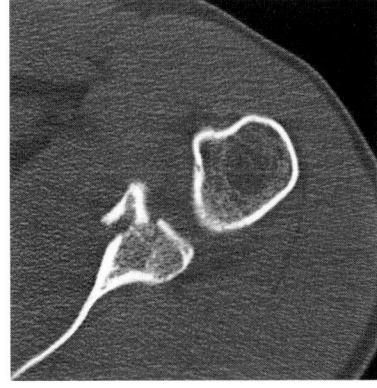

◘ Abb. 36.2

Operative Korrektur

Der Eingriff erfolgt 8 Tage später. Das ossäre Bankart-Fragment ist verkeilt mit einer Gelenkstufe von 1,5 cm. Ein Drittel der vorderen Glenoidfläche

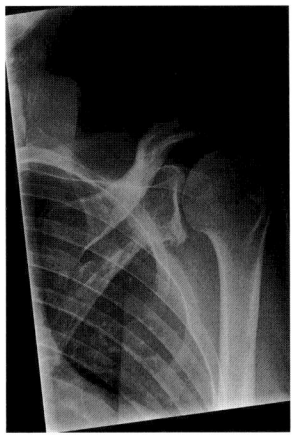
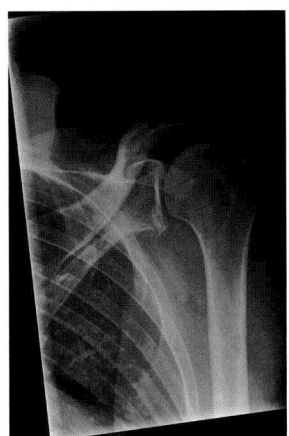
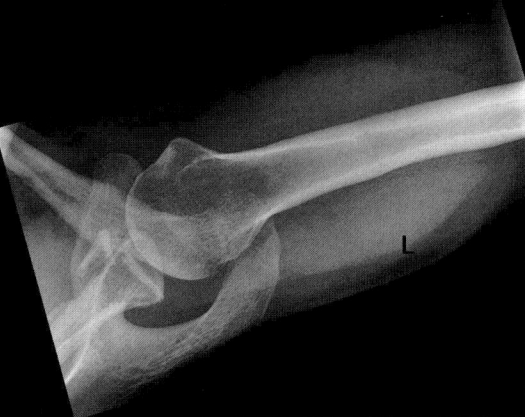

◘ Abb. 36.1

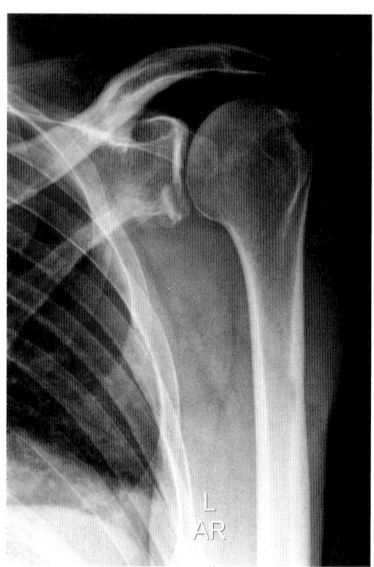
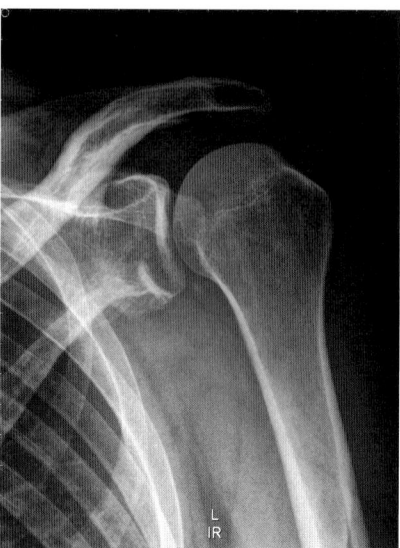
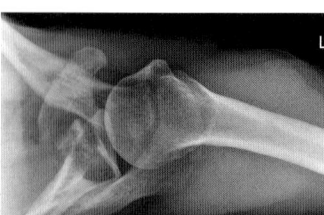
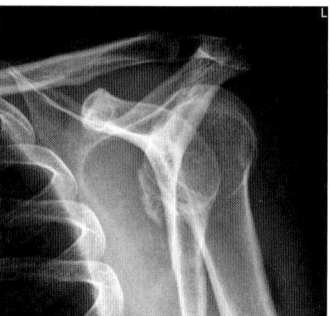

◘ Abb. 36.3

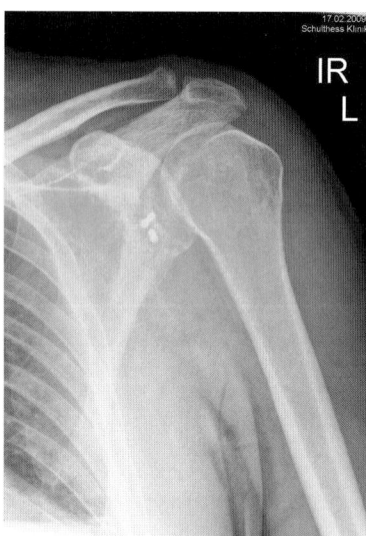

◘ Abb. 36.4

ist betroffen. Zwischen Position 06:00 Uhr und 07:30 Uhr findet sich zusätzlich ein am Limbus anhaftendes osteokartilaginäres Fragment. Dieses
Fragment ist ins Gelenk luxiert. Es erfolgt die Reposition des Hauptfragmentes mit gleichzeitiger anatomischer Interposition des osteokartilaginären
Fragmentes. Nach provisorischer Fixation mit 2 Gewindekirschnerdrähten
wird das Hauptfragment mit 2 HCS-Schrauben fixiert und unter Kompression gebracht. Es findet sich keine Stufenbildung, das interponierte osteokartilaginäre Fragment ist stabil. Die glenohumerale Zentrierung ist korrekt
(◘ Abb. 36.4).

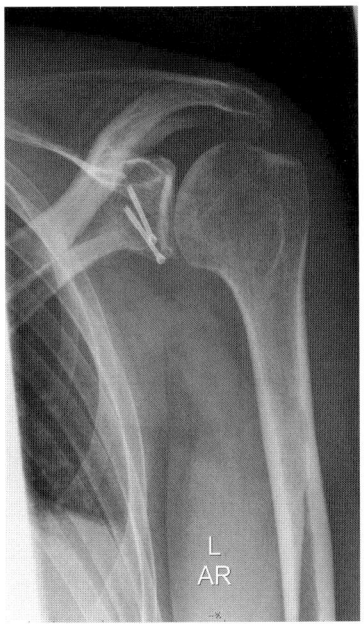
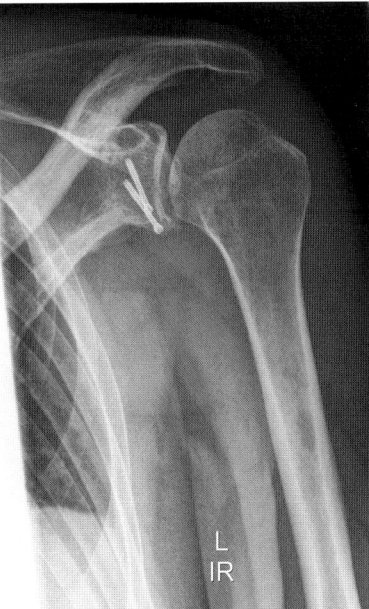
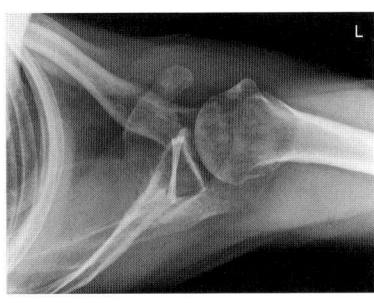

◘ Abb. 36.5

Verlauf

Ein Orthogilet wird für 6 Wochen getragen bei physiotherapeutisch geführter Rehabilitation ab erstem postoperativem Tag. 6 Wochen nach dem Eingriff ist der Patient weitgehend beschwerdefrei. Die Abduktion beträgt 70°, die adduzierte Außenrotation 10°. Die Physiotherapie wird weitergeführt. 3 Monate postoperativ beträgt die aktive Flexion/Elevation 120°, die abduzierte Aussenrotation 20°. Der Nackengriff ist gut möglich, der Schürzengriff bis zur unteren LWS durchführbar. Der Apprehensiontest ist negativ. Die Röntgenkontrolle dokumentiert den korrekten Sitz des ventrokaudalen Glenoidfragmentes ohne Stufenbildung bei guter ossärer Integration (**◘** Abb. 36.5). 6 Monate nach Intervention ist der Patient schmerzfrei mit guter subjektiver Stabilität. Die Flexion/Elevation ist mit 160° symmetrisch. Die Außen-/Innenrotation ist im Vergleich zur Gegenseite endständig noch um ca. 5° eingeschränkt. Der Apprehensiontest ist negativ. Die Kraft für Abduktion beträgt rechts 10,5 kg, links 9,5 kg. Radiologisch ist das ossäre Bankart-Fragment in anatomischer Stellung konsolidiert. Der Gelenkspalt ist erhalten bei korrekter glenohumeraler Zentrierung (**◘** Abb. 36.6). Die Physiotherapie wird abgesetzt, weitere Kontrollen sind nicht mehr vorgesehen.

Diskussion

Der früher propagierte Grundsatz, dass bei Glenoidfrakturen mit einer Defektzone von weniger als einem Drittel der Gelenkfläche nicht operativ vorgegangen werden soll, ist heute überholt. Die Osteosynthesetechnik hat sich verfeinert, das Schraubenmaterial wurde wesentlich verbessert. Bei Belassen einer größeren ossären Bankart-Läsion persistiert die glenohumerale Instabilität. Überdies begünstigt die intraartikuläre Stufenbildung eine spätere Omarthrose.

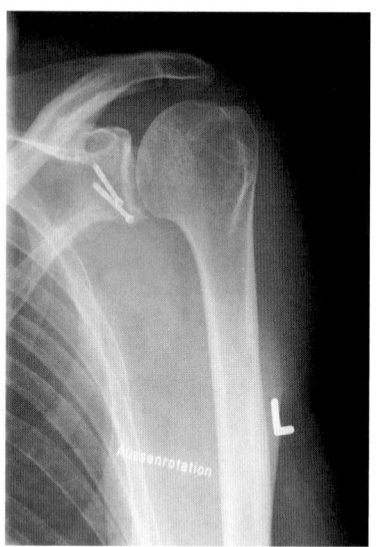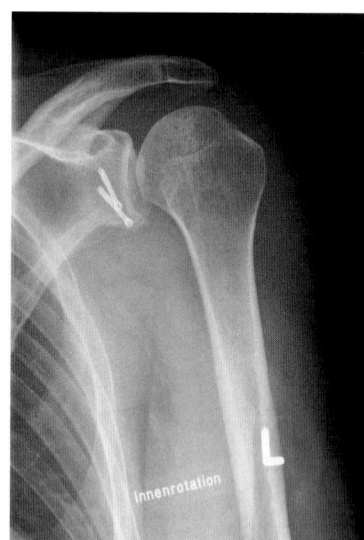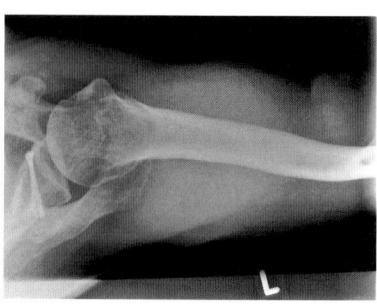

◘ Abb. 36.6

37　Anteroinferiore Schulterluxation mit dislozierter Tuberculum-majus-Fraktur, ossärer Bankart-Läsion und Rotatorenmanschettenruptur

R.P. Meyer, F. Moro

Klinischer Fall

Im April 2010 verunfallt eine 58-jährige Pferdekutschenfahrerin, als die Einspännerkutsche kippt. Die Patientin prallt mit ihrer linken Schulter an einen Pfosten. Eine erste klinische und radiologische Untersuchung im nahegelegenen Krankenhaus ergibt eine vordere untere Schulterluxation links. Nach Reposition zeigt sich eine mäßig dislozierte breitflächige Tuberculum-majus-Fraktur sowie eine Glenoidrandfraktur im Sinne einer ossären Bankart-Läsion (◘ Abb. 37.1). Die Patientin gibt an, dass sie bereits vor dem Unfall wegen linksseitiger Schulterschmerzen in Behandlung war. Im zusätzlich veranlassten Arthro-MRI findet sich eine transmurale Läsion am Übergang Supraspinatus-/Infraspinatussehne. Zur genauen Einschätzung der Glenoidrandfraktur wird eine CT-Untersuchung durchgeführt. Diese zeigt eine dislozierte, ein Drittel der Zirkumferenz umfassende Glenoidfraktur bei posterosuperior dislozierter, mehrfragmentärer Tuberculum-majus-Fraktur (◘ Abb. 37.2). Die neurologische Kontrolle inklusive EMG zeigt keine pathologischen Befunde. Die Indikation zur operativen Revision wird gestellt.

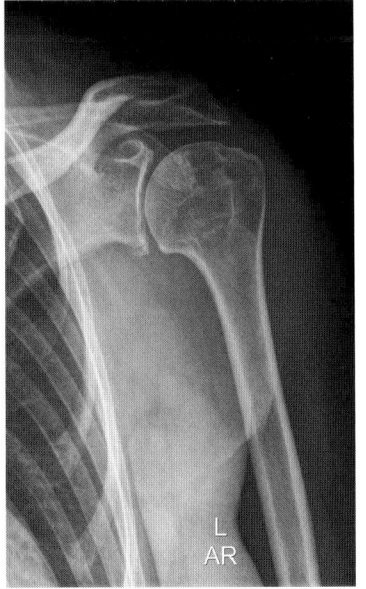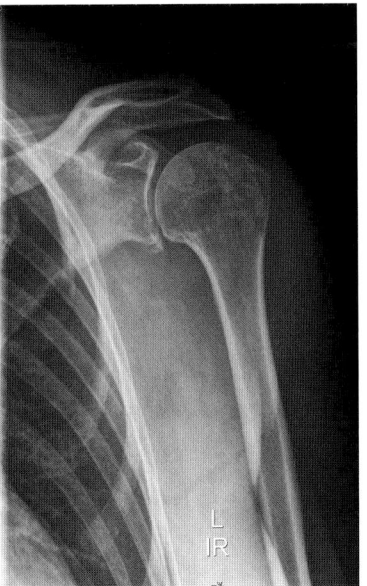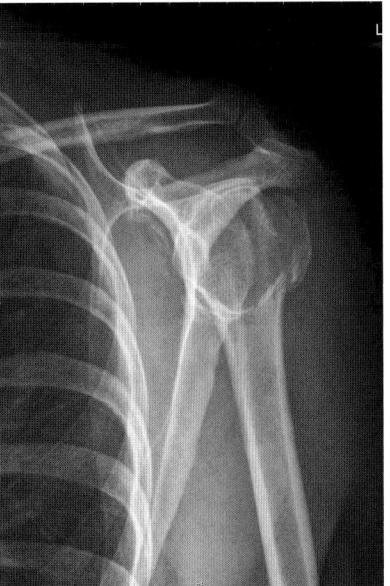

◘ Abb. 37.1

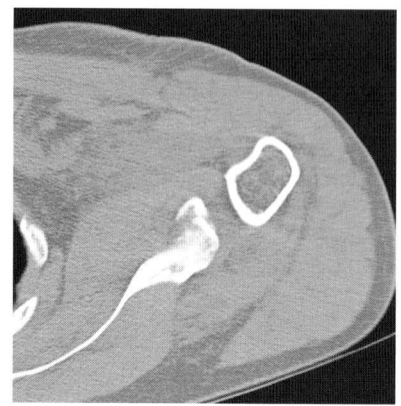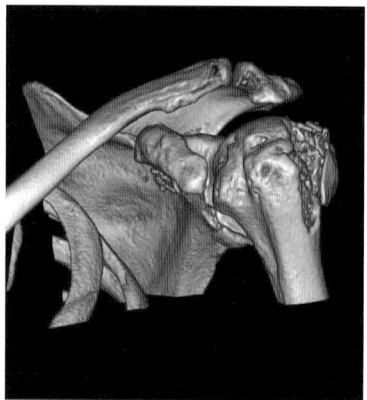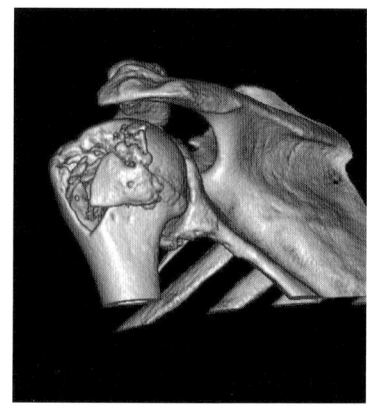

◘ Abb. 37.2

Operative Korrektur

Über einen deltoideopektoralen Zugang wird auf die Subscapularissehne eingegangen. Es findet sich eine Intervallläsion mit gleichzeitiger Verletzung der subluxierten langen Bizepssehne. Die vordere Glenoidrandfraktur wird dargestellt, diese im Weichteilverbund belassen. Das Glenoidrandfragment lässt sich anatomisch einpassen. Mit 2 3-mm-HCS-Schrauben wird die Fraktur fixiert. Die Subscapularissehne wird transossär am Tuberculum minus reinseriert. Die lädierte lange Bizepssehne wird am Bizepssehnenanker tenotomiert und in den Weichteilen tenodesiert.

Nun erfolgt die posterolaterale Deltoid-Split-Inzision. Es wird direkt auf die Frakturzone eingegangen. Die transmurale Rotatorenmanschettenruptur bestätigt sich. Gleichzeitig ist das Tuberculum-majus-Fragment nach posterior disloziert. Die Tuberculum-majus-Fraktur wird reponiert und mit einer 3-Loch-T-Platte im Sinne einer Abstützosteosynthese fixiert. Zum Schluss erfolgt die transossäre Reinsertion der Rotatorenmanschette mit einem Corkscrew, einem Push-Lock sowie Zusatznähten. Die intraoperative Bildwandlerkontrolle zeigt die korrekte Lage der Implantate.

Verlauf

Postoperativ wird für 4 Wochen ein Orthogilet getragen. Die passiv-assistierten Bewegungsübungen sind bis zur Horizontale, die Außenrotation bis zum weichen Stopp gestattet. 3 Wochen nach dem Eingriff beträgt die Schulterbeweglichkeit: Flexion 50°, Abduktion 40°, AR/IR in Neutralstellung 10/0/80°. Radiologisch dokumentiert sich die korrekte Lage des Osteosynthesematerials bei guter glenohumeraler Zentrierung (◘ Abb. 37.3). 6 Wochen postoperativ findet sich eine Bewegungsamplitude von: Flexion/Abduktion 90°, AR/IR in Neutralstellung 20/0/90°. Der Nacken- und Schürzengriff sind sicher durchführbar. Radiologisch bestehen keine Hinweise für eine sekundäre Dislokation (◘ Abb. 37.4). Sonographisch zeigt sich eine intakte rekonstruierte Rotatorenmanschette. 3 Monate nach der Intervention ist die Patientin beschwerdefrei. Die Schulterbeweglichkeit beträgt: Flexion 150°, Abduktion 110°, AR/IR in Neutralstellung 30/0/90°. Radiologisch sind sämtliche versorgten Frakturen durchgebaut (◘ Abb. 37.5). Die Physiotherapie wird bis zur Halbjahreskontrolle fortgeführt. 6 Monate postoperativ ist die Patientin schmerzfrei und weist eine symmetrische Schulterbeweglichkeit auf. Die Röntgenkontrolle zeigt unverändert korrekte Stellungsverhältnisse.

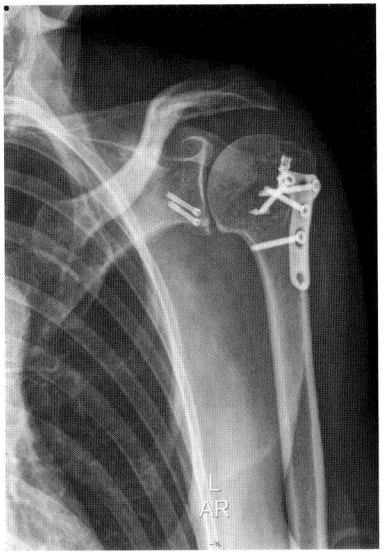
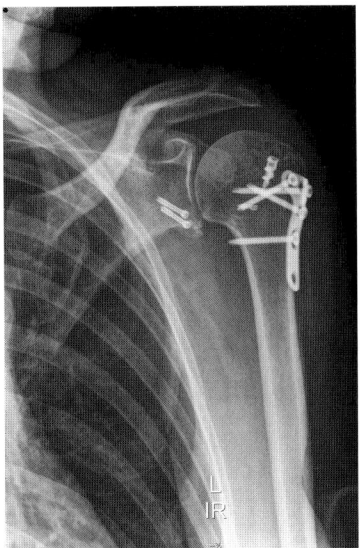
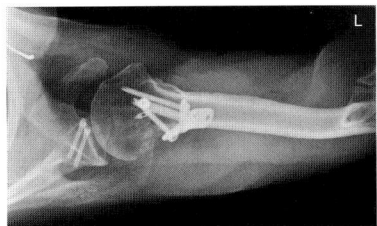

◗ Abb. 37.3

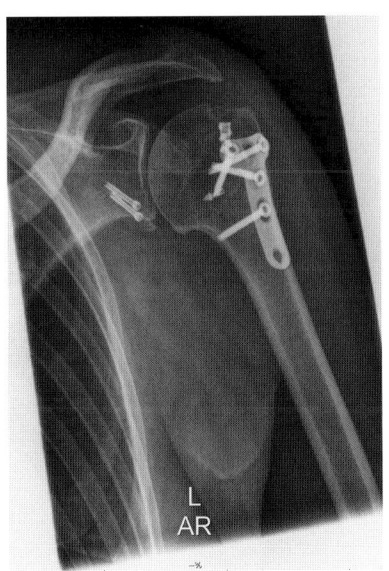
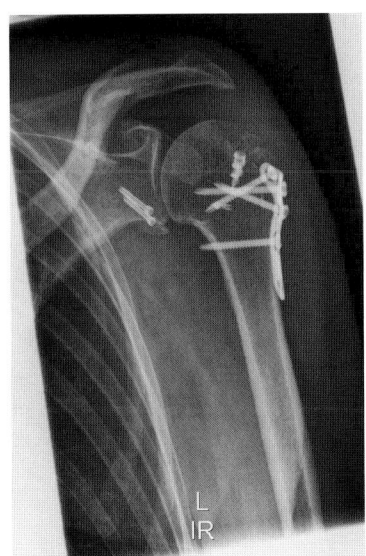
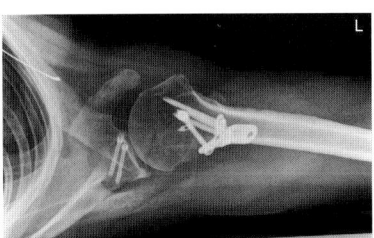

◗ Abb. 37.4

Das Osteosynthesematerial ist stabil. Es bestehen keine Hinweise auf posttraumatische arthrotische Veränderungen (◗ Abb. 37.6).

Diskussion

In Anbetracht der primären, konventionellen Röntgenbilder kann die Komplexität der vorliegenden Verletzung leicht unterschätzt werden. Erst die Zusatzuntersuchungen mit Sonographie, Arthro-MRI und Computertomographie führen zur sicheren operativen Indikationsstellung. Auch liegt in dieser Alterskategorie oft ein vorbestehender Rotatorenmanschettendefekt vor, der im Behandlungskonzept mitberücksichtigt werden muss.

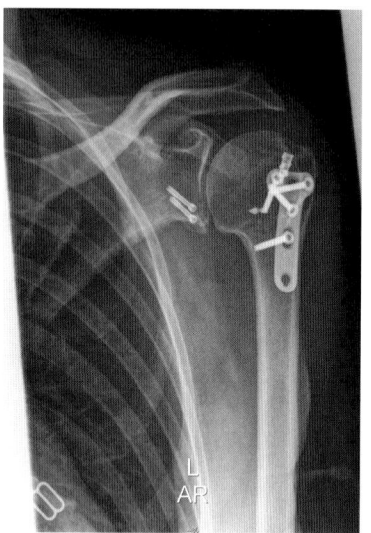
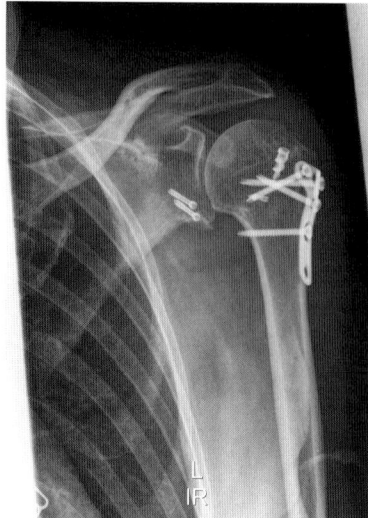
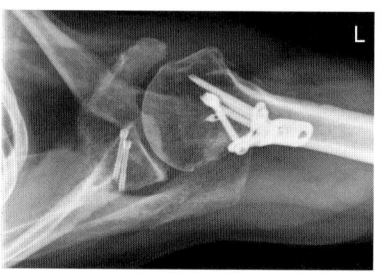

◙ Abb. 37.5

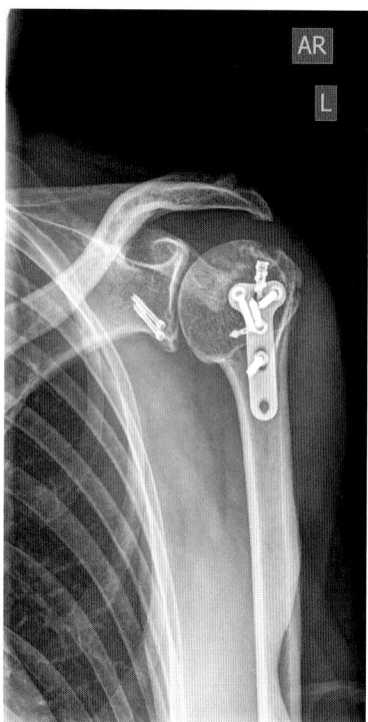
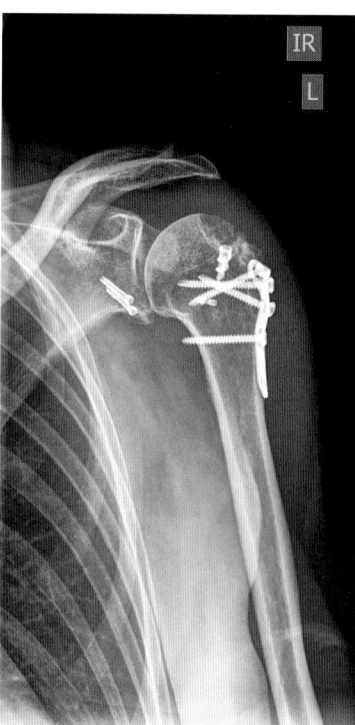
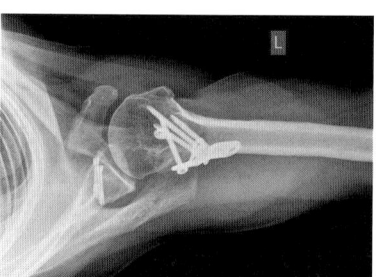

◙ Abb. 37.6

38   Traumatische ventrokaudale Schulterinstabilität mit großem ossärem Hill-Sachs-Defekt und ossärer Bankart-Läsion

R.P. Meyer, H.K. Schwyzer

Klinischer Fall

Ein 35-jähriger Mann wird uns von einem Orthopäden im Januar 2006 zur Einschätzung und eventuellen chirurgischen Therapie einer vorderen Schulterinstabilität rechts in die Sprechstunde überwiesen. Der passionierte Kanufahrer traumatisierte sich 4 Jahre zuvor erstmals seine rechte Schulter beim Eskimotieren. Eine eindeutige Luxation sei damals nicht festgestellt worden. Die Beschwerden klangen ohne Therapie wieder ab. Vor einem sowie einem halben Jahr traten dann beim Kanufahren in Abduktion/Außenrotation erneut eindeutige vordere untere Schulterluxationen rechts auf. Die Reposition erfolgte jeweils im Krankenhaus. Kanufahren ist in der Folge nicht mehr möglich. Auch im Alltag besteht bei Abduktionsbewegungen eine subjektive Instabilität. Klinisch findet sich rechts in Abduktion eine um 20° reduzierte Außenrotation. Die Kraft für die Abduktion beträgt rechts 8,5 kg, links 14,5 kg. Der Apprehensiontest ist rechts deutlich positiv bei negativen Bizepszeichen. Die CT-Untersuchung einige Wochen vor seiner Überweisung zu uns dokumentiert einen tiefen ossären Hill-Sachs-Defekt sowie eine schalenförmige, fehlverheilte ossäre Bankart-Läsion (◘ Abb. 38.1). Die Rotatorenmanschette ist Ultraschall- und Arthro-MRI-dokumentiert intakt. Die Indikation zur Stabilisierung dieser ventrokaudalen Schulterinstabilität ist gegeben.

Operative Korrektur

2 Monate nach der Überweisung wird der Eingriff durchgeführt. Vorerst erfolgt die explorierende Arthroskopie der rechten Schulter. Der riesige Hill-Sachs-Defekt weist eine Impression von 1,5 cm auf bei einer Breite von gut 2 cm und erstreckt sich von kranial bis posterokaudal. Unter Außenrotation gleitet der Defekt bis zum vorderen Glenoidrand. Der Limbus ist vom vorderen Glenoidrand vollständig abgelöst. Das schalenförmige Bankart-Fragment ist in kaudalisierter, medialisierter Fehlstellung mit dem Glenoidhals verwachsen. Das kraniale Ende des Bankart-Fragmentes steht vom vorderen Glenoidrand um ca. 1 cm ab. Die Indikation zur offenen Stabilisierung ist gegeben. Durch einen deltoideopektoralen Zugang wird auf den Subscapularis eingegangen und dieser abgelöst. Die ventrale Kapsel ist lateral entsprechend einer HAGL-Läsion (HAGL = humerale Avulsionsverletzung der glenohumeralen Bänder) zusätzlich vom Humeruskopf partiell abgerissen. Der Humeruskopf wird zur Darstellung der Hill-Sachs-Impression luxiert. Der Grund des Hill-Sachs-Defektes wird angefrischt, ein corticospongiöser Tutoplastspan eingepasst und mit 3 3-mm-Kortikaliszugschrauben fixiert. Die Schraubenköpfe liegen unter Niveau (vgl. Fotodokumentation; ◘ Abb. 38.2). Nach Reposition des Humeruskopfes zeigt sich ein gutes Gleiten

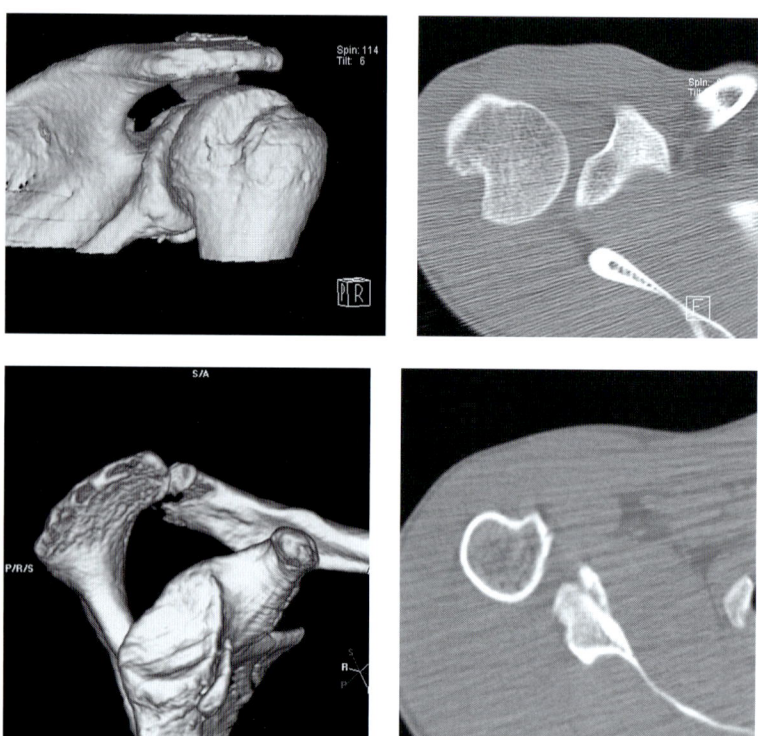

☐ Abb. 38.1

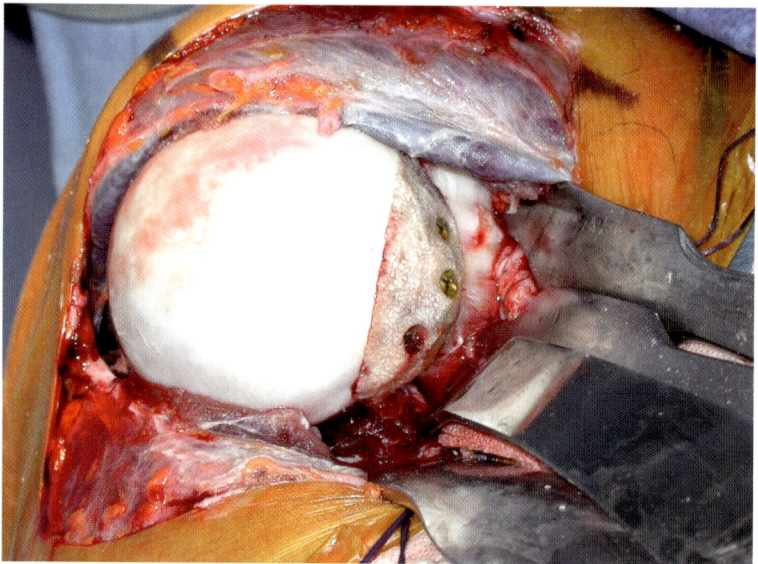

☐ Abb. 38.2

auch in Außenrotation. Unter Kontrolle des N. axillaris wird nun das fehlverheilte Bankart-Fragment an der kaudalen Basis osteotomiert und inklusive
des Limbus-Kapsel-Komplexes nach lateral-kranial mobilisiert. Der Limbus-
Kapsel-Komplex wird mit 2 G2-Mitek-Ankern, unmittelbar kranial und

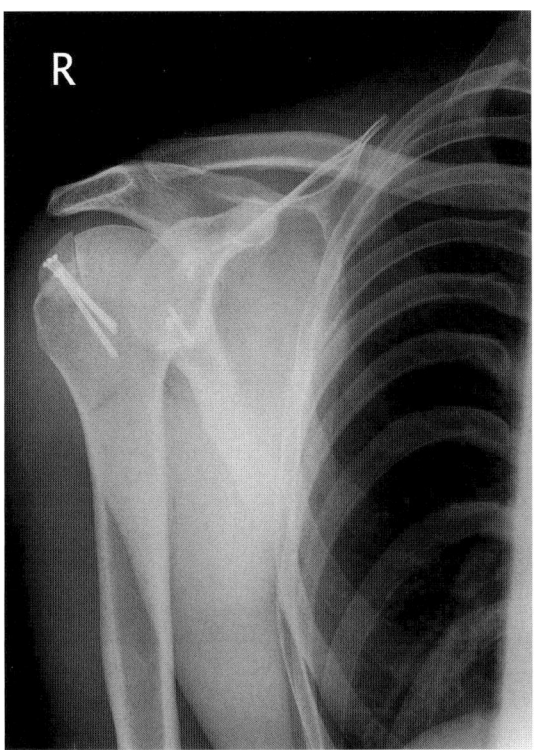

◘ Abb. 38.3

caudal des ossären Bankart-Fragmentes gesetzt, refixiert. Zur zusätzlichen Kompression des Bankart-Fragmentes wird eine 3-mm-Kortikaliszugschraube eingebracht. Der Humeruskopf ist nun gut zentriert. Auch in Außenrotation besteht keine Luxationstendenz mehr. Die Subscapularissehne wird transossär refixiert. Die postoperative Röntgendokumentation zeigt eine gute Defektfüllung der Hill-Sachs-Läsion (**◘** Abb. 38.3).

Verlauf

Die physiotherapeutisch geführte Rehabilitation setzt ab erstem postoperativem Tag ein. Ein Orthogilet wird für 4 Wochen getragen. 6 Wochen nach dem Eingriff beträgt die Flexion/Elevation/Abduktion knapp 90°, die adduzierte Außenrotation 10° bei guter glenohumeraler Zentrierung. Die Röntgenkontrolle zeigt keinen Überstand des Spans glenohumeral. Der Humeruskopf ist zentriert. Sämtliche Schrauben sind in situ ohne Lockerungszeichen (**◘** Abb. 38.4). 4 Monate postoperativ ist der Patient weitgehend beschwerdefrei. Die Bewegungsamplitude beträgt: Flexion/Elevation 145°, adduzierte Außenrotation rechts 25°, links 35°. Der Apprehensiontest negativ. Radiologisch ist der homologe Span eingeheilt. Auch die ossäre Bankart-Läsion ist konsolidiert (**◘** Abb. 38.5). Die Physiotherapie wird weitergeführt. 9 Monate nach Intervention klagt der Patient über Impingementbeschwerden bei subjektiv guter Stabilität. Klinisch ist die rechte Schulter stabil. Es finden sich jedoch inkonstante Krepitationen subacromial. Die Röntgenkontrolle zeigt insbesondere in der axialen Inzidenz ein leichtes Vorstehen der Schraubenköpfe am Humeruskopf (**◘** Abb. 38.6). Die Arthro-CT-Untersuchung gibt keine Zusatzinformationen, insbesondere keine Anhaltspunkte für eine

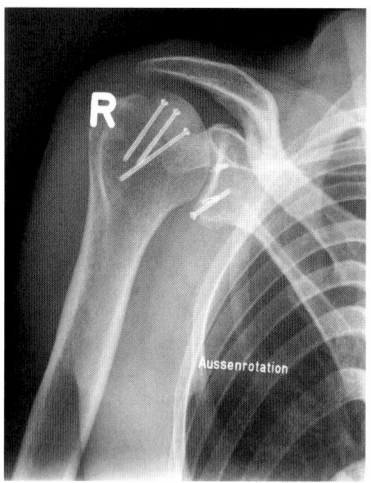
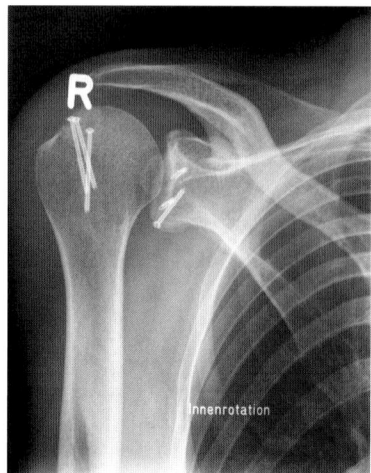
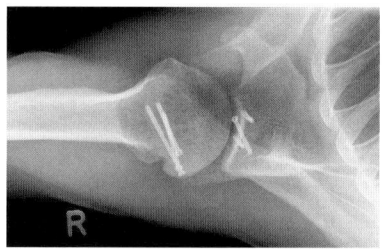

□ Abb. 38.4

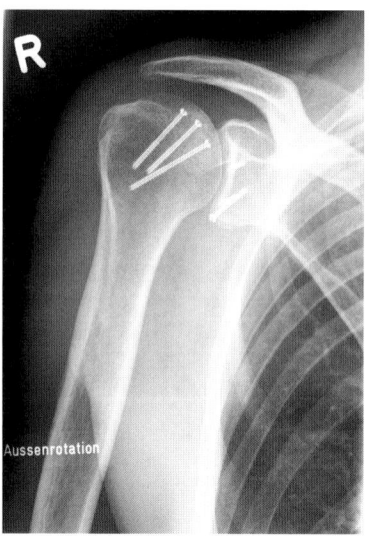
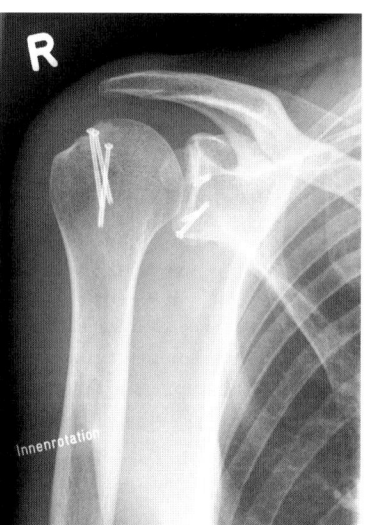
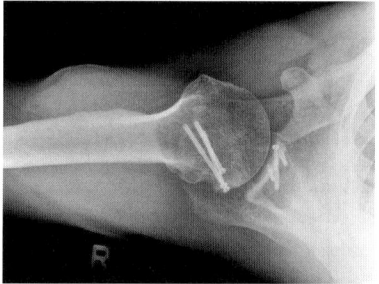

□ Abb. 38.5

Schraubenlockerung humeral. Wegen der schmerzhaften Krepitationen wird die Indikation zur arthroskopischen Exploration gestellt. Die Arthroskopie erfolgt 11 Monate nach dem Eingriff. Im Bereich des refixierten Bankart-Fragmentes bestehen korrekte Verhältnisse. Ebenso ist der Limbus zirkulär erhalten. Posterokranial am Humeruskopf ist der homologe Span eingeheilt, an der Oberfläche im Vergleich zur Operation vor 11 Monaten jedoch um ca. 4 mm resorbiert. Dadurch stehen die 3 Schraubenköpfe unter der Infra-/Supraspinatussehneninsertion etwas vor und stören mechanisch. Die 3 Schrauben werden nachgezogen und so unter Niveau versenkt. Das Impingement mit der darüberliegenden Rotatorenmanschette ist dadurch behoben. Durch zusätzliche Adhäsiolyse und Synovektomie kann die Außenrotation von präoperativ 15° auf 35° verbessert werden. 3 ½ Monate nach Rearthroskopie

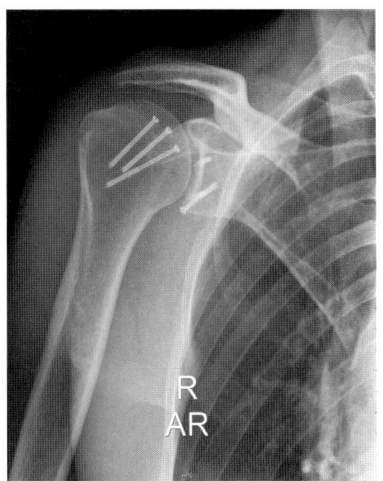 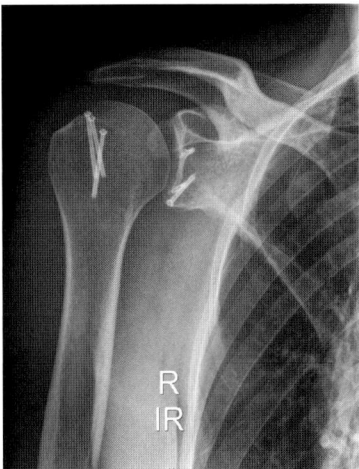 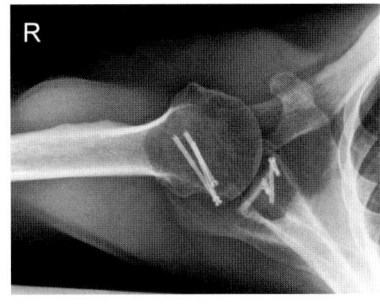

◨ Abb. 38.6

ist der Patient beschwerdefrei. Die Schulterbeweglichkeit ist nahezu symmetrisch. Das Kanufahren ist wieder schmerzfrei möglich.

Diskussion

Bei derart großen glenohumeralen, ossären Läsionen nach vorderer Schulterluxation, wie sie hier vorliegen, ist eine offene Revision nicht zu umgehen. Mit der ossären Bankart-Läsion und der konsekutiven Limbusdislokation fallen 2 wesentliche vordere Stabilisatoren weg. Durch den außergewöhnlich breiten und tiefen Hill-Sachs-Defekt kann bei starker Außenrotation unter Umständen ein Verhaken am vorderen Glenoidrand, das sog. Zahnradphänomen, auftreten. Wichtig ist eine atraumatische, technisch präzise Rekonstruktion der verschiedenen Läsionen gepaart mit engmaschigen Nachkontrollen. Auch soll bei unklaren postoperativen Restschmerzen großzügig im Sinne eines »second look« auf die Rearthroskopie zurückgegriffen werden.

39   Status nach hinterer Schulterluxation mit großer inverser Hill-Sachs-Läsion

R.P. Meyer, H.K. Schwyzer

Klinischer Fall

Ein 33-jähriger Mann erleidet im Oktober 2001 bei einem Elektrounfall eine hintere Schulterluxation links. Nach Reposition in einem auswärtigen Krankenhaus wird der Patient zur weiteren Abklärung und Therapie an unsere Klinik überwiesen. Die klinische Untersuchung ergibt keine nennenswerten pathologischen Befunde an der linken Schulter. Es lässt sich kein Subluxationsgefühl beim Prüfen der hinteren Luxierbarkeit provozieren. Die Kraft bei Innenrotation ist leicht vermindert. Radiologisch zeigt sich eine große inverse Hill-Sachs-Läsion (◘ Abb. 39.1). Sonographisch ist die Rotatorenmanschette intakt. Die zusätzlich veranlasste Arthro-CT-Untersuchung bestätigt die große inverse Hill-Sachs-Läsion mit deutlicher Stufenbildung. Gut 60 % der Gelenkfläche sind betroffen (◘ Abb. 39.2). Im Arthro-MRI ist das dorsale Labrum intakt. Es liegen keine wesentlichen dorsalen Kapselschädigungen vor (◘ Abb. 39.3). Die Indikation zur Aufrichtung der intraartikulären Fraktur ist gegeben.

Operative Korrektur

Der Eingriff erfolgt knappe 3 Wochen später. Über eine deltoideopektorale Inzision wird auf den Subscapularis eingegangen, die Sehne vom Tuberculum minus abgelöst. Der Humeruskopf wird dargestellt. Die umgekehrte vordere Hill-Sachs-Läsion beginnt am medialen Pulley und reicht über die Sagittalebene bis ganz nach kaudal. Im kaudalen, metaphysären Bereich

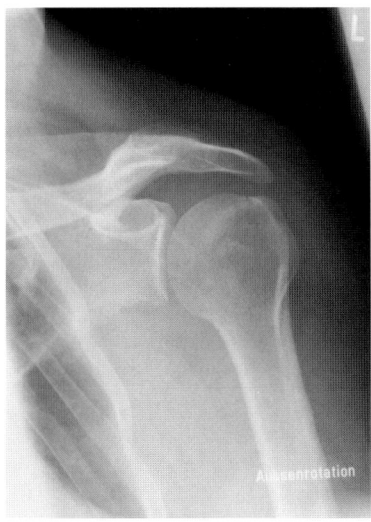 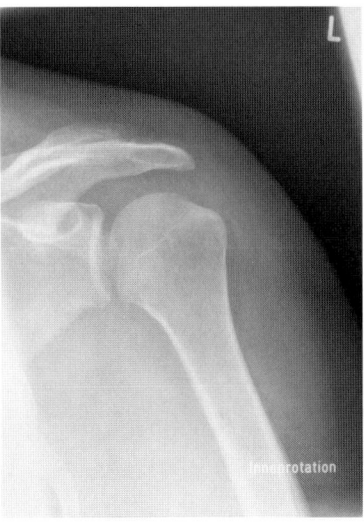 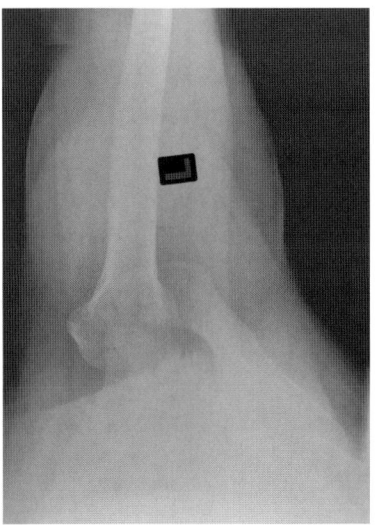

◘ Abb. 39.1

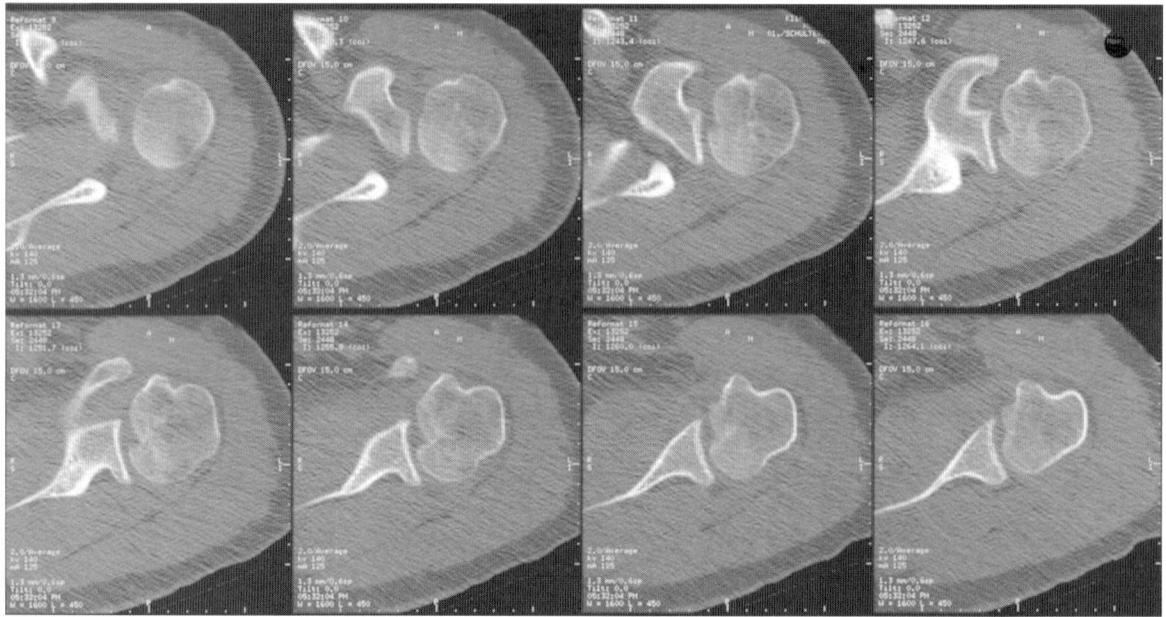

◪ Abb. 39.2

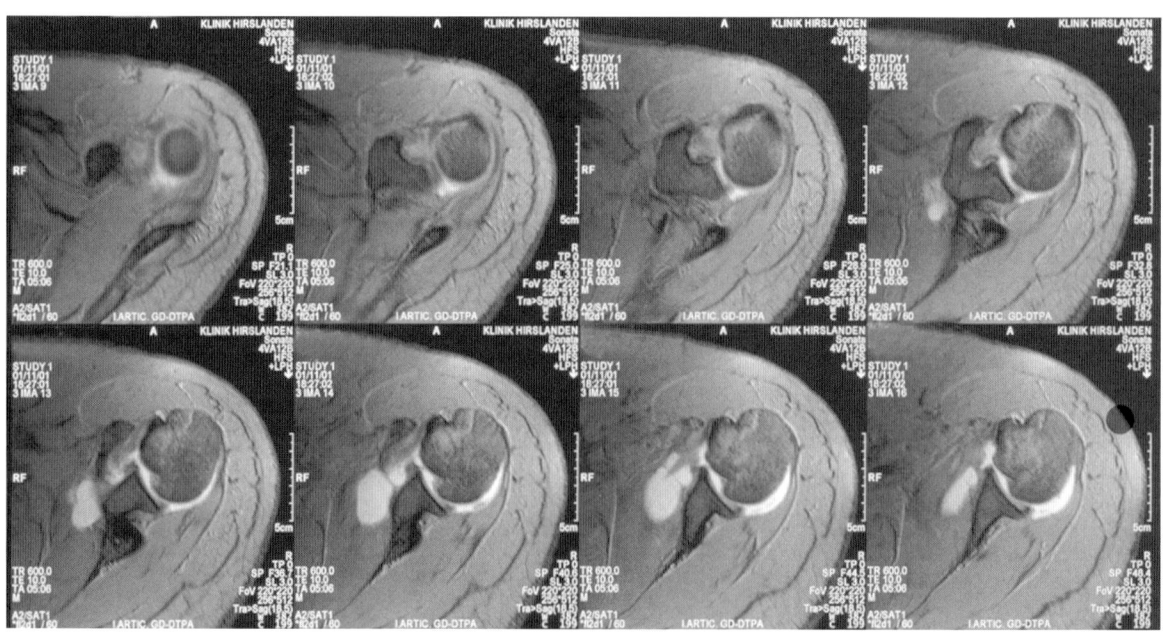

◪ Abb. 39.3

wird medial des Sulcus bicipitalis mit Lambot-Meißel eingegangen und das Fragment aufgehebelt. Das Fragment liegt schließlich frei. Die Übergangszone der humeralen Gelenkfläche zum Fragment ist plastisch deformiert und muss mit Spongiosa unterfüttert werden. Diese wird vom linken Beckenkamm entnommen und in den Humerusdefekt eingebracht. Das Hill-Sachs-Fragment lässt sich anatomisch einpassen und wird mit 2 3-mm-kanülierten Titanschrauben fixiert. Die Schraubenköpfe werden im Knorpel vollständig versenkt. Das Fragment verkeilt ideal. Der Subscapularis wird transossär refixiert.

Verlauf

Der linke Arm wird für 6 Wochen in Neutralrotation auf einer Neer-Schiene gelagert. Die Innenrotation ist in dieser Zeit lediglich bis 20° gestattet. 6 Wochen nach dem Eingriff beträgt die Flexion/Elevation 120°. Der Nackengriff ist möglich. Die Innenrotation ist noch deutlich eingeschränkt, wird nun freigegeben. Radiologisch bestehen korrekte Humeruskopfkonturen bei festem Schraubensitz (☑ Abb. 39.4). 3 ½ Monate postoperativ beträgt die Flexion/Elevation 160°. Nacken- und Schürzengriff sind sicher durchführbar. Die Röntgenkontrolle zeigt eine vollständige Integration des spongiös unterfütterten Hill-Sachs-Fragmentes bei guter Rundung der humeralen Gelenkfläche und korrekter Schraubenlage (☑ Abb. 39.5). Anlässlich der Abschlusskontrolle 7 Monate nach Intervention ist die Schulterbeweglichkeit symmetrisch und schmerzfrei. Die Kraft für Abduktion beträgt beidseits 14,5 kg. Der Jerk-Test ist negativ. Die Röntgenkontrolle zeigt eine unverändert korrekte Situation ohne Hinweise für eine avaskuläre Humeruskopfnekrose (☑ Abb. 39.6). Der Patient arbeitet wieder voll als LKW-Fahrer.

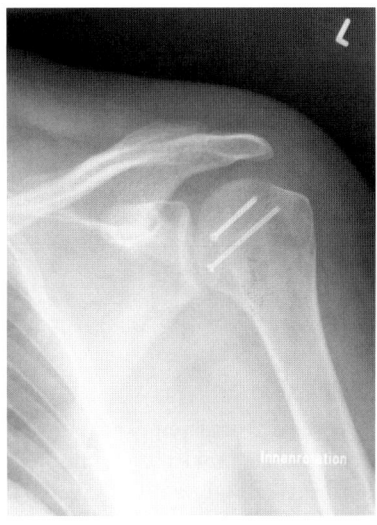

☑ Abb. 39.4

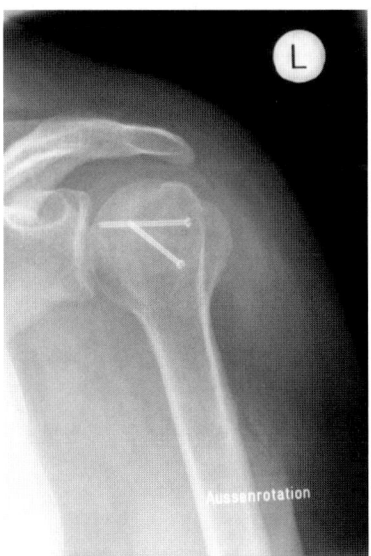 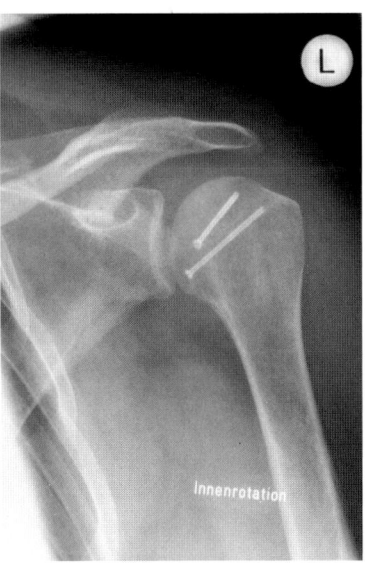 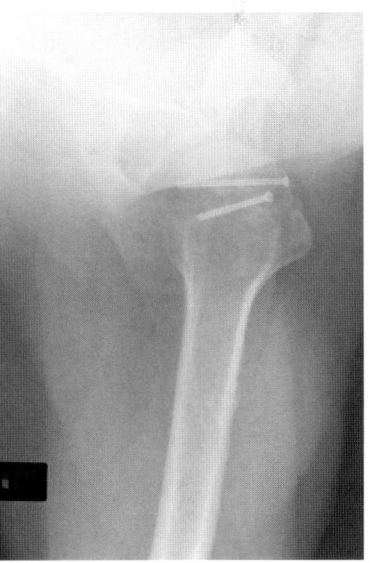

☑ Abb. 39.5

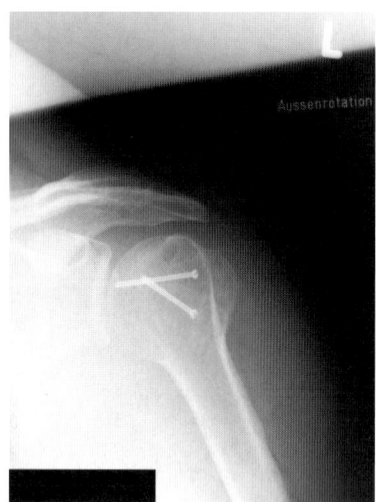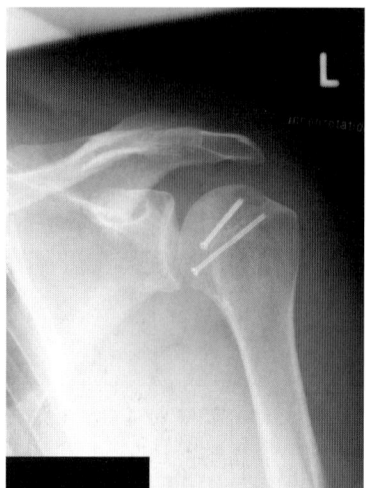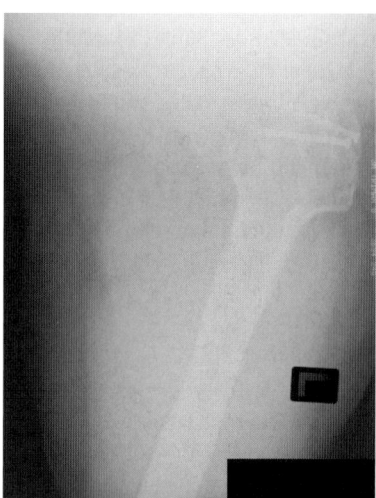

◨ Abb. 39.6

Diskussion

Wie bei der vorderen Schulterluxation ist auch bei der hinteren Luxation durch genaue Abklärungen mit den entsprechenden bildgebenden Verfahren in nahezu allen Fällen eine Hill-Sachs-Läsion unterschiedlicher Größe und Tiefe zu finden. Betrifft die Hill-Sachs-Läsion mehr als ein Viertel der Gelenkfläche, sollte die Aufrichtung diskutiert werden. Im vorliegenden Fall war über 60 % der Gelenkfläche imprimiert mit deutlicher Stufenbildung. Die Aufrichtung führte zu einer weitgehenden Restitution.

40 Seit 5 Monaten persistierende, verhakte dorsale Schulterluxation

R.P. Meyer, H.K. Schwyzer

Klinischer Fall

Ein 43-jähriger Patient stürzt im Juli 2005 beim Inlineskating auf seine linke Schulter. Mit Schmerzen und erheblicher Bewegungseinschränkung meldet er sich beim Praxisvertreter seines Hausarztes. Eine Physiotherapie wird eingeleitet. Wegen persistierender massiver Bewegungseinschränkung wird 3 Monate nach dem Unfallereignis eine Arthro-MRI-Untersuchung der linken Schulter durchgeführt. Es findet sich ein nach dorsal luxierter, impaktierter Humeruskopf mit großer, inverser Hill-Sachs-Läsion bei intakter Rotatorenmanschette. Der Patient wird zur weiteren Therapie an uns überwiesen. Die Konsultation 2 Wochen später zeigt eine massiv eingeschränkte Schulterbeweglichkeit: Flexion/Elevation 80°, Abduktion 60°, abduzierte AR/IR mit Wackelbewegungen um die Neutralstellung. Alle 3 Deltoidportionen sind kontrakt. Das Axillarisdermatom weist eine normale Sensibilität auf. Die konventionellen Röntgenbilder dokumentieren die hintere Schulterluxation mit großer, inverser Hill-Sachs-Läsion und Konsolenbildung mit ossärer Reaktion am posterioren Glenoid (◨ Abb. 40.1). Die zusätzlich veranlasste CT-Untersuchung bestätigt die Befunde. Die Indikation zur operativen Revision wird gestellt. Es kann erst intraoperativ entschieden werden, ob ein gelenkerhaltender Eingriff möglich ist oder der Gelenkersatz vorgenommen werden muss.

Operative Korrektur

Der Eingriff erfolgt gut einen Monat nach der Konsultation. Es wird durch einen deltopektoralen Zugang eingegangen und bei dorsal verhakt positioniertem Humeruskopf die massiv verdickte Kapsel im Intervall eröffnet. Der Subscapularis wird abgelöst, die Kapsel nach dorsal unter Kontrolle des Nervus axillaris eröffnet. Mithilfe des Arthrodesenspreizers gelingt die Reposition. Es liegt eine massive posterokaudale Instabilität vor. Bei einer Innenrotation von 20° luxiert die Schulter nach posterior. Am Humeruskopf ventral besteht ein Defekt von 3,5 cm Breite und 2,5 cm Tiefe. Die gesamte posteriore Kapsel ist am Glenoid um gut 2 cm medialisiert und am hinteren Glenoidhals ossär verbacken. Zwischen Position 03:00 und 06:00 Uhr besteht ein posteriorer, ossärer Glenoidpfannendefekt. Auch am Humeruskopf ist der Knorpel aufgeweicht. Die Rotatorenmanschette ist in Kontinuität. Die Indikation zur Arthroplastik ist gegeben. Nach Humeruskopfresektion und Darstellen des Glenoids wird die gesamte hintere Kapsel am Glenoidhals mobilisiert, sodass sie wieder spontan à niveau mit dem hinteren Glenoidrand zu liegen kommt. Das Glenoid wird entknorpelt, die Glenoidkomponente einzementiert. Der proximale Humerusschaft wird dargestellt, die Schaftkomponente eingepasst. Nach Aufbau der Prothesenkomponenten zeigt sich eine gute Zentrierung bei stabiler Situation auch in Rotation. Der Subscapularis wird transossär refixiert. Die postoperative Röntgenkontrolle dokumentiert den korrekten Sitz der Prothese mit guter glenohumeraler Zentrierung (◨ Abb. 40.2).

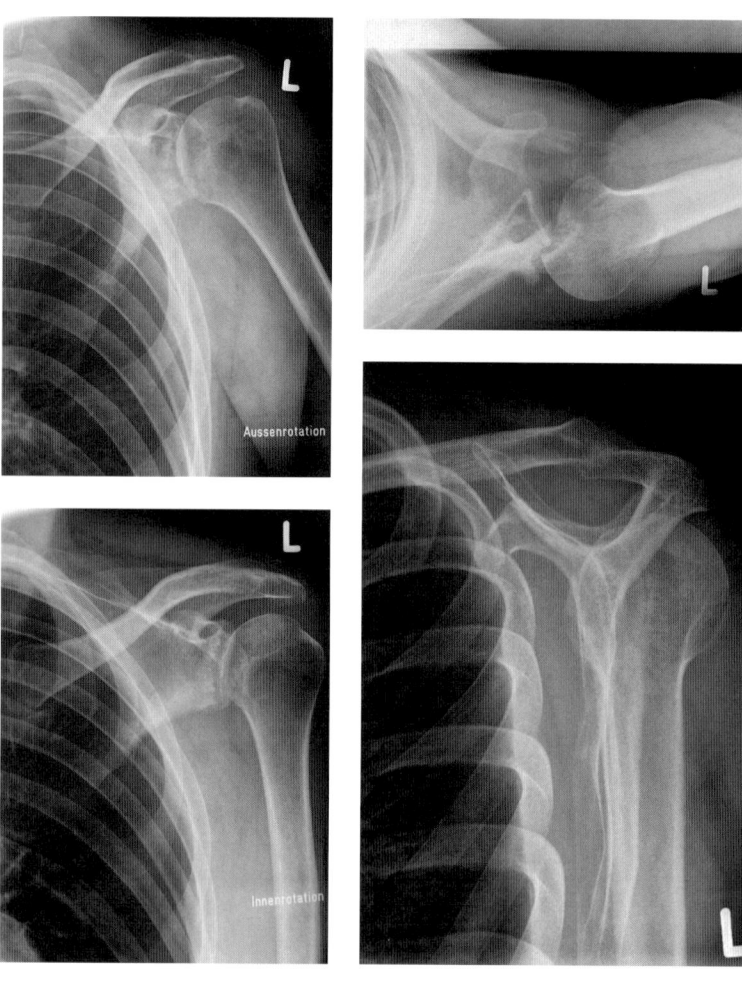

◘ Abb. 40.1

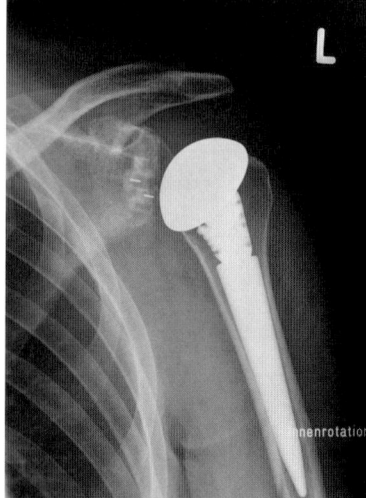 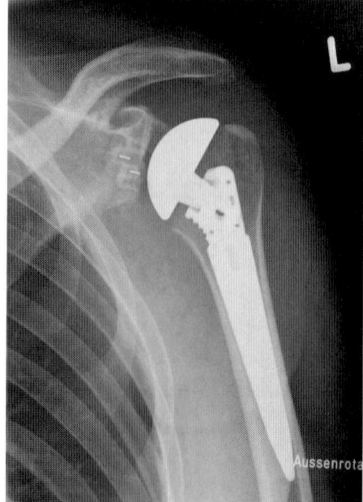

◘ Abb. 40.2

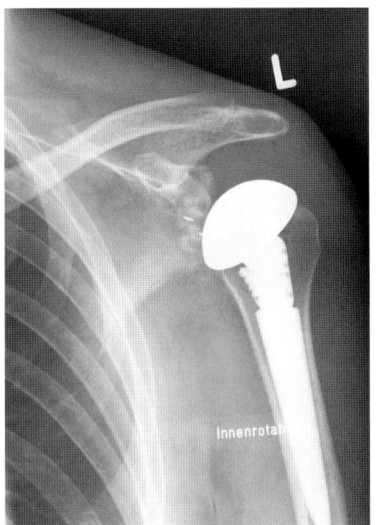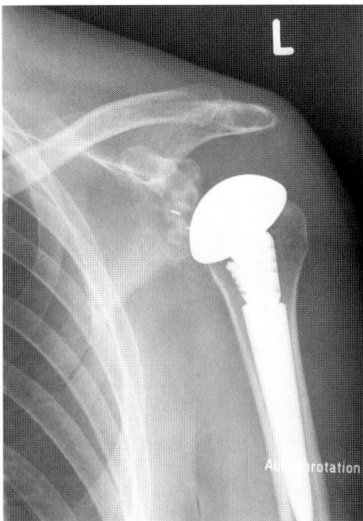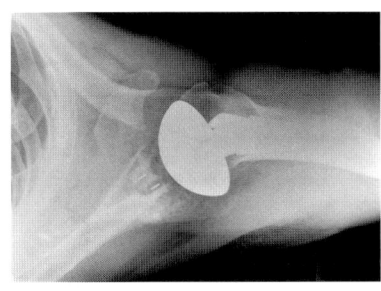

◼ Abb. 40.3

Verlauf

Die physiotherapeutisch geführte Rehabilitation setzt unmittelbar postoperativ ein. Ein Orthogilet wird nachts für 4 Wochen getragen. Eine postoperativ aufgetretene, diskrete Handschwäche links klingt nach wenigen Tagen ab. 6 Wochen nach dem Eingriff beträgt die Flexion/Elevation und Abduktion aktiv 80°. Radiologisch liegt eine korrekte Zentrierung vor (◼ Abb. 40.3). 3 Monate postoperativ ist der Patient beschwerdefrei bei einer Bewegungsamplitude von Flexion/Elevation/Abduktion 130°. Bereits 2 Monate nach dem Eingriff arbeitet der Ingenieur im angestammten Beruf wieder zu 100 %. 1 Jahr nach der Operation ist der Patient schmerzfrei. Die Bewegungsamplitude ist symmetrisch. Die Kraft für Abduktion beträgt rechts 12 kg, links 10 kg. Radiologisch finden sich keine Lockerungszeichen bei guter glenohumeraler Korrespondenz (◼ Abb. 40.4). 3 Jahre postoperativ sind alle Tätigkeiten im Alltag und in der Freizeit möglich. Ein leichtes thorakoskapuläres Krepitieren persistiert, stört jedoch kaum. Radiologisch findet sich eine unveränderte Situation (◼ Abb. 40.5). 5 Jahre nach dem Eingriff ist der Patient nach wie vor schmerzfrei. Die Schultergelenkbeweglichkeit ist symmetrisch. Radiologisch besteht eine unveränderte Situation im Vergleich zu den früheren Aufnahmen. Es besteht kein Hinweis auf Lockerung bei guter glenohumeraler Korrespondenz (◼ Abb. 40.6).

Diskussion

Bei den massiven Knorpel-Knochen-Alterationen glenohumeral kommt in dieser Situation trotz des Alters lediglich der Kunstgelenkersatz in Frage. Bei intakter Rotatorenmanschette kann die anatomische Totalprothese implantiert werden. Die Gefahr der postoperativen Luxation des Kunstgelenks darf nicht unterschätzt werden. Der entscheidende Faktor zur Verhinderung dieser Luxationstendenz ist die intraoperative, ausgedehnte Mobilisierung der gesamten hinteren Kapsel am Glenoidhals. Eine dorsale Kapselraffung – wie dies oft propagiert wird – ist kontraproduktiv.

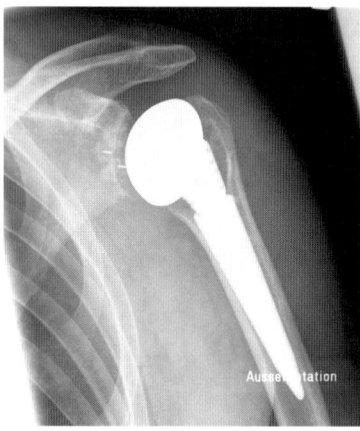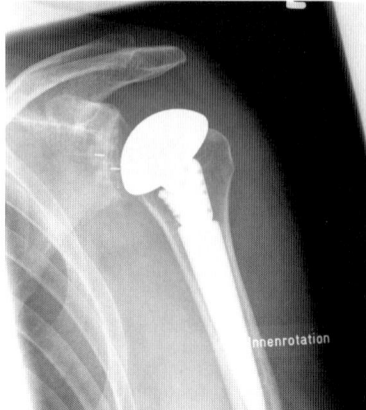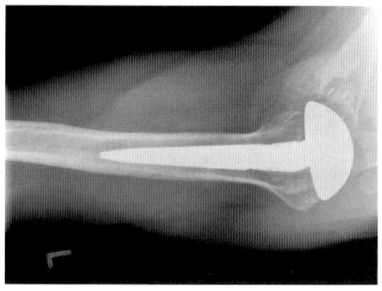

◘ Abb. 40.4

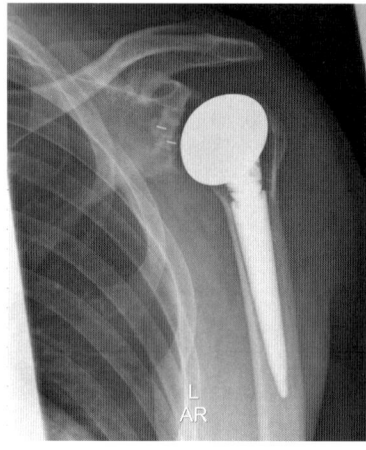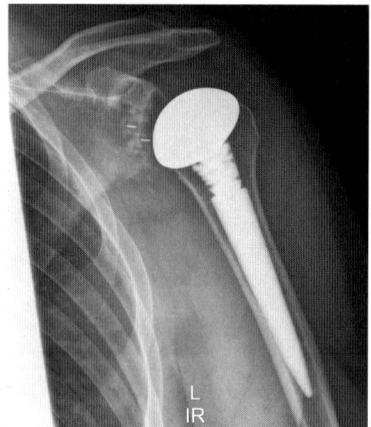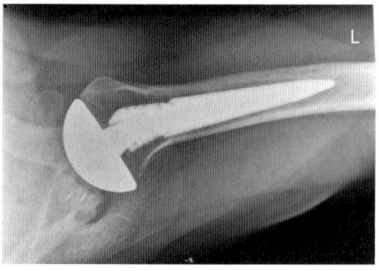

◘ Abb. 40.5

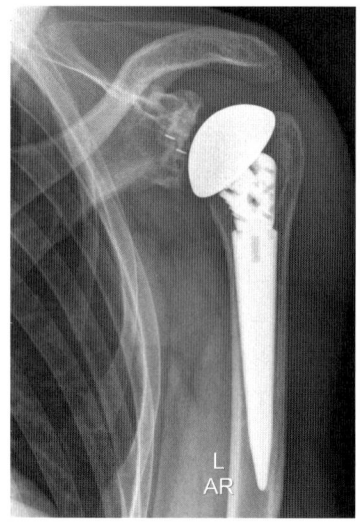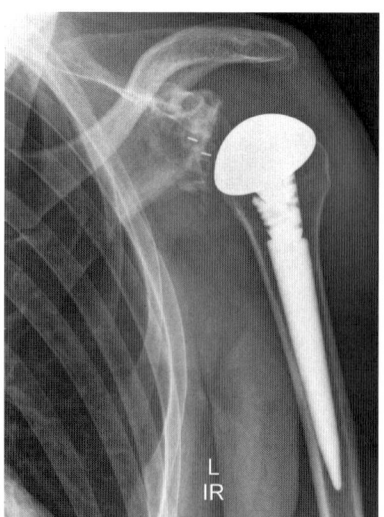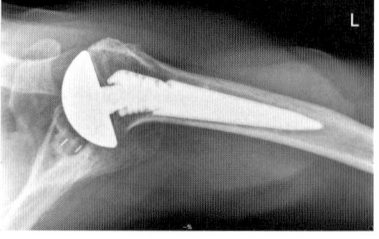

◘ Abb. 40.6

41   Seit 11 Jahren persistierende, verhakte dorsale Schulterluxation

R.P. Meyer, F. Moro

Klinischer Fall

Eine 33-jährige Patientin stürzt 1998 während eines Aufenthalts im Ausland im Rahmen eines aetiologisch unklaren Kollapses mit Bewusstseinsverlust und zieht sich dabei eine Verletzung an der linken Schulter zu. Eine notfallmäßige Abklärung findet noch vor Ort statt, eine Diagnose wird nicht gestellt, Schonung wird empfohlen. Es persistieren in der Folge Schmerzen im linken Schultergürtel bei deutlicher Bewegungseinschränkung. Da die Beschwerden allmählich regredient sind, meldet sich die Patientin erst knapp 3 Jahre später in der Schweiz bei ihrem Hausarzt. Es wird eine Arthro-MRI-Untersuchung durchgeführt und eine inveterierte posteriore Schulterluxation links dokumentiert. Der hinzugezogene Allgemeinchirurg verzichtet auf therapeutische Konsequenzen, auch auf die Überweisung an eine Spezialklinik. Die Patientin, Rechtshänderin, arbeitet im Büro und arrangiert sich mit der Situation, da die Beschwerden erträglich sind, die Bewegungseinschränkung angeblich nicht sonderlich stört.

Seit 2007 nehmen die Schmerzen wieder zu, die Bewegungsamplitude verringert sich. Es treten zunehmend Ermüdungserscheinungen im linken Arm auf. 10 Jahre nach dem Unfallereignis meldet sich die Patientin in unserer Klinik. Bei der klinischen Untersuchung besteht eine ausgeprägte, schmerzhafte Bewegungseinschränkung mit Flexion 80°, Abduktion 70°, AR/IR in Neutralstellung 0/20/60°. Die konventionellen Röntgenbilder zeigen eine persistierende posteriore Luxation mit ausgedehntem Defekt am Humeruskopf anterior sowie eine große McLaughin-Impressionsfraktur über dem Tuberculum minus. Das Glenoid ist dorsal mäßig arrodiert (◘ Abb. 41.1). Die von uns veranlasste Wiederholung des Arthro-MRIs bestätigt die Diagnose. Eine Subscapularisruptur wird zusätzlich diskutiert. Die Supraspinatus- und Infraspinatussehnen sind deutlich ausgedünnt. Elektromyographisch finden sich keine pathologischen Befunde. Die Möglichkeit der Implantation einer Schulterprothese wird mit der Patientin diskutiert. Die inzwischen 43-jährige Frau kann sich zu einem solchen Schritt nicht entschließen.

Ein gutes Jahr später meldet sich die Patientin erneut. Die Schmerzen sind progredient, die Bewegungsamplitude reduziert sich, die Patientin ist 100 % arbeitsunfähig. Radiologisch besteht eine unveränderte Situation (◘ Abb. 41.2). Die Patientin wünscht nun den Kunstgelenkersatz. Wir weisen die Frau auf das erhöhte Risiko einer postoperativen Plexusparese hin. Auch wird die vermehrte Luxationstendenz des Kunstgelenks diskutiert. Die Patientin weiß auch, dass sie für eine inverse Schulterprothese jung ist, dass jedoch außer einer Arthrodese keine andere chirurgische Therapie existiert.

Operative Korrektur

Der Eingriff erfolgt 6 Monate später. Über einen deltopektoralen Zugang wird auf die Subscapularissehne eingegangen und diese abgelöst. Es erfolgt

41

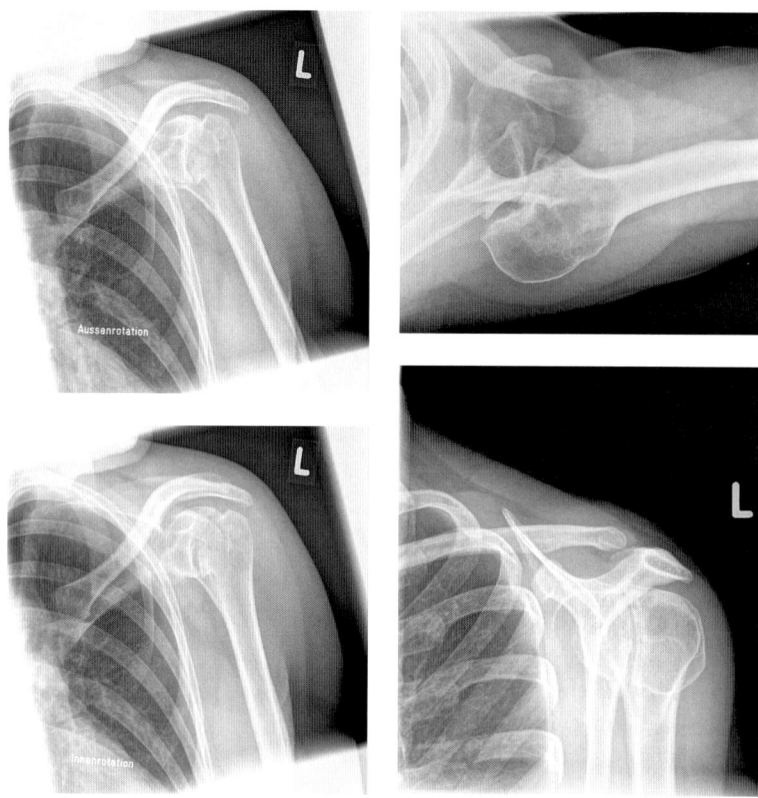

◻ Abb. 41.1

die semizirkumferenzielle Kapsulolyse. Die Gelenkpfanne ist leer, die Arthrolyse wird nach posterior erweitert. Es gelingt, den posterior verhakten Humeruskopf zu lösen und nach anterior zu luxieren. Der gesamte anteromedi-
ale Teil des Humeruskopfes ist impaktiert. Der Humeruskopf wird reseziert.
Das Glenoid wird freigelegt. Der abriebbedingte dorsale Defekt ist kleiner
als erwartet. Es kann die Glenoidkomponente ohne Spananlagerung geplant
werden. Wegen der posterioren Luxationstendenz intraoperativ wird definitiv eine inverse Schulterprothese vorgesehen. Es erfolgt die Montage der Base
Plate. Der Humerus wird vorbereitet, der Humerusprobeschaft eingeschlagen
mit guter metaphysärer Verankerung. Nach Funktionsprüfung mit den Pro-
bekomponenten wird die definitive Prothese mit einer exzentrischen Glénosphère implantiert. Bei der Funktionsprüfung zeigen sich gute Spannungsverhältnisse mit freier Rotation ohne Luxationstendenz. Die Subscapularissehne
wird transossär refixiert. Die postoperative Röntgenkontrolle dokumentiert
die korrekte Lage der Schulterprothese (◻ Abb. 41.3).

Verlauf

Die Physiotherapie setzt am ersten postoperativen Tag ein. Eine Ultra-
Sling-Orthese wird für 4 Wochen getragen. Postoperativ wird die durch
die intraoperativ nötige Traktion befürchtete Plexus-brachialis-Neuropathie
festgestellt. Der hinzugezogene Neurologe gibt der Läsion eine gute Prognose. 6 Wochen nach dem Eingriff liegt bereits eine komplette Remission der
Plexusneuropathie vor. Die Patientin hat nur noch geringfügige Beschwerden

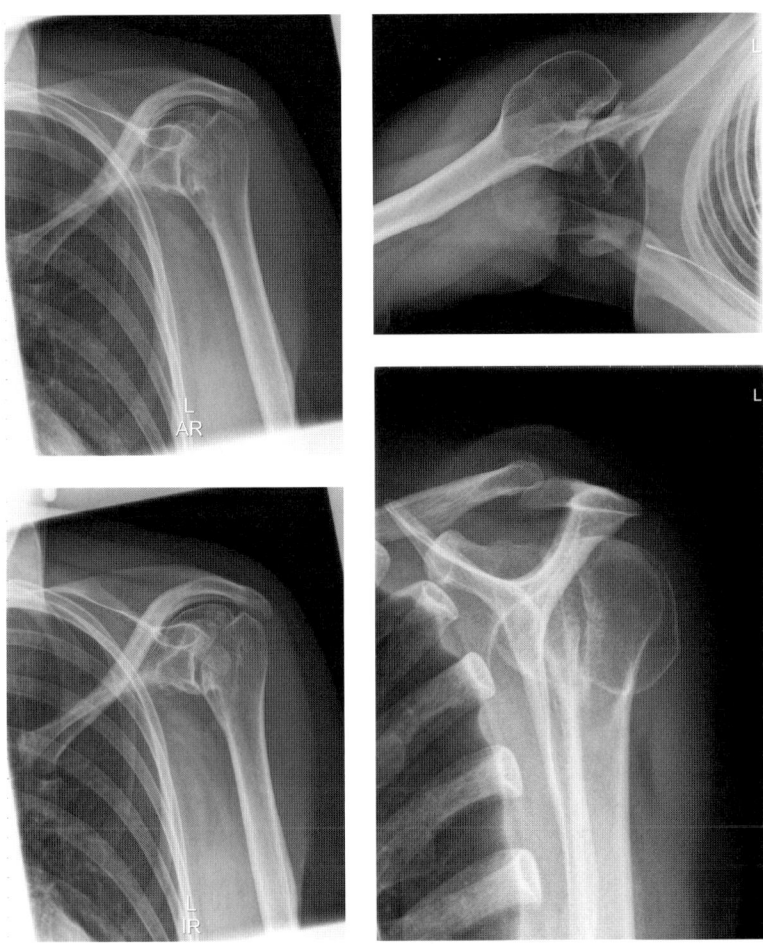

■ Abb. 41.2

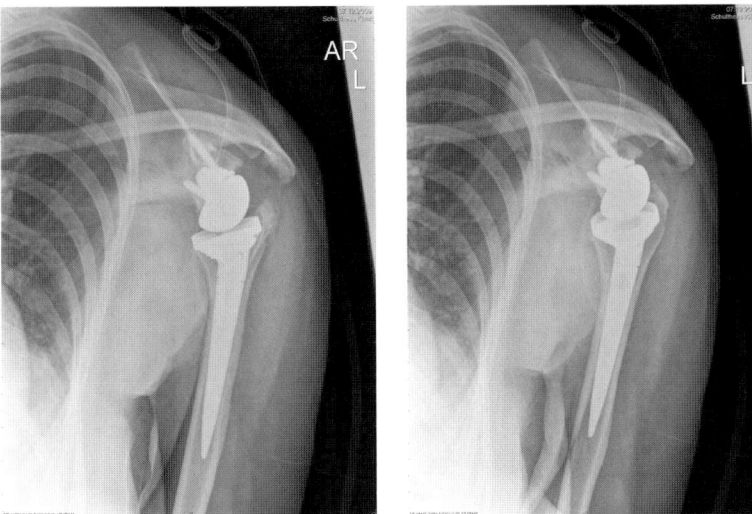

■ Abb. 41.3

mit einer diskreten Schwäche im linken Arm. Auf eine elektromyographische Kontrolle kann verzichtet werden. Die Schulterfunktion beträgt: Flexion 90°, Abduktion 80°, AR/IR in Neutralstellung 30/0/80°. Der Nackengriff ist knapp möglich, der Schürzengriff gelingt bis glutaeal. Die Röntgenkontrolle dokumentiert eine korrekte Lage der Schulterprothesenkomponenten bei guter glenohumeraler Zentrierung (◘ Abb. 41.4). 4 Monate nach der Intervention ist die Patientin beschwerdefrei. Die Schulterfunktion beträgt: Flexion 140°, Abduktion 100°, AR/IR in Neutralstellung 30/0/90°. Nacken- und Schürzengriff bis LWK-3 sind sicher durchführbar. Eine leichte Restschwäche in der linken Hand wird noch erwähnt. Radiologisch zeigen sich identische Verhältnisse wie bei der letzten Kontrolle (◘ Abb. 41.5). Die Patientin bleibt weiterhin 100 % arbeitsunfähig, um das erreichte Resultat bei der komplexen Vorgeschichte nicht zu kompromittieren. 6 Monate nach dem Eingriff ist die

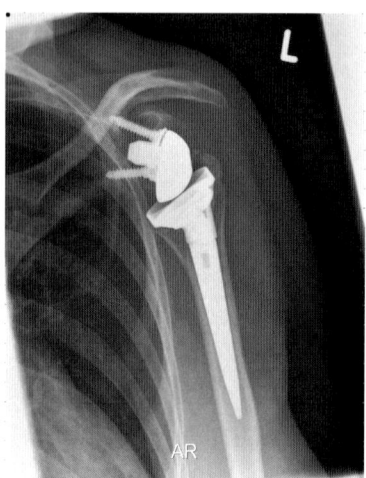
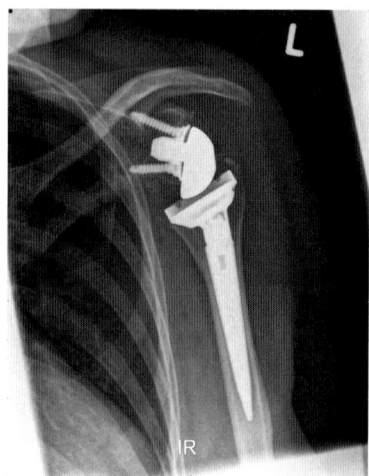
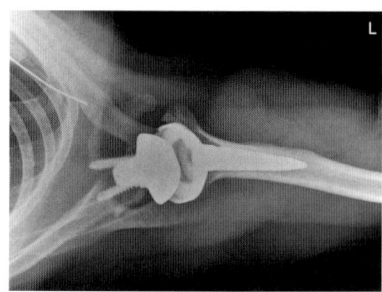

◘ Abb. 41.4

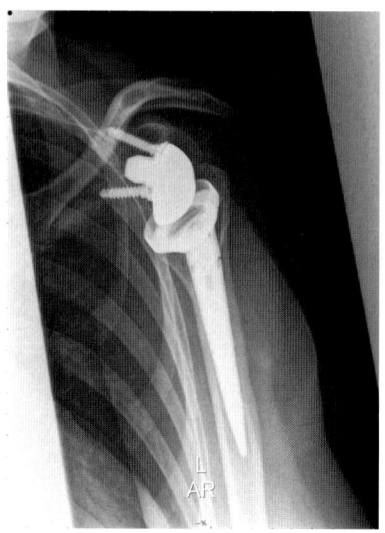
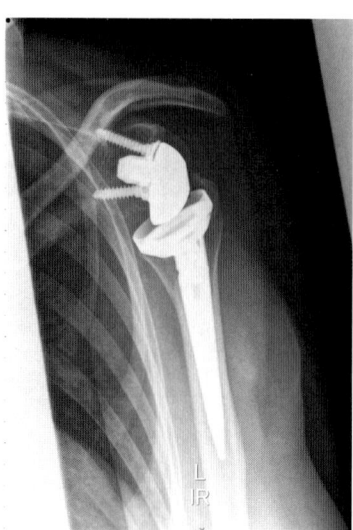
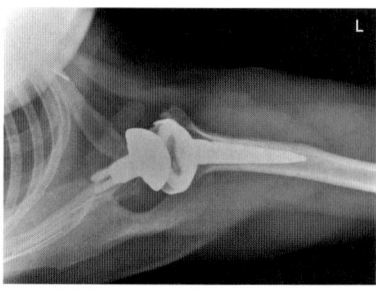

◘ Abb. 41.5

Patientin beschwerdefrei mit praktisch symmetrischer Schulterfunktion: Flexion 160°, Abduktion 150°, AR/IR in Neutralstellung frei und symmetrisch. Die Röntgenkontrolle zeigt eine korrekte Lage der Schulterprothese mit guter glenohumeraler Zentrierung (◻ Abb. 41.6). Die Patientin nimmt ihre Arbeit im angestammten Beruf zu 100 % wieder auf. Eine Kontrolle 1 Jahr nach Intervention ist vorgesehen.

Diskussion

Veraltete hintere Schulterluxationen stellen ausgesprochen hohe Anforderungen an den Operateur. Eine über 11 Jahre tolerierte hintere Luxation setzt zwangsläufig erhebliche Schäden an den ossären und periartikulären Strukturen. Durch die luxationsbedingte Verkürzung wird der Plexus bei der Reposition und anschließenden Repositionierung in korrekter anatomischer Lage entsprechend gestresst. Eine Plexusneuropathie ist somit kaum zu vermeiden und muss präoperativ klar kommuniziert werden. Bei der hohen Luxationstendenz einer klassischen Schulterprothese ist der inversen Schulterprothese mit verändertem Drehpunkt der Vorzug zu geben.

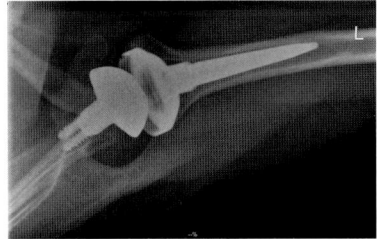

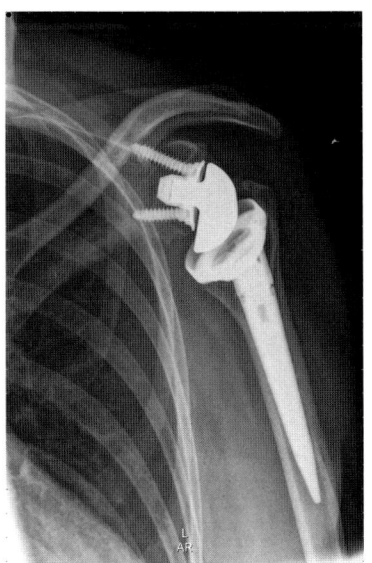
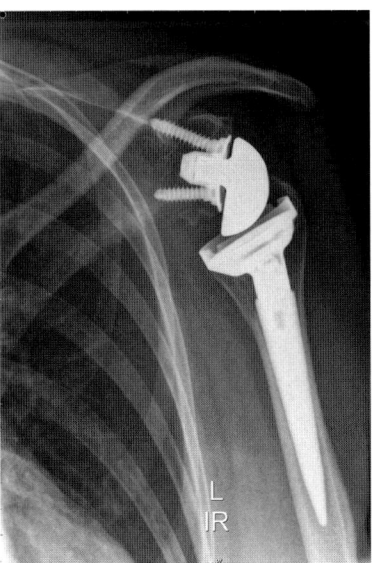

◻ Abb. 41.6

42 Hemiarthroplastik bei posttraumatischer Humeruskopfnekrose mit Fehlstellung subkapital

R.P. Meyer, H.K. Schwyzer

Klinischer Fall

Eine 47-jährige Patientin stürzt im Februar 2008 beim Skilaufen und zieht sich eine mehrfragmentäre transsubkapitale Humeruskopffraktur rechts zu (■ Abb. 42.1). Die osteosynthetische Versorgung mit Philosplatte findet am nächsten Tag in einem auswärtigen Krankenhaus statt (■ Abb. 42.2). Der postoperative Verlauf ist unauffällig. Die Schulterfunktion entwickelt sich zufriedenstellend. Die Plattenentfernung findet 1 Jahr später statt statt. Ein knappes halbes Jahr nach Metallentfernung treten Schmerzen im rechten Schultergürtel bei zunehmender Funktionseinschränkung auf. Die MRI-Abklärung einen Monat später bestätigt den klinischen Verdacht einer Humeruskopfnekrose bei weitgehend intakter Rotatorenmanschette (■ Abb. 42.3). Die konventionellen Röntgenbilder zeigen eine ausgedehnte Humeruskopfnekrose mit entsprechender Kopfentrundung (■ Abb. 42.4). Zur Beurteilung des weiteren Vorgehens wird die Patientin an uns überwiesen. Klinisch liegt eine Schulterteilsteife rechts vor mit Abduktion von knapp 90°, Elevation von 110° bei einer Rotationsamplitude in Abduktion von 50/0/60°. Die nochmalige Röntgenkontrolle dokumentiert die avaskuläre Humeruskopfnekrose mit Einbruch der Kopfkalotte sowie eine deutliche Fehlstellung von ca. 15° Retroversion im ehemaligen subkapitalen Frakturbereich (■ Abb. 42.5).

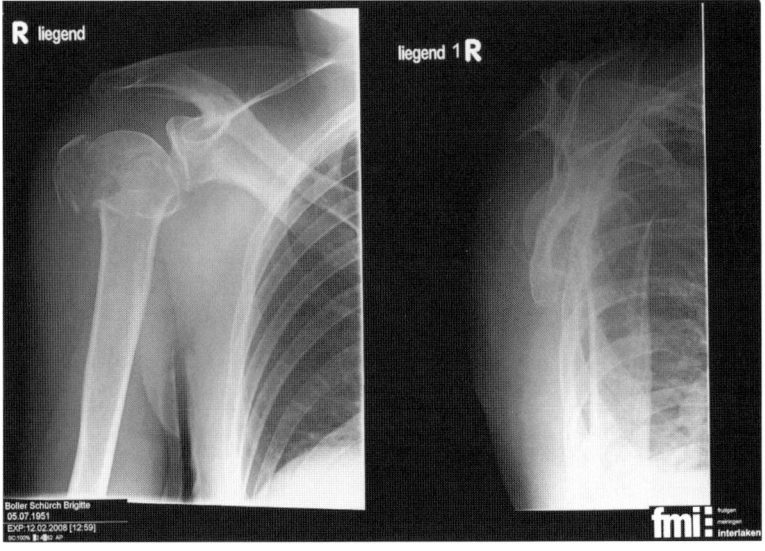

■ Abb. 42.1

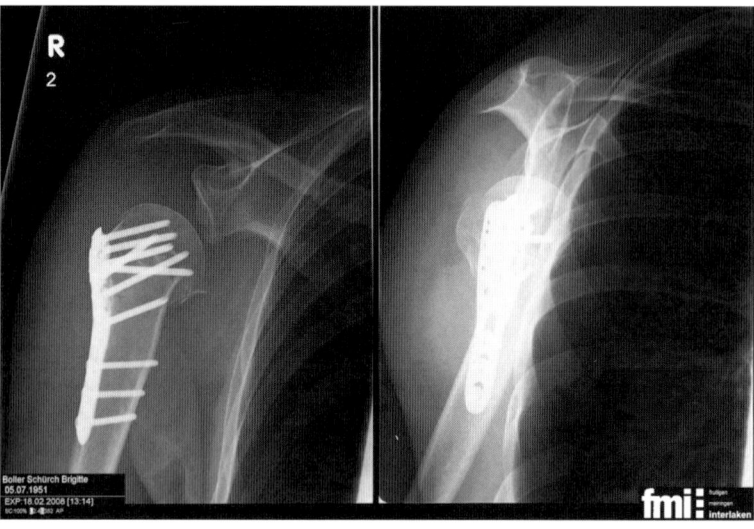

◨ Abb. 42.2

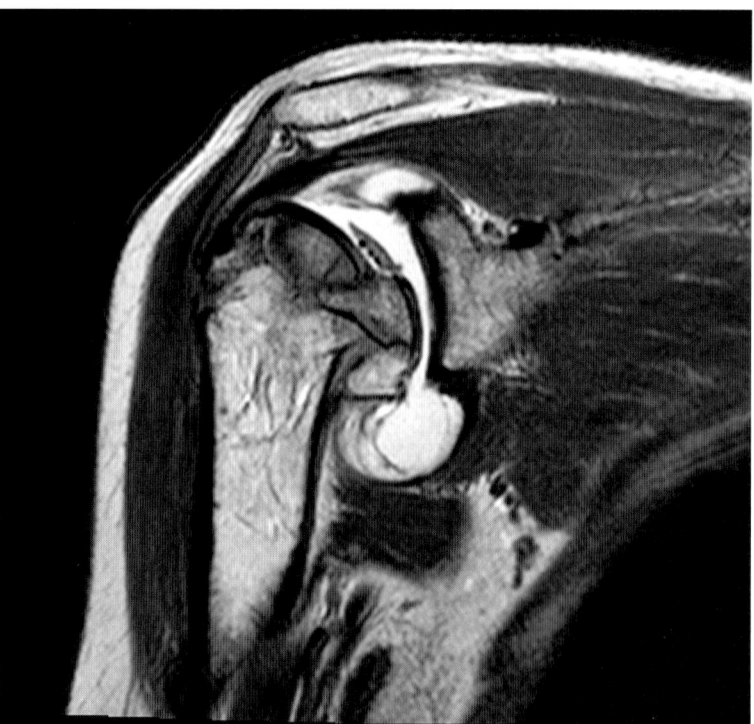

◨ Abb. 42.3

Die Indikation zur Schulterarthroplastik ist gegeben. Wegen der posttrauma-
tisch-postoperativen Fehlstellung tendieren wir zur proximal verankernden
Arthroplastik. Es kann somit eine den Eingriff zusätzlich belastende gleichzei-
tige Korrekturosteotomie vermieden werden. Für ein reines Resurfacing ist die
Humeruskopfnekrose zu ausgeprägt. Wir planen eine Hemiarthroplastik vom
Typ Eclipse, ein Prothesenmodell, das sich für diesen speziellen Fall gut eignet.

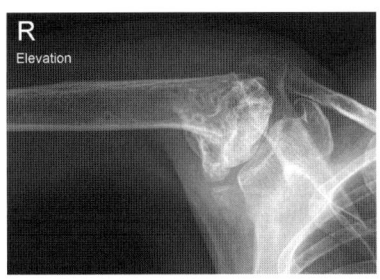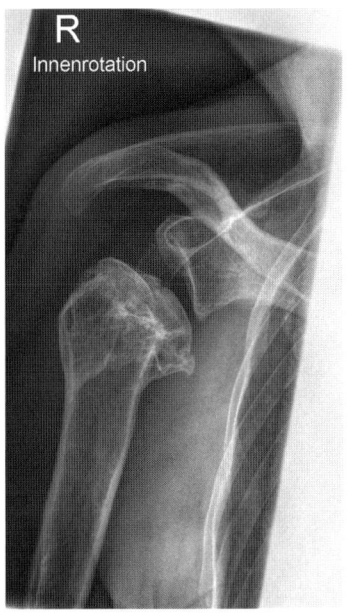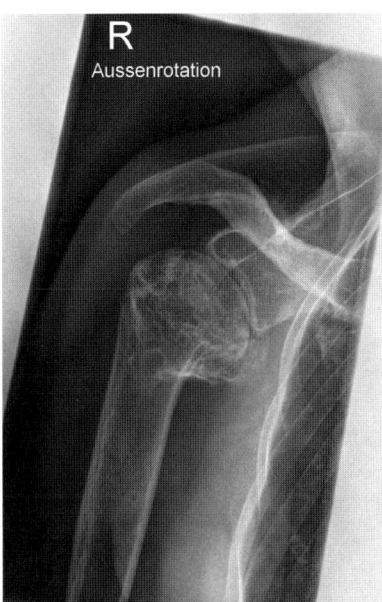

◘ Abb. 42.4

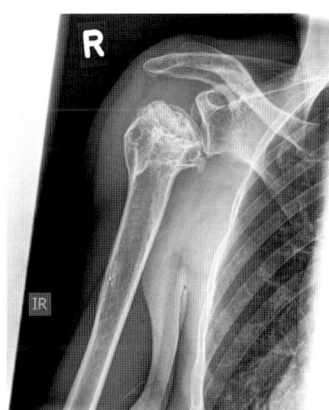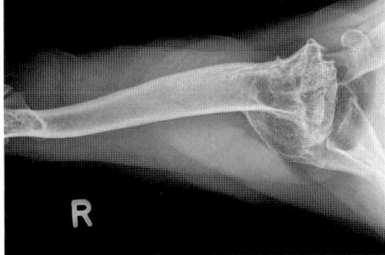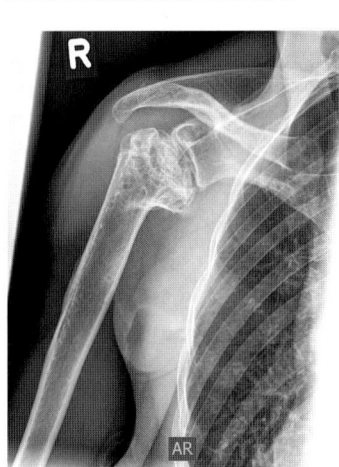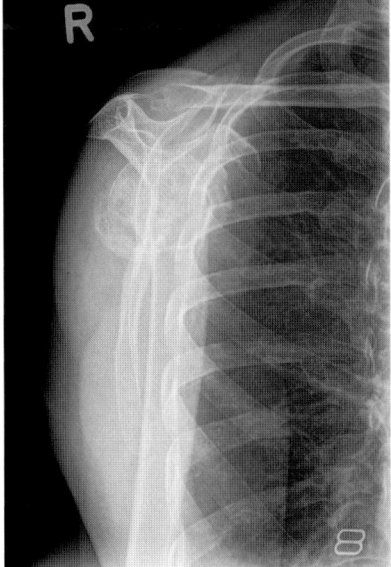

◘ Abb. 42.5

Operative Korrektur

Der Eingriff erfolgt ca. 6 Monate später. Intraoperativ findet sich eine intakte Rotatorenmanschette. Die Humeruskopfnekrose ist weit fortgeschritten mit vollständigem Einbruch des Humeruskopfes. Das Glenoid ist nur leichtgradig alteriert mit einem Knorpeldefekt ventrokaudal ohne ossäre Destruktion. Nach Kopfresektion zeigt sich eine ossär stabile Resektionsfläche. Die Probekalotte ergibt eine gute Zentrierung im Glenoid bei freier Beweglichkeit. Auf den Glenoidersatz wird somit verzichtet. Es erfolgt die Implantation der Hemiprothese mit transossärer Refixation des Subscapularis. Eine adduzierte Außenrotation von 45° ist intraoperativ möglich (◘ Abb. 42.6).

Verlauf

Die physiotherapeutisch geführte Rehabilitation wird am ersten postoperativen Tag aufgenommen. Nachts wird für 2 Wochen ein Orthogilet getragen, anschließend erfolgt die Freigabe der rechten Schulter. Die klinische und radiologische Kontrolle 6 Wochen nach dem Eingriff zeigt eine Abduktion/Flexion von 60°, aktiv-assistiv über die Horizontale hinaus. Der Nackengriff ist möglich, ebenso der Schürzengriff bis zur oberen LWS. Die Außenrotation beträgt 20°. Die Patientin ist beschwerdefrei. Die Röntgenaufnahmen der rechten Schulter – a.-p. in maximaler AR/IR und axial – zeigen einen festen Sitz der Prothesenkomponenten bei guter glenohumeraler Korrespondenz (◘ Abb. 42.7). Die Physiotherapie wird weitergeführt.

Diskussion

Die Implantation einer Schulterprothese ist in diesen Fällen die einzig mögliche effiziente Therapie. Eine konventionelle Schultertotalprothese mit Glenoidersatz stand primär zur Diskussion. Bei intakter Rotatorenmanschette und kaum alteriertem Glenoid entschlossen wir uns zur Hemiarthroplastik mit proximaler Verankerung. Wir konnten dadurch bei posttraumatischer subkapitaler Fehlstellung eine möglicherweise zusätzlich notwendig werdende subkapitale Osteotomie vermeiden. Für ein einfaches Resurfacing war die Kopfnekrose zu ausgedehnt. Bei implantierter Hemiprothese besteht auch eine gute »second line of defense«, kann doch zu einem späteren Zeitpunkt, falls notwendig, auf eine konventionelle Schultertotalprothese gewechselt werden.

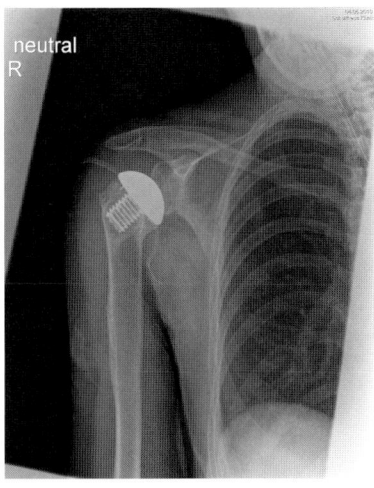
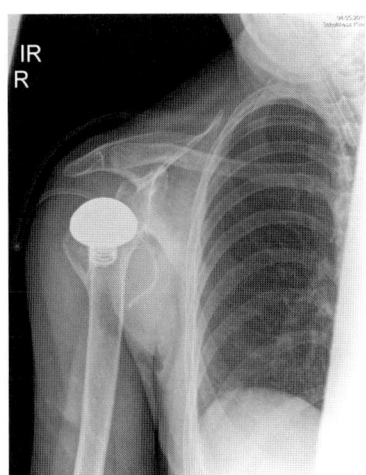

■ Abb. 42.6

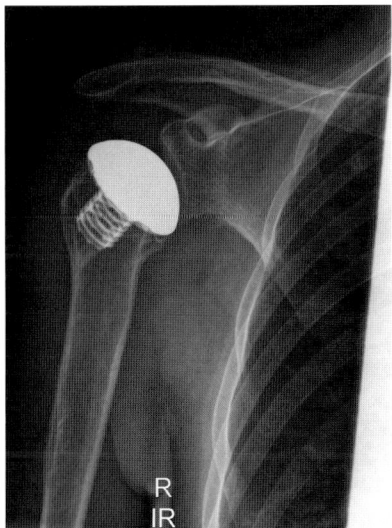
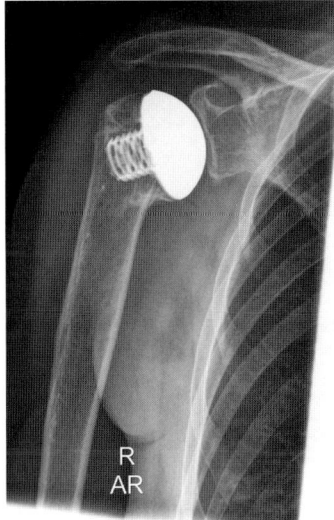
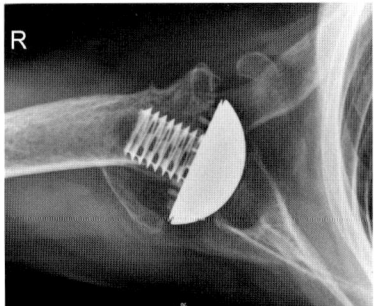

■ Abb. 42.7

43   Non-union nach Plattenosteosynthese einer subkapitalen Humerusquerfraktur bei vorbestehender ankylosierender Omarthrose

R.P. Meyer, H.K. Schwyzer

Klinischer Fall

Eine 58-jährige Patientin stürzt im Januar 2004 auf Eis und zieht sich dabei eine subkapitale Humerusquerfraktur rechts zu. Eine seit Jahren bekannte ankylosierende und mäßig schmerzhafte Omarthrose rechts liegt zusätzlich vor. Die Fraktur wird in einem auswärtigen Krankenhaus mit winkelstabiler Platte versorgt. Bei durch die Schultersteife bedingtem langem Hebelarm konsolidiert die Fraktur nicht. Es entwickelt sich eine schmerzhafte »non-union«. Die Patientin meldet sich zur Einholung einer Zweitmeinung bei uns. Nach ausführlicher radiologischer Abklärung inklusive Computertomographie bestätigt sich die »non-union« der subkapitalen Humerusfraktur rechts bei gleichseitiger Omarthrose mit schwerer Deformation des Humeruskopfes (◘ Abb. 43.1). Sonographisch und, soweit beurteilbar, auch computertomographisch kann eine intakte Rotatorenmanschette dokumentiert werden. Die Indikation zur Plattenentfernung mit Pseudarthrosenrevision bei gleichzeitiger Implantation einer Schultertotalprothese ist gegeben. Ob eine konventionelle oder inverse Schultertotalprothese implantiert wird, kann erst intraoperativ entschieden werden.

Operative Korrektur

4 Monate nach dem Sturz wird die Revision der rechten Schulter durchgeführt. Die Philosplatte ist bei deutlich mobiler Pseudarthrose proximal ausgelockert. Es erfolgt die Präparation des dorsal verklebten N. axillaris. Die Rotatorenmanschette ist allseits in Kontinuität, allerdings deutlich ausgedünnt. Die Indikation zur Implantation einer konventionellen Schultertotalprothese wird gestellt. Die Exposition des Humeruskopfes ist durch die Beweglichkeit in der Pseudarthrose erschwert. Nach ausgedehnter zirkulärer Kapsulotomie wird die Glenoidkomponente implantiert. Nun werden die bis zu 7 mm breiten Pseudarthrosemassen entfernt, der Pseudarthrosedeckel zum Schaft durchbohrt, der Schaft sukzessive ausgeraspelt. Die Schaftkomponente kann in gewünschter Höhe bündig zur ehemaligen Fraktur zementfrei implantiert werden. Das proximale Schaftsegment sowie auch die fest fixierte Pseudarthrose werden mit autologer, der Kopfkalotte entnommener Spongiosa aufgefüllt. Reposition in gewünschter Spannung bei guter Zentrierung. Die postoperative Röntgenkontrolle der rechten Schulter a.-p. zeigt eine korrekte Situation (◘ Abb. 43.2).

Verlauf

Der postoperative Verlauf gestaltet sich problemlos. In den ersten 6 Wochen erfolgt die Remobilisation aktiv-assistiv. Die klinische und radiologische

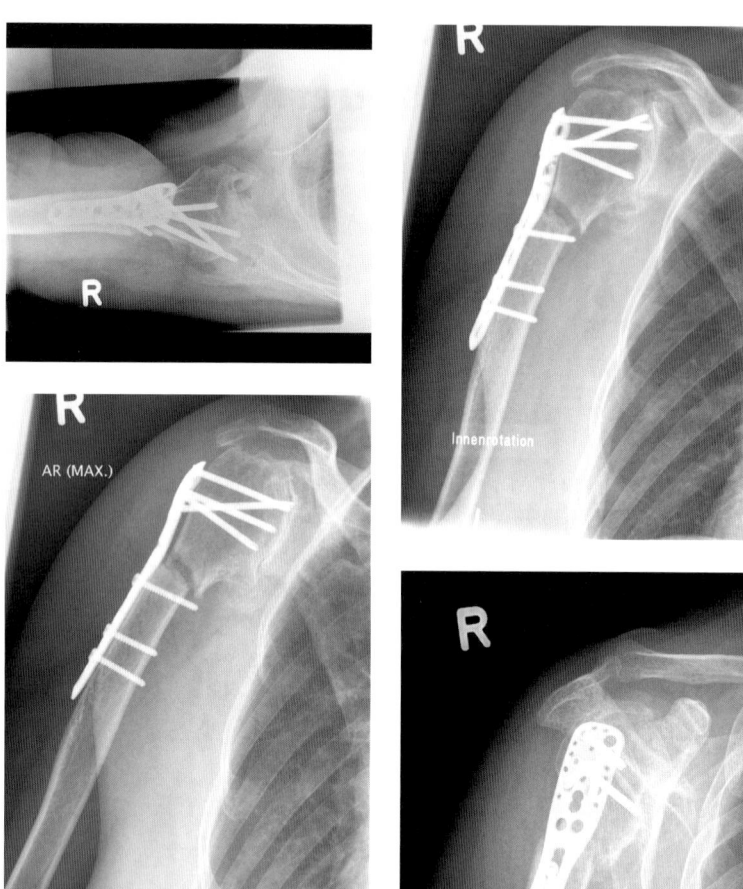

◨ Abb. 43.1

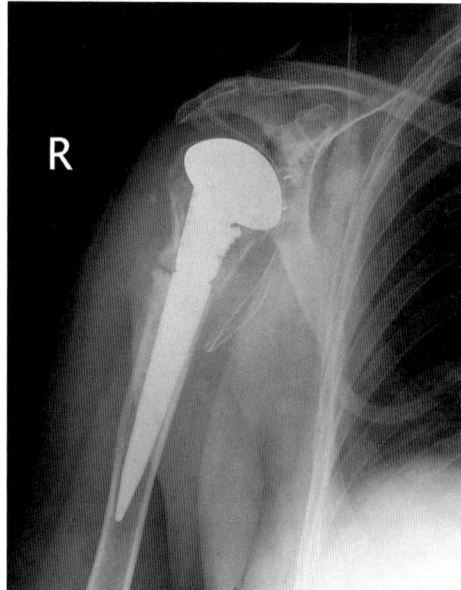

◨ Abb. 43.2

Kontrolle 6 Wochen nach dem Eingriff zeigt eine Abduktion von 70° bei Außen-/Innenrotation von je 15°. Die Röntgenaufnahmen – rechte Schulter a.-p. AR/IR, axial – dokumentieren den korrekten Prothesensitz mit guter glenohumeraler Korrespondenz und beginnendem Durchbau der »non-union« subkapital (◘ Abb. 43.3). 5 Monate postoperativ ist eine Flexion/Elevation bis 100° und eine Abduktion bis 80° bei sicher durchführbarem Nacken- und Schürzengriff möglich. Radiologisch ist die Pseudarthrose durchgebaut (◘ Abb. 43.4). 1 Jahr nach Intervention verbleibt eine Bewegungseinschränkung über Schulterhöhe bei Schmerzfreiheit. Die Röntgenbilder zeigen einen korrekten Prothesensitz bei vollständigem ossärem Durchbau der Pseudarth-

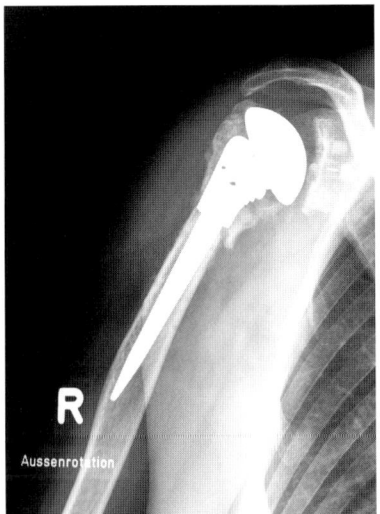
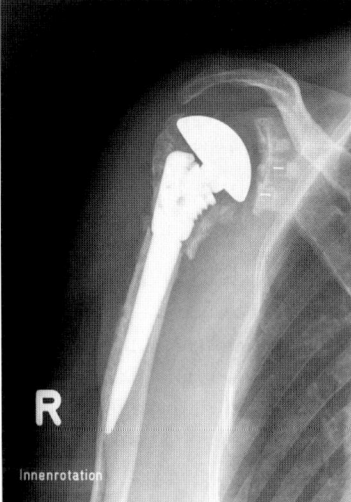
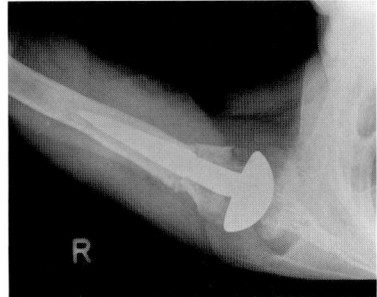

◘ Abb. 43.3

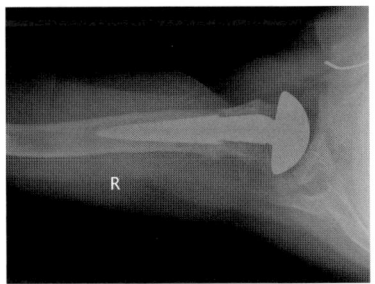
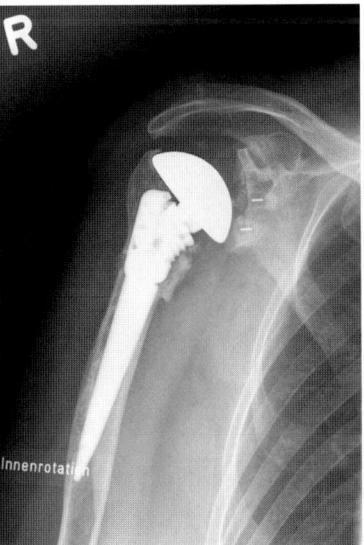
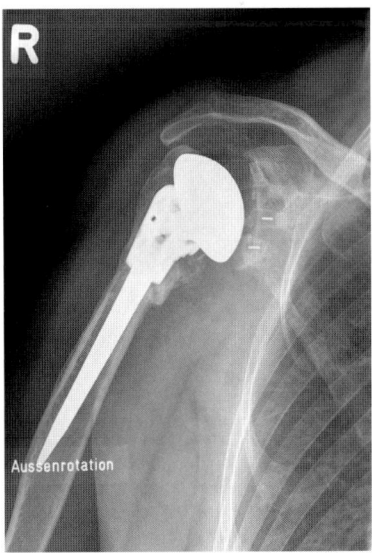

◘ Abb. 43.4

rose (■ Abb. 43.5). Bei persistierender Bewegungungseinschränkung wird die Möglichkeit der arthroskopischen Arthrolyse diskutiert. 2 Jahre nach Operation ist die Patientin beschwerdefrei und auch mit der Bewegungsamplitude – Flexion/Elevation/Abduktion je 110° – zufrieden. Ein gewisser Kraftverlust wird erwähnt. Die Sonographie bestätigt den klinischen Verdacht einer partiellen Rotatorenmanschettenläsion mit Ruptur der Subscapularis- und der langen Bizepssehne. Radiologisch findet sich ein korrekter Prothesensitz bei deutlich vermehrtem lateralem »down slope« des Acromions in der Innenrotationsaufnahme (■ Abb. 43.6). Gut 3 ½ Jahre nach dem Eingriff findet die vorerst letzte klinische, sonographische und radiologische Kontrolle statt. Die Patientin ist mit ihrer Schulterfunktion – Flexion/Elevation/Abduktion von je 100° bei sicher durchführbarem Nacken- und Schürzengriff zufrieden. Bei weitgehender Beschwerdefreiheit besteht jedoch ein merklicher Kraftverlust bei Überkopfbewegungen. Die Sonographie bestätigt die ventrokraniale Rotatorenmanschettenläsion. Radiologisch präsentiert sich die Situation unverändert (■ Abb. 43.7). In Anbetracht der komplexen Gesamtsituation wird vorerst auf ein aktives Vorgehen verzichtet. Bei Verschlechterung der Situation kann die Konversion in eine inverse Arthroplastik unter Belassen des Prothesenschaftes humeral diskutiert werden.

Diskussion

Bei vorbestehender ankylosierender Omarthrose ist die erfolgreiche Konsolidierung einer ipsilateralen, subkapitalen Humerusquerfraktur auch bei korrekter osteosynthetischer Versorgung deutlich erschwert und verzögert, wenn nicht gar unmöglich. Die primäre Implantation einer Schultertotalprothese mit zementfreiem Schaft muss in diesen Fällen diskutiert werden. Ob bei dieser zum Zeitpunkt der Fraktur 58-jährigen Frau mit intraoperativ ausgedünnter Rotatorenmanschette direkt eine inverse Schultertotalprothese hätte eingebaut werden sollen, ist in der Retrospektive einfacher

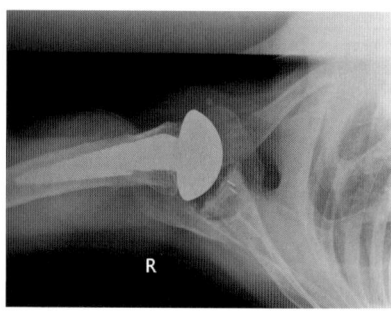
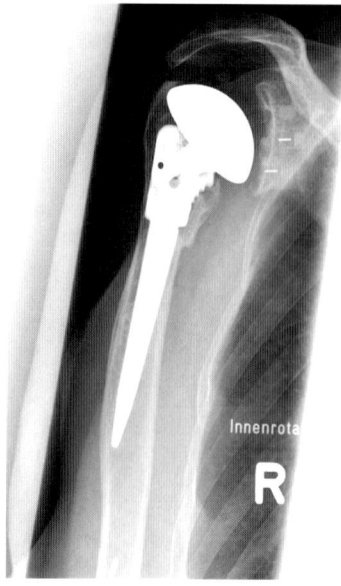
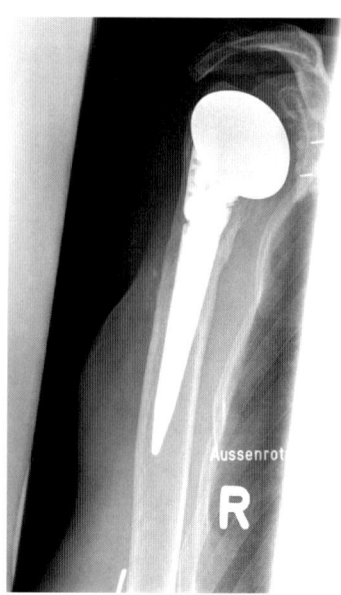

■ Abb. 43.5

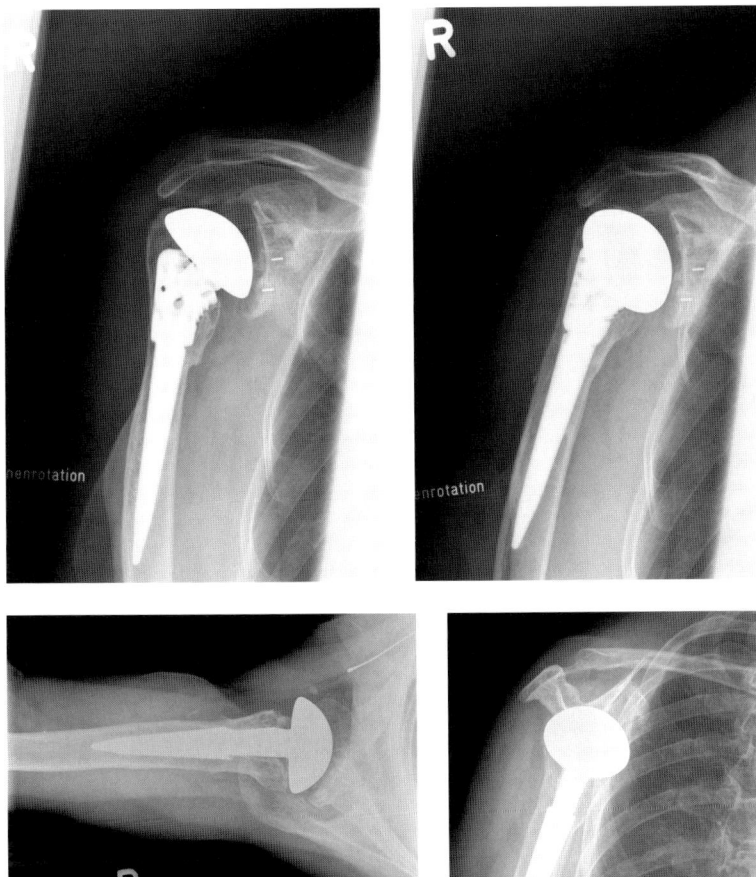

■ Abb. 43.6

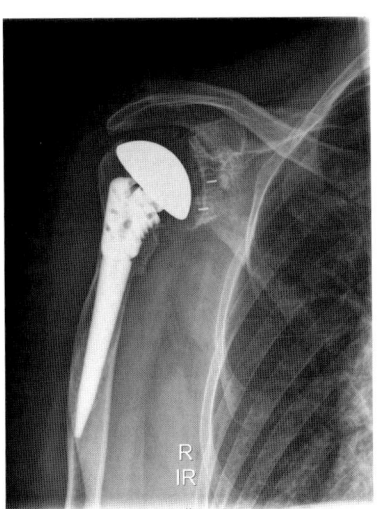 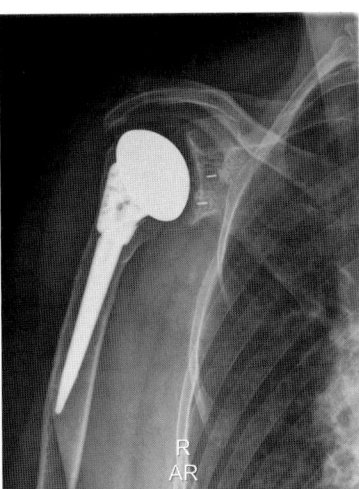 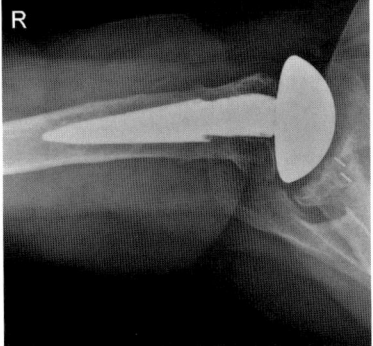

■ Abb. 43.7

zu beurteilen. In Anbetracht der Komplexität der Problemstellung gab der Operateur der konventionellen Schultertotalprothese den Vorzug. Bei dem hier implantierten Modularsystem kann bei späterem Insuffizientwerden der Rotatorenmanschette mit vertretbarem Aufwand lediglich die Glenoidkomponente gewechselt werden. Dies wurde anlässlich der Kontrolle 3 ½ Jahre nach dem Eingriff der Patientin auch so kommuniziert. Wegen subjektiv und objektiv zufriedenstellender Situation wird mit der Konversion jedoch noch gewartet.

44 Posttraumatisch-postoperative Schultersteife nach Plattenosteosynthese einer 3-Segment-Humeruskopffraktur und progredienter Omarthrose

R.P. Meyer, H.K. Schwyzer

Klinischer Fall

Eine 57-jährige Frau stürzt im Juli 2005 mit dem Fahrrad und zieht sich dabei eine mäßig dislozierte 3-Segment-Humeruskopfluxationsfrakur mit zusätzlicher ossärer Bankart-Läsion rechts zu. Die osteosynthetische Versorgung mit Philosplatte und Verschraubung der Glenoidläsion findet in einem auswärtigen Krankenhaus statt. Postoperativ entwickelt sich eine massive, schmerzhafte Bewegungseinschränkung. Sonographisch findet sich bei intakter Rotatorenmanschette ödematöses periartikuläres Gewebe. 2 Monate später wird die Patientin zur Weiterbehandlung an uns überwiesen. Es besteht eine massive Schwellung am proximalen Oberarm mit einer Restbeweglichkeit im rechten Schultergürtel von Abduktion/Flexion knapp 30° sowie einer Außen-/Innenrotation bei adduziertem Arm von 30/0/60°. Die radiologische Abklärung ergibt eine Fehlstellung der Humeruskopffraktur mit Varusdorsalkippung von ca. 70° sowie einem ventralen Defekt an der vorderen Humeruskalotte, vermutlich durch die vorstehenden Schraubenköpfe am Glenoid provoziert (◘ Abb. 44.1). Wir plädieren für ein schrittweises Vorgehen mit Physiotherapie, neurologischer Zusatzabklärung und Abwarten der Frakturheilung. Klinische und radiologische Kontrollen finden nach gut 2 respektive 5 Monaten statt. Die Bewegungsamplitude verbessert sich unter Physiotherapie deutlich mit Flexion/Elevation/Abduktion 90°, sicherem Nackengriff und Schürzengriff bis hinter die rechte Flanke. Neurologisch finden sich blande Verhältnisse. Die Fraktur konsolidiert bei bekannter Fehlstellung zunehmend (◘ Abb. 44.2;◘ Abb. 44.3). Wegen der anhaltenden, therapieresistenten Beschwerden wird die arthroskopische Arthrolyse bei gleichzeitiger Metallentfernung geplant. Die präoperative Sonographie der rechten Schulter dokumentiert eine intakte Rotatorenmanschette.

Erste operative Korrektur

Unmittelbar darauf wird die arthroskopische Arthrolyse mit Synovektomie und gleichzeitiger Metallentfernung durchgeführt. Es findet sich am Humeruskopf ventral ein durch die vorstehenden Glenoidschrauben provozierter Knorpeldefekt von 1,5×3 cm Größe. Der Humeruskopf ist auch zentral umschrieben entknorpelt. Die lange Bizepssehne ist rupturiert, die übrige Rotatorenmanschette bei vernarbtem Subscapularis intakt. Das Tuberculum majus ist durch die Fehlstellung deutlich prominent.

Verlauf

Durch intensive postoperative Physiotherapie verbessert sich nun die Bewegungsamplitude deutlich. 2 Monate nach dem Eingriff besteht eine Flexion/

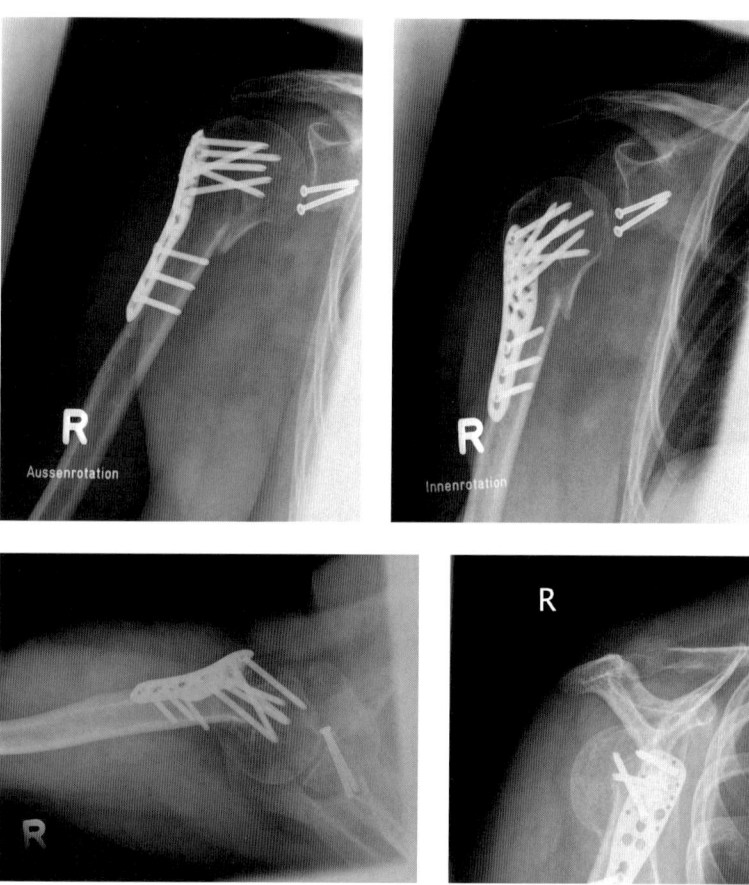
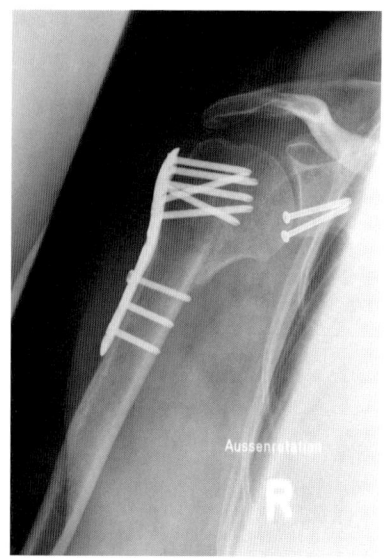
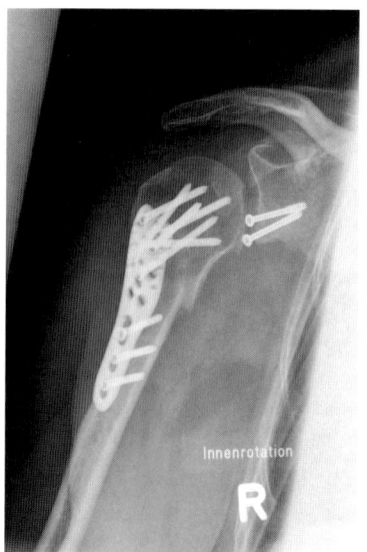
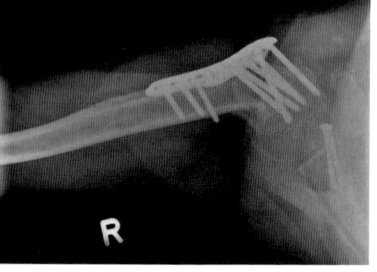

◘ Abb. 44.1

◘ Abb. 44.2

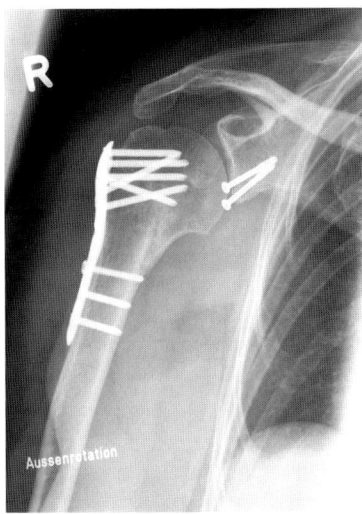
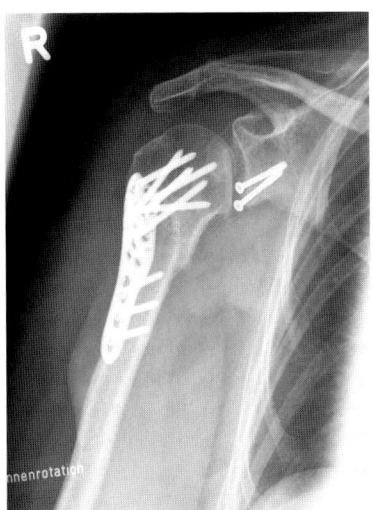
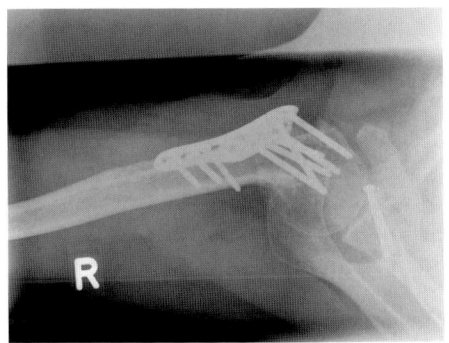
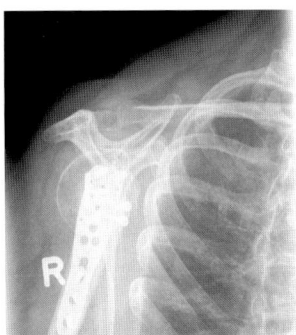

☑ Abb. 44.3

Elevation von 120°. Nackengriff gut möglich, Schürzengriff bis lumbosakral. Die Röntgenbilder 2 Wochen zuvor – rechte Schulter a.-p. AR/IR, axial – zeigten eine in bekannter Fehlstellung konsolidierte Fraktur bei deutlicher Omarthrose mit Inkongruenz des humeralen Gelenksegmentes in Innenrotation (☑ Abb. 44.4). Die Physiotherapie wird weitergeführt. Zusätzlich wird eine Viskosupplementationsbehandlung durchgeführt. Anlässlich der Konsultation 10 Monate nach dem Eingriff findet sich eine gute Schulterfunktion mit Flexion/Elevation 140° bei sicherem Nackengriff, jedoch schmerzhaftem Schürzengriff bis L3. Die Schmerzen sind deutlich progredient mit Ruheschmerzen auch nachts. Die kurz zuvor erfolgte MRI-Untersuchung dokumentiert die fortgeschrittene Omarthrose bei intakter Rotatorenmanschette (☑ Abb. 44.5). Die Indikation zum Gelenkersatz wird gestellt.

Zweite operative Korrektur

Der Zweiteingriff erfolgt 3 Monate später. Das Glenoid sowie auch der Humeruskopf zentral sind vollständig entknorpelt. Es erfolgt der Glenoidersatz. Wegen der erheblichen Fehlstellung im ehemaligen subkapitalen Frakturbereich wird am Humerus eine EPOCA-Resurfacing-Prothese implantiert. Bei einer konventionellen Schaftprothese wäre eine gleichzeitige Osteotomie subkapital nötig geworden (☑ Abb. 44.6).

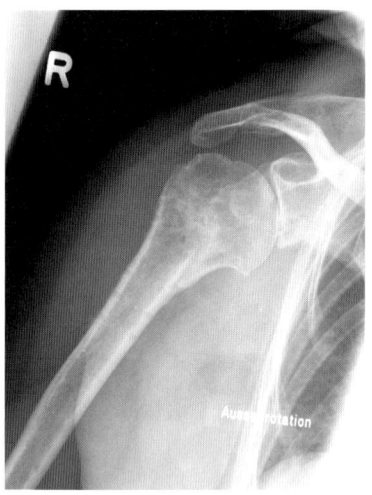
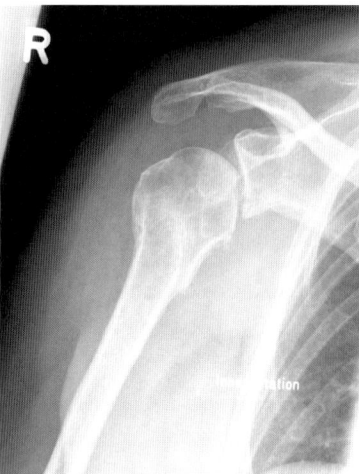
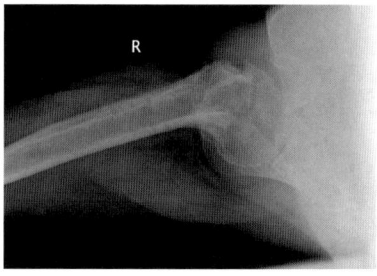

◘ Abb. 44.4

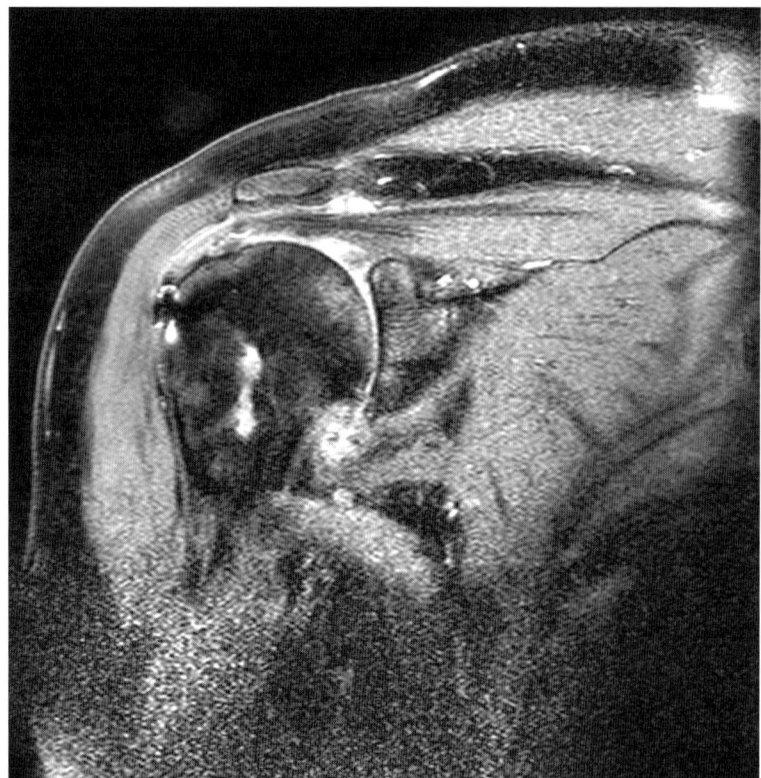

◘ Abb. 44.5

Verlauf

Die Physiotherapie wird am ersten postoperativen Tag aufgenommen. Die Bewegungsamplitude beträgt bei der ersten Kontrolle 6 Wochen nach dem Eingriff in Flexion/Elevation/Abduktion je 90°. Radiologisch findet sich ein korrekter Sitz der Prothesenkomponenten (◘ Abb. 44.7). 3 ½ Monate nach

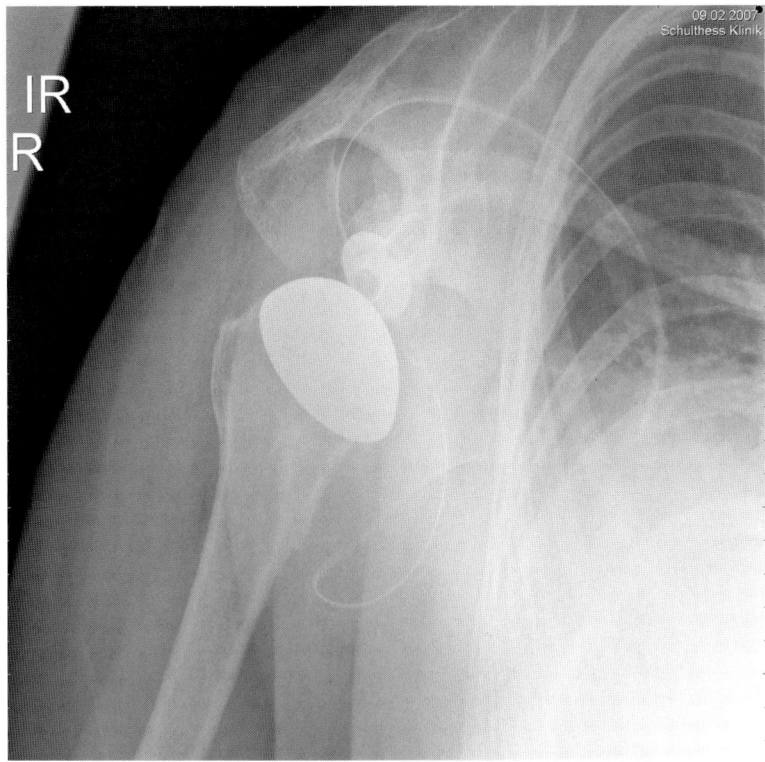

◻ Abb. 44.6

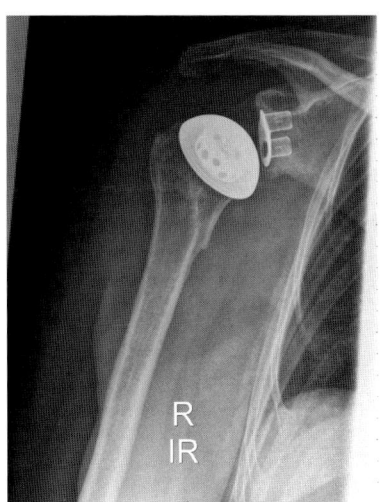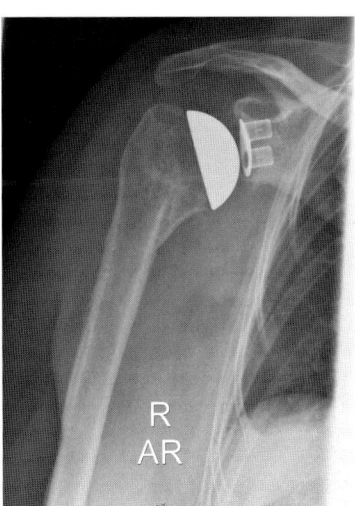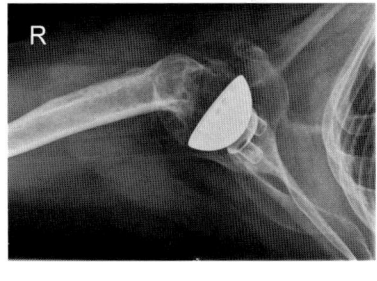

◻ Abb. 44.7

Intervention ist die Patientin weitgehend beschwerdefrei und weist eine Bewegungsamplitude von 145° in Flexion/Elevation auf. 6 Monate nach Resurfacing-Schultertotalprothese rechts ist die Patientin sehr zufrieden und im Alltag nicht mehr eingeschränkt. Die Schultergelenkbeweglichkeit ist praktisch symmetrisch bei noch etwas eingeschränkter Kraft. Die Röntgenbilder dokumentieren einen korrekten Sitz der Prothesenkomponenten mit guter glenohumeraler Korrespondenz (❍ Abb. 44.8). Die Jahreskontrolle bestätigt das weiterhin ideale postoperative Resultat mit praktisch symmetrischer, schmerzfreier Schultergelenkbeweglichkeit und nur minimalem Kraftverlust von 1,5 kg im Vergleich zur Gegenseite. Radiologisch zeigt sich eine unverändert ideale Situation (❍ Abb. 44.9). Auch die 2-Jahres-Kontrolle ergibt klinisch und radiologisch ein erfreuliches Resultat. Die Patientin kann die rechte Schulter nach Belieben einsetzen. Die Röntgenbilder dokumentieren den festen Implantatsitz (❍ Abb. 44.10). Die nächste Kontrolle ist 5 Jahre nach der Schulterarthroplastik geplant.

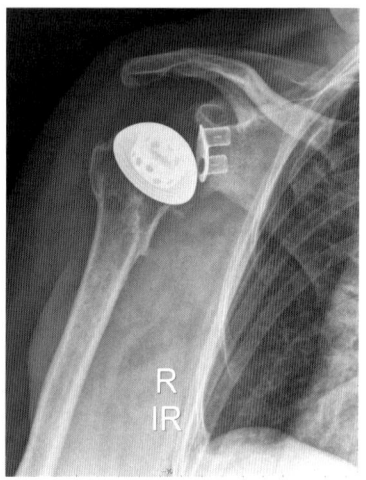
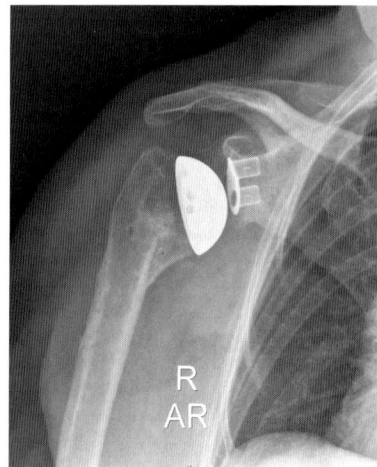
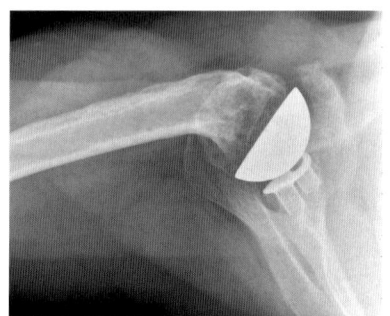

❍ Abb. 44.8

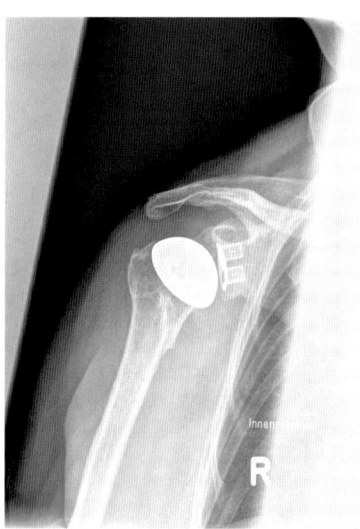
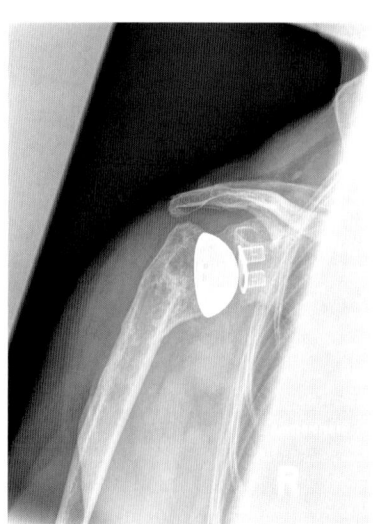
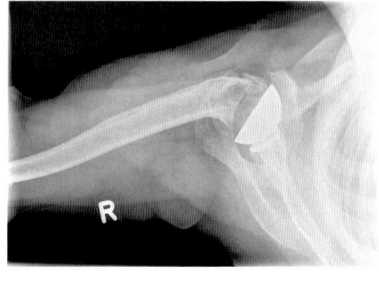

❍ Abb. 44.9

Diskussion

An diesem Fall zeigt sich exemplarisch, wie ein gestaffeltes operatives Vorgehen bei entsprechendem Timing und perfekt kooperierender Patientin zu einem idealen Endresultat führt. Eine einzeitige Invervention mit Arthrolyse, Metallentfernung und gleichzeitger Schultertotalprothesenimplantation hätte mit hoher Wahrscheinlichkeit die Situation subjektiv und objektiv überfordert. Es wäre wohl kaum zu einem solch harmonischen und raschen Wiedergewinn der Schultergelenkbeweglichkeit gekommen.

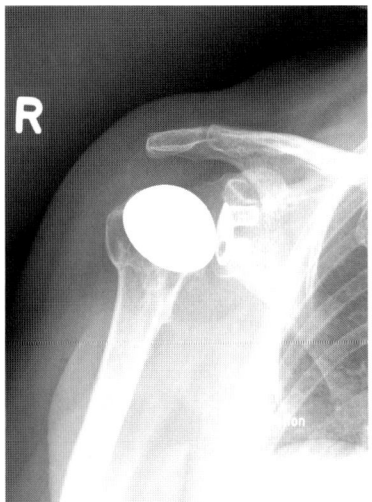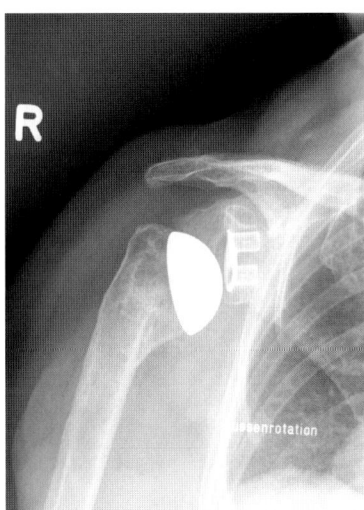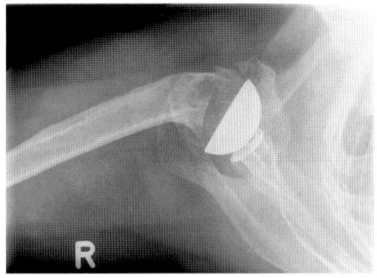

◘ Abb. 44.10

45   Implantation einer inversen Schulterprothese bei Status nach Impaktionsosteosynthese einer subkapitalen Humerusfraktur

R.P. Meyer, H.K. Schwyzer

Klinischer Fall

Eine 84-jährige Frau erleidet bei einem Raubüberfall im Oktober 2007 eine subkapitale Humerustrümmerfraktur links mit zusätzlicher leichter Zerrung des proximalen Plexus brachialis. 5 Tage später erfolgt in einem auswärtigen Krankenhaus die Osteosynthese mit Philosplatte. Postoperativ leidet die Patientin an einer deutlichen Bewegungseinschränkung im linken Schultergürtel mit progredienten Schmerzen. Eine stationäre Rehabilitation bringt keine Besserung, weder bezüglich der Beschwerden noch bezüglich der Bewegungsamplitude. Die Kontrollen beim Operateur sind ohne substantielle Vorschläge. Durch einen befreundeten Rheumatologen wird die Patientin ca. 7 Monate später zu uns überwiesen. Die klinische Untersuchung zeigt eine weitgehend eingesteifte linke Schulter. Die Schultergürtelmuskulatur ist deutlich atroph. Sonographisch ist die Rotatorenmanschette intakt. Die Röntgenkontrolle dokumentiert den Status nach Plattenosteosynthese. Die Fraktur ist in Verkürzung konsolidiert mit deutlicher Nekrose zentral am Humeruskopf und Einbruch der Kalotte mit Verhakung am unteren Glenoidrand (◘ Abb. 45.1). Die elektromyographische Kontrolle zeigt eine weitgehend erholte obere Plexusläsion. Wir empfehlen die Implantation einer inversen Schultertotalprothese mit gleichzeitiger Verlängerung durch Teilbelassen des Humeruskopfes bei Konservierung der Infraspinatussehneninsertion. Nach einer längeren, von der ausländischen Patientin gewünschten Bedenkzeit tritt sie dann etwa ½ Jahr später für den geplanten Eingriff bei uns an.

Operative Korrektur

Das Ziel des Eingriffs ist, durch Implantation einer inversen Schultertotalprothese ohne Osteotomie und Knocheninterposition eine korrigierende Humerusverlängerung zu erreichen. Das Schultergelenk ist ankylosiert, die Verkürzung beträgt ca. 3,5 cm. Die Supraspinatussehne ist überdehnt, die Infraspinatussehne intakt. Der Humeruskopf ist zentral eingebrochen, das Glenoid weitgehend entknorpelt. Nach Kontrolle des N. axillaris erfolgt die schrittweise Kapsulektomie. Nun wird eine geringgradige Resektion des Humeruskopfes in 10° Retroversion durchgeführt. Die Supraspinatussehne wird dabei reseziert, Infraspinatus und Teres minor bleiben in Kontinuität. Nach Einbringen der Base Plate, welche ossär allseits gut abstützt, wird die Glénosphère in posterokaudaler Exzentrizität aufgesetzt. Der proximale Humerus wird dargestellt. Die Resektion ergibt die gewünschte Länge und Weichteilspannung. Der Markraum wird eröffnet. Der Probeschaft verklemmt distal rotationsstabil ideal. Der definitive Schaft wird eingebracht, der humerale

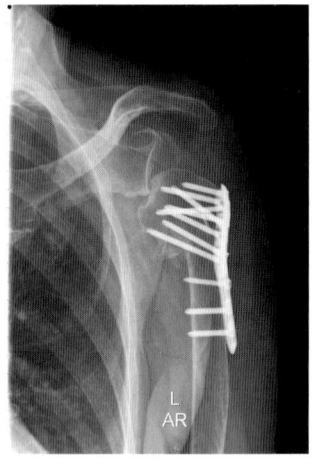
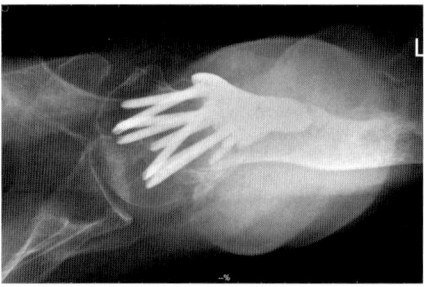
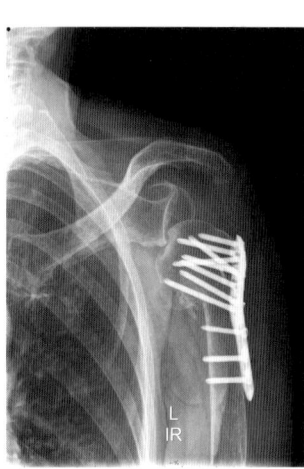
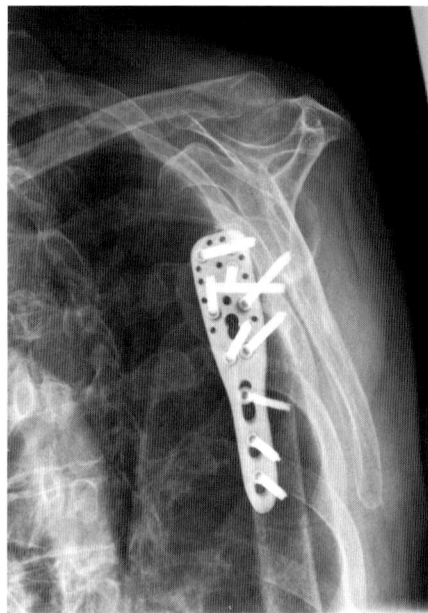

◻ Abb. 45.1

Prothesenteil komplettiert. Nach Reposition ergibt sich die gewünschte Spannung ohne Notching. Der Subscapularis wird refixiert bei gleichzeitiger Refixation der tenotomierten langen Bizepssehne. Die postoperative Röntgenkontrolle zeigt einen korrekten Sitz der Prothesenkomponenten bei idealem
Längenausgleich (◻ Abb. 45.2).

Verlauf

Postoperativ wird für 2 Wochen ein Orthogilet getragen. Die Physiotherapie setzt am ersten postoperativen Tag ein. 6 Wochen nach dem Eingriff
beträgt die aktive Flexion/Elevation 60° bei ebenfalls 60° Abduktion. Der
Nackengriff ist knapp möglich. Die Röntgenbilder dokumentieren einen
festen, korrekten Sitz der Prothesenkomponenten (◻ Abb. 45.3). Die Physiotherapie wird weitergeführt. 14 Wochen nach Intervention bestehen noch
Verspannungsschmerzen im dorsalen Schulter-/Nackenbereich links. Die
aktive Flexion/Elevation/Abduktion beträgt 90°, die abduzierte Außenrotation 40°. Anlässlich der Halbjahreskontrolle ist die Patientin weitgehend beschwerdefrei. Die aktive Flexion/Elevation beträgt 110°, die Abduktion 90°,
die abduzierte Außen-/Innenrotation 35/0/30°. Nacken- und Schürzengriff
sind gut möglich. Die Kraft für Abduktion beträgt rechts 4,5 kg, links 3 kg.

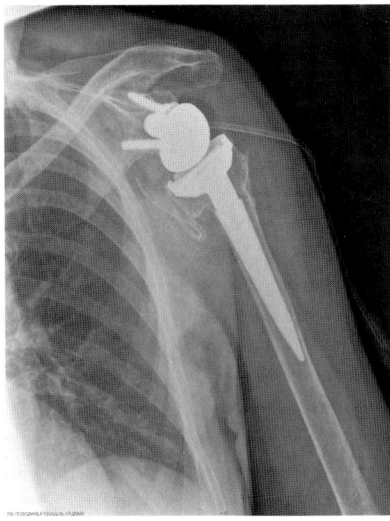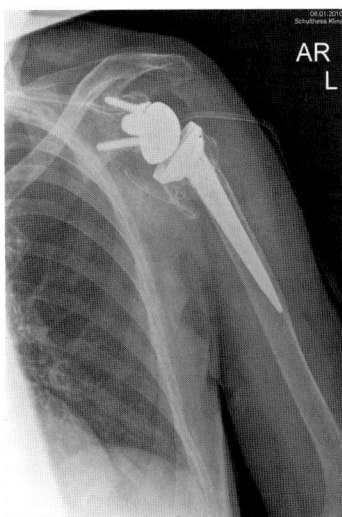

◘ Abb. 45.2

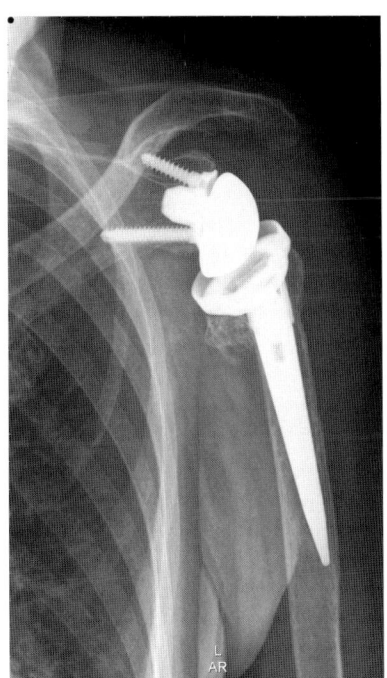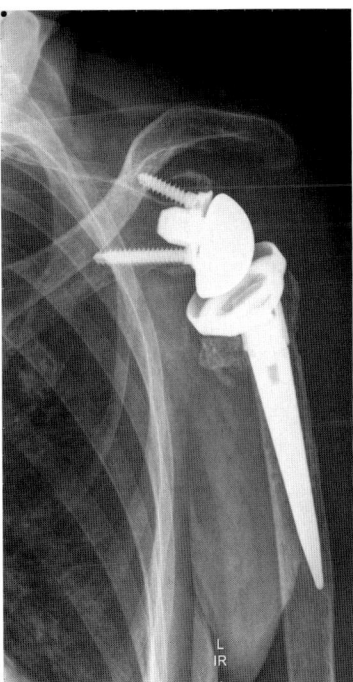

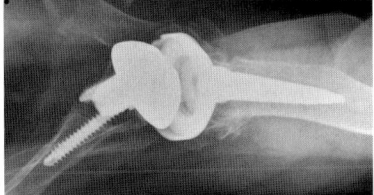

◘ Abb. 45.3

Die Physiotherapie wird sistiert. Eine klinische und radiologische Kontrolle ist 1 Jahr nach dem Eingriff vorgesehen.

Diskussion

Das Problem nach dieser Impaktionsosteosynthese am proximalen Humerus mit konsekutiver Humeruskopfnekrose bestand in der deutlichen Verkürzung mit Subluxation. Es musste somit der Kunstgelenkersatz mit gleichzeitiger Verlängerung geplant werden. Durch minimale Humeruskopfresektion konnte Länge gewonnen und gleichzeitig die Infraspinatussehneninsertion auf richtiger Höhe in situ belassen werden. Zusätzlichen Längengewinn erzielten wir mit der exzentrischen Glénosphère. Ein wesentlich aufwändigeres operatives Vorgehen mit Korrekturosteotomie und Knocheninterponat konnte so vermieden werden.

46   Nicht funktionstüchtige Schulterhemiprothese nach 3-Segment-Fraktur des proximalen Humerus

R.P. Meyer, F. Moro

Klinischer Fall

Ein 78-jähriger Mann zieht sich im Oktober 2008 bei einem Stolpersturz eine 3-Segment-Fraktur am proximalen Humerus rechts zu (◻ Abb. 46.1). Bei relativ geringer Dislokation wird vorerst die konservative Therapie favorisiert. Bei ungünstigem klinischen Verlauf und sich abzeichnender »non union« der Tubercula (◻ Abb. 46.2) wird ca. 5 ½ Monate später eine zementfreie Hemiprothese mit Rundschaft an der rechten Schulter implantiert (◻ Abb. 46.3). Wegen des zu schmal gewählten Rundschaftes ohne die Verankerungsmöglichkeit eines Vierkantschaftes, aber auch wegen der nun voll ausgebildeten Pseudarthrosen am Tuberculum majus und minus manifestiert sich rasch eine ausgeprägte Schaftlockerung mit Schmerzen und entsprechend schlechter Schulterfunktion (◻ Abb. 46.4). Eine Reoperation im primär behandelnden Spital wird vorgeschlagen. Der Patient meldet sich zwecks Einholung einer Zweitmeinung in unserer Klinik. Der Mann klagt 1 Jahr nach dem Unfall respektive 6 Monate nach der Kopfprothesenimplantation über starke bewegungsabhängige Beschwerden sowie nächtliche Ruheschmerzen im rechten Schultergürtel. Die Schulterbeweglichkeit beträgt: Flexion 40°, Abduktion 70° mit deutlicher Krepitation, AR/IR in Neutralstellung 0/0/20°. Sonographisch ist die Rotatorenmanschette intakt. Die zusätzlich veranlasste Skelettszintigraphie dokumentiert die Schaftlockerung ohne Zeichen eines Infektes. Die computertomographische Untersuchung zeigt ein gut erhalte-

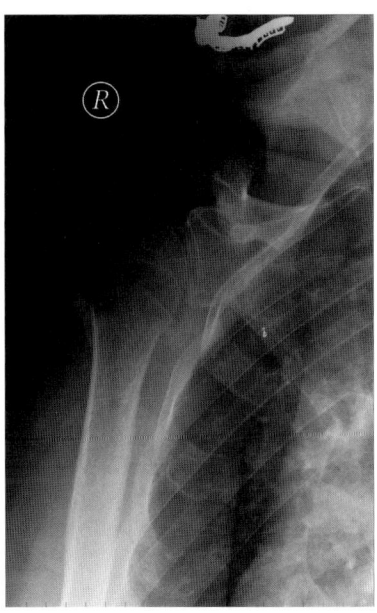

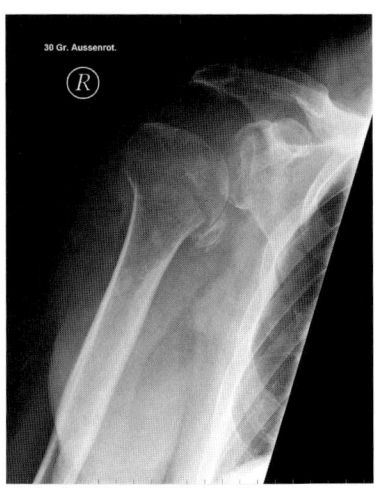

◻ Abb. 46.1

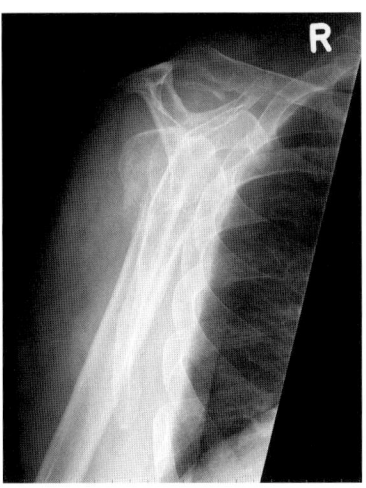

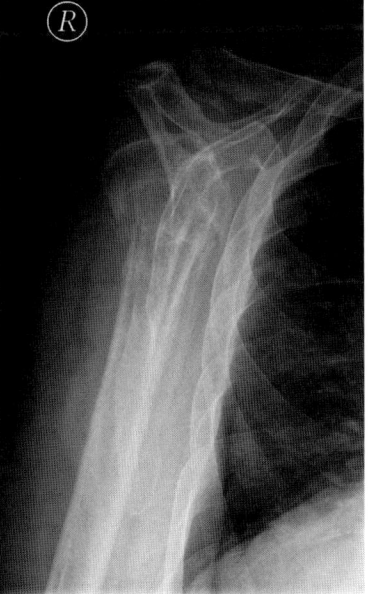

◻ Abb. 46.2

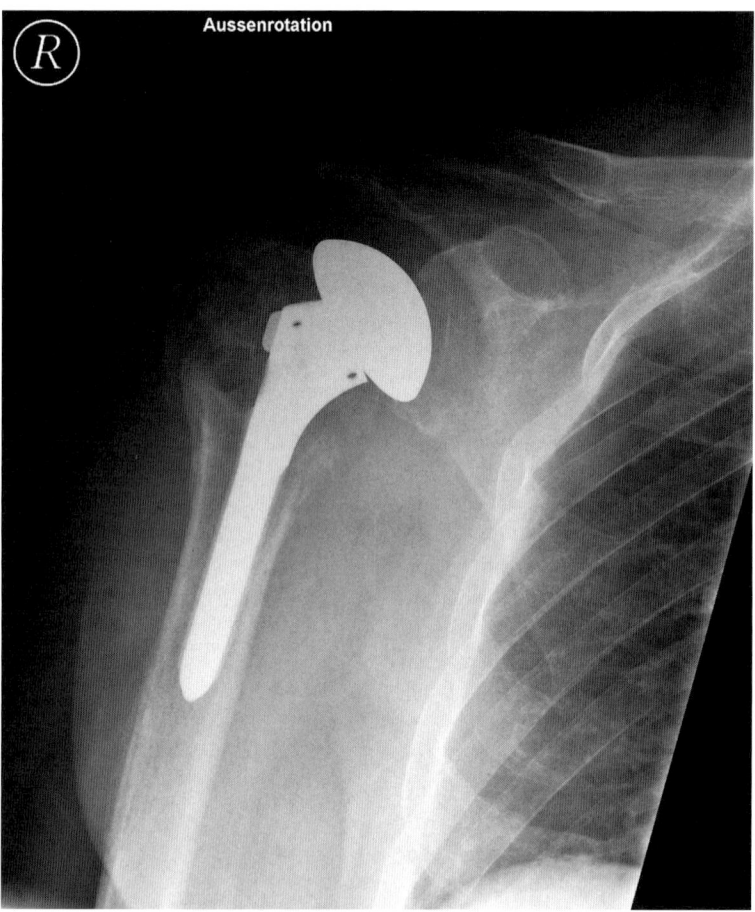

◘ Abb. 46.3

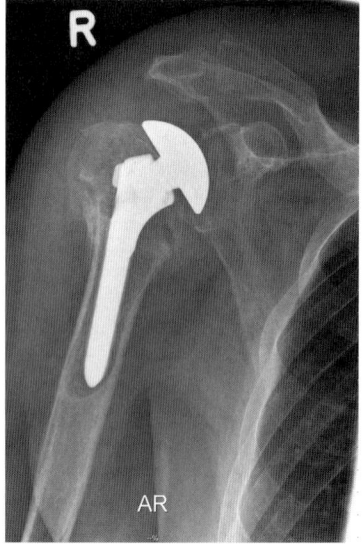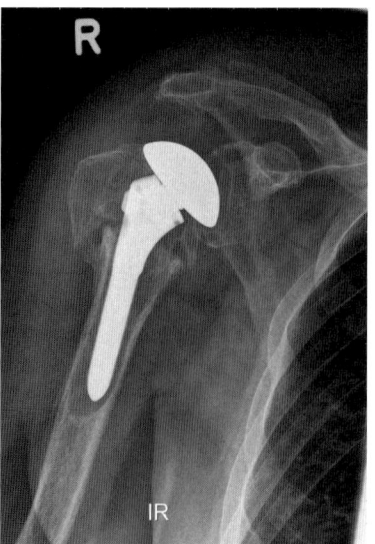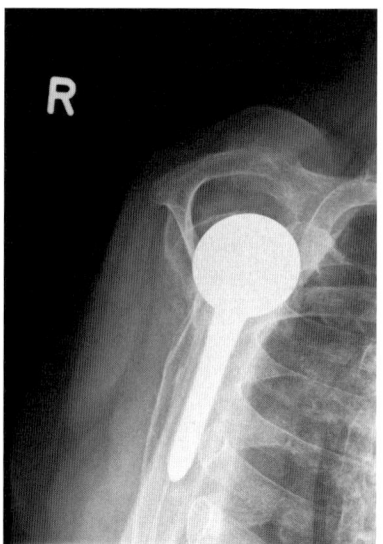

◘ Abb. 46.4

nes Knochenlager am Glenoid bei Atrophie der Supraspinatusmuskulatur. Elektroneurographisch ist der N. axillaris intakt. Wir schlagen die Implantation einer inversen Schulterprothese vor.

Operative Korrektur

Der Eingriff erfolgt ein halbes Jahr später. Es wird durch den alten deltopektoralen Schnitt eingegangen, erhebliche Verwachsungen werden gelöst. Die Tubercula sind im Sinne einer straffen Pseudarthrose nicht konsolidiert. Der Subscapularis wird abgelöst, eine ausgedehnte hemizirkumferenzielle Kapsulolyse durchgeführt. Die Hemiprothese ist locker und kann problemlos entfernt werden. Nach Eingehen auf das Glenoid zeigt sich eine ausgeprägte Arthrofibrose. Der ganze intraartikuläre Raum ist mit narbigem Gewebe ausgefüllt. Nach Freilegen des Glenoids und Vervollständigung der posterioren Kapsulolyse werden die Glenoidkomponenten mit exzentrischer Glénosphère montiert. Der Probeschaft Größe 3 passt korrekt mit suffizienter diaphysärer Verankerung. Die pseudarthrotisch verheilten Tubercula werden im Verbund belassen, der definitive Schaft zementfrei implantiert, die restlichen Prothesenkomponenten eingebracht. Nach Reposition sind die Spannungsverhältnisse gut. Der Subscapularis wird mit 2 Fiber-Wire-Fäden transossär am Tuberculum minus refixiert. Die Röntgenkontrolle ergibt die korrekte Lage der Schulterprothese mit einsehbaren Pseudarthrosespalten im Bereich der Tubercula (◘ Abb. 46.5).

Verlauf

Die Physiotherapie erfolgt ab erstem postoperativem Tag bei Tragen eines Orthogilets in den ersten 3 Wochen. 6 Wochen nach dem Eingriff sind die präoperativ geklagten Dauerschmerzen weitgehend verschwunden. Die Schulterbeweglichkeit beträgt: Flexion 90°, Abduktion 70°, AR/IR in Neutralstellung 0/0/80°. Der Nackengriff ist mit Trickbewegungen, der Schultergriff bis glutaeal möglich. Radiologisch besteht eine korrekte Lage der

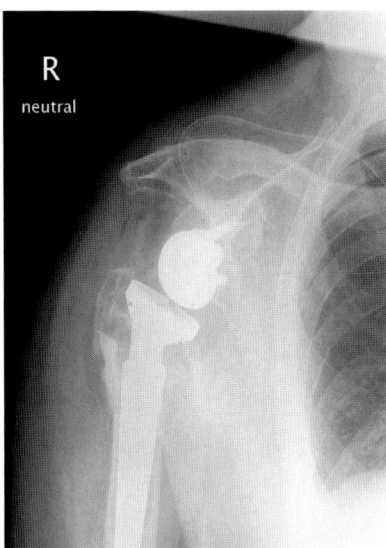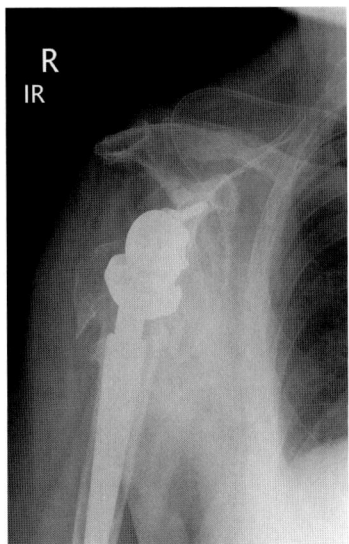

◘ Abb. 46.5

Schulterprothese. Die Pseudarthrosespalten an den Tubercula sind nach wie vor einsehbar (❏ Abb. 46.6). 3 Monate postoperativ ist der Patient weitgehend beschwerdefrei. Die Bewegungsamplitude nimmt weiter zu: Flexion 100°, Abduktion 90°, AR/IR in Neutralstellung 10/0/90° bei angedeutet gestörtem skapulothorakalem Bewegungsmuster. Die Röntgenkontrolle zeigt korrekte Stellungsverhältnisse der Prothese bei weiterhin einsehbaren Pseudarthrosespalten an den Tubercula (❏ Abb. 46.7). 6 Monate nach dem Eingriff ist der Patient völlig beschwerdefrei. Die Schulterfunktion rechts beträgt: Flexion 120°, Abduktion 90°, AR/IR in Neutralstellung 0/0/90°. Es besteht eine deutliche Schwäche des Infraspinatus. Radiologisch sind die Stellungsverhältnisse der Prothese identisch mit denen der Voruntersuchungen, wobei der Pseudarthrosespalt noch einsehbar ist (❏ Abb. 46.8).

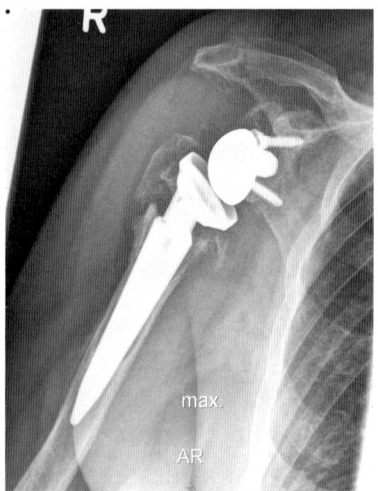
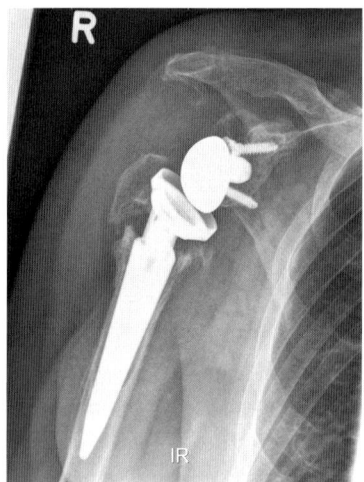
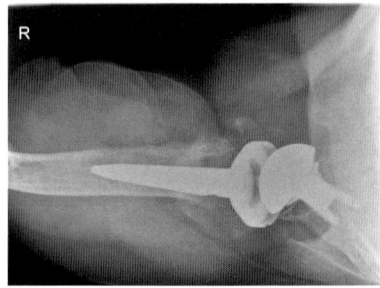

❏ Abb. 46.6

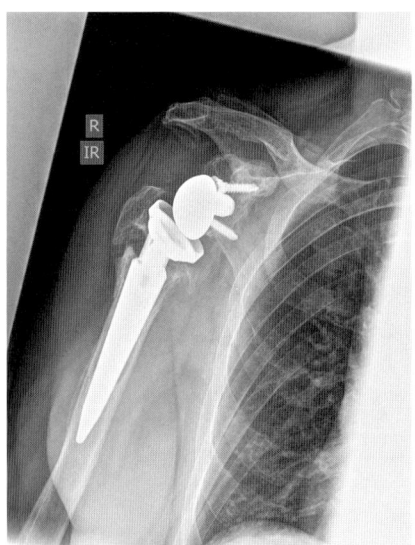
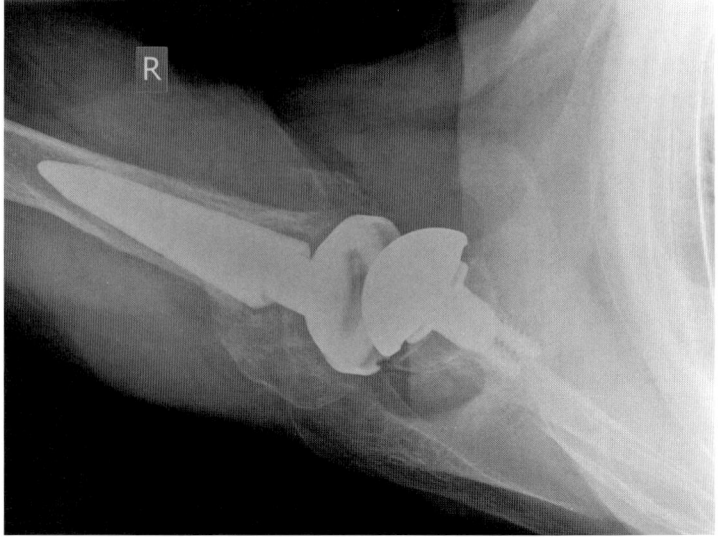

❏ Abb. 46.7

Diskussion

Ob bei diesem Fall die wenig dislozierte 3-Segment-Fraktur primär konservativ oder operativ behandelt werden soll, ist Ermessensfrage. Der Verlauf zeigt, dass die konservative Therapie hier versagt. Die Implantation einer Hemiprothese 6 Monate nach dem Unfall ist bei Vorliegen von Pseudarthrosen an beiden Tubercula zumindest riskant. Durch die falsche Schaftwahl – zu schmal kalibrierter Rundschaft – ist diese Intervention dann definitiv zum Scheitern verurteilt. Mit der inversen Schulterprothese können die Tuberculapseudarthrosen vernachlässigt werden, da sie funktionell ohne Bedeutung sind. Der großkalibrierte Vierkantschaft garantiert eine stabile Verankerung im Humerus.

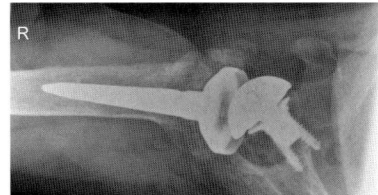

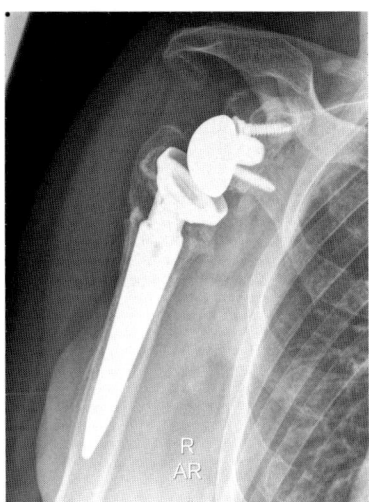 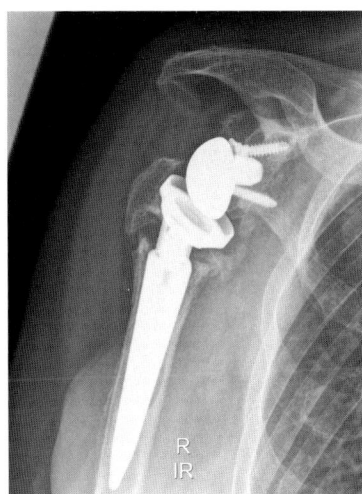

◨ Abb. 46.8

47   Nicht funktionstüchtige Schulterhemiprothese nach proximaler Humerustrümmerfraktur

R.P. Meyer, F. Moro

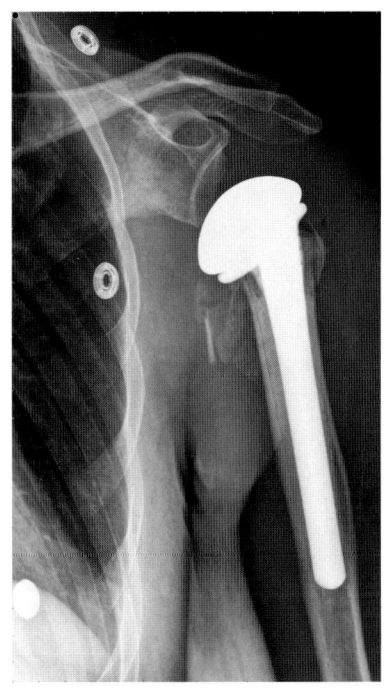

Klinischer Fall

Eine 52-jährige Frau stürzt im November 2008 und erleidet dabei eine proximale Trümmerfraktur des Humerus links (◘ Abb. 47.1). In einem auswärtigen Krankenhaus wird 6 Tage später eine zementierte Hemiprothese an der linken Schulter implantiert. Auf den unmittelbar postoperativ angefertigten Röntgenbildern zeigen sich ein weitgehend reseziertes Tuberculum majus, ein nicht gefasstes, nach medial-distal disloziertes Tuberculum minus sowie ein gewisses »over stuffing« der Hemiprothese bei noch eingriffbedingter distaler Subluxation (◘ Abb. 47.2).

Die Situation entwickelt sich in der Folge ungünstig. Die Schulterbeweglichkeit ist zunehmend eingeschränkt. Die Patientin klagt über progrediente Dauerschmerzen. Die Röntgenverlaufskontrollen 6 Wochen, 12 Wochen und 1 Jahr nach dem Eingriff dokumentieren eine zunehmende Ossifikation des dislozierten Tuberculum minus bei stabilem Prothesenschaft,

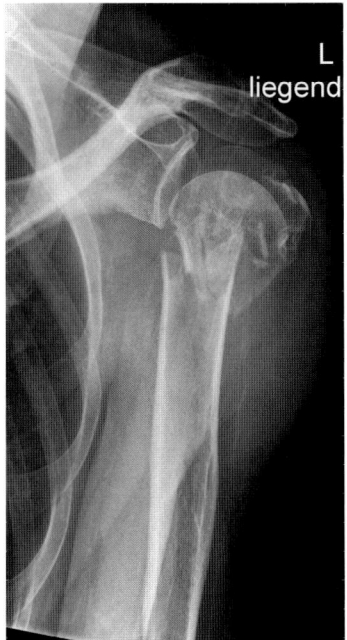
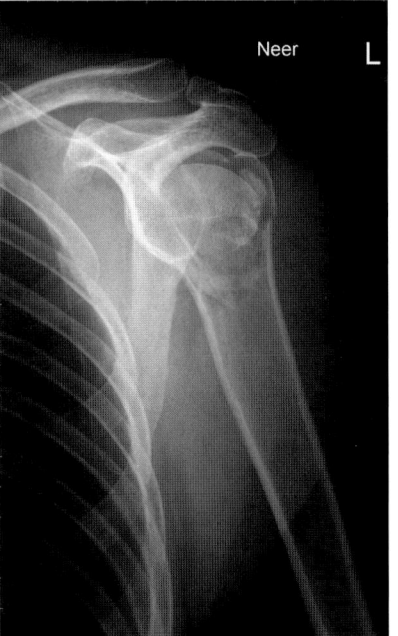

◘ Abb. 47.1

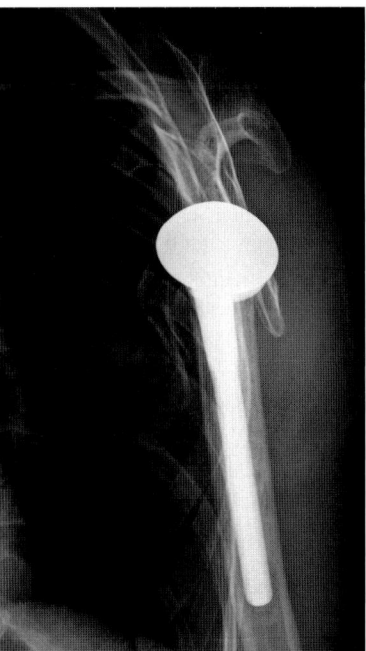

◘ Abb. 47.2

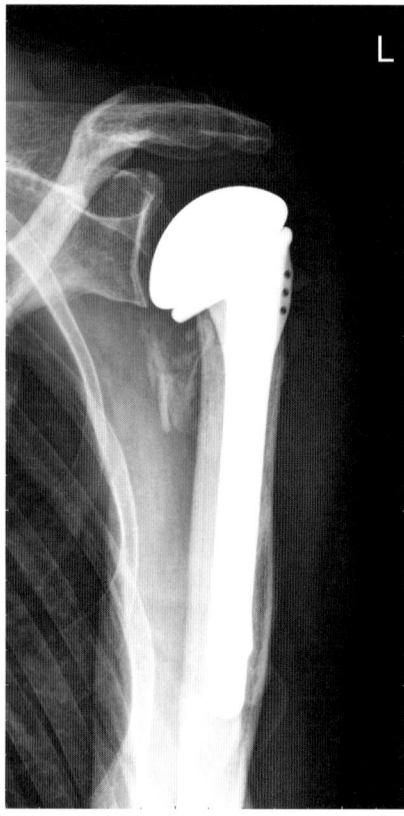
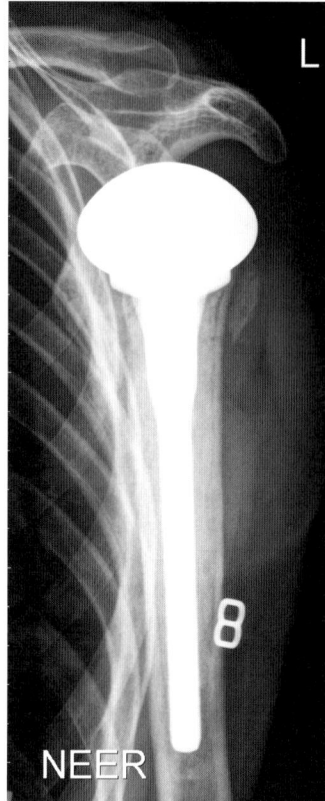
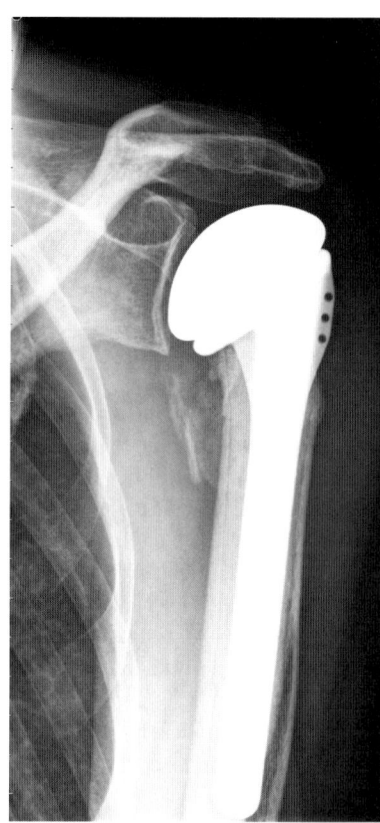

◨ Abb. 47.3   ◨ Abb. 47.4

eine leichte proximale Subluxation der Hemiprothese sowie die bekannte geringe Übergröße des gewählten Prothesenkopfes (◨ Abb. 47.3;◨ Abb. 47. 4;◨ Abb. 47.5).

Zwecks Einholung einer Zweitmeinung und eventuellen Therapie wird die Patientin 1 Jahr nach dem Unfallereignis an uns überwiesen. Die klinische Untersuchung zeigt einen reizlosen deltopektoralen Schnitt an der linken Schulter. Die Schultergelenkbeweglichkeit beträgt: Flexion 90°, Abduktion 70°, AR/IR in Abduktion 10/0/40°. Der N. axillaris ist klinisch intakt. Der radiologische Status ist unverändert. Wir veranlassen zusätzliche Abklärungen mit Szintigraphie und Arthrocomputertomographie. In der Infektszintigraphie finden sich keine Hinweise auf einen Infekt. Im Arthro-CT ist der Prothesenkopf gut zentriert. Die »Non-union-Malposition« des Tuberculum minus wird bestätigt. Die Supraspinatussehne ist transmural rupturiert. Das Tuberculum majus ist in wesentlichen Anteilen nicht abgrenzbar. In Anbetracht der massiven Dauerschmerzen empfehlen wir trotz des Alters der Patientin die Revisionsoperation mit Implantation einer inversen Schulterprothese.

Operative Korrektur

Der Eingriff erfolgt 5 Monate später. Die »mal-union« des Tuberculum minus bestätigt sich intraoperativ. Der Subscapularis wird vom fehlverheilten Tuberculum minus abgelöst. Die Hemiprothese wird freigelegt. Es zeigt

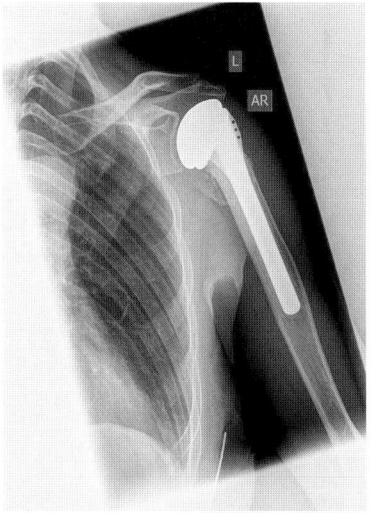
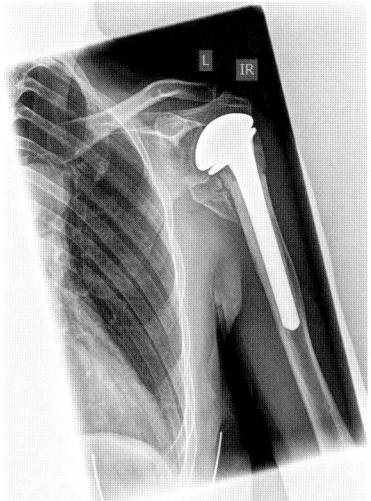
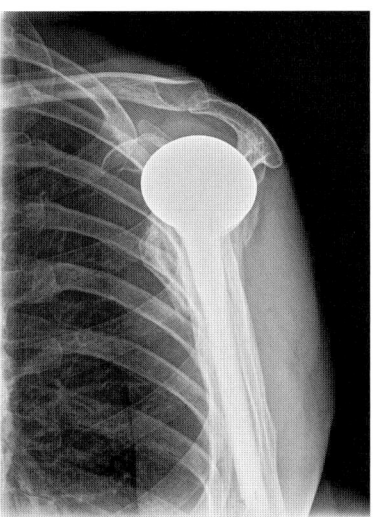
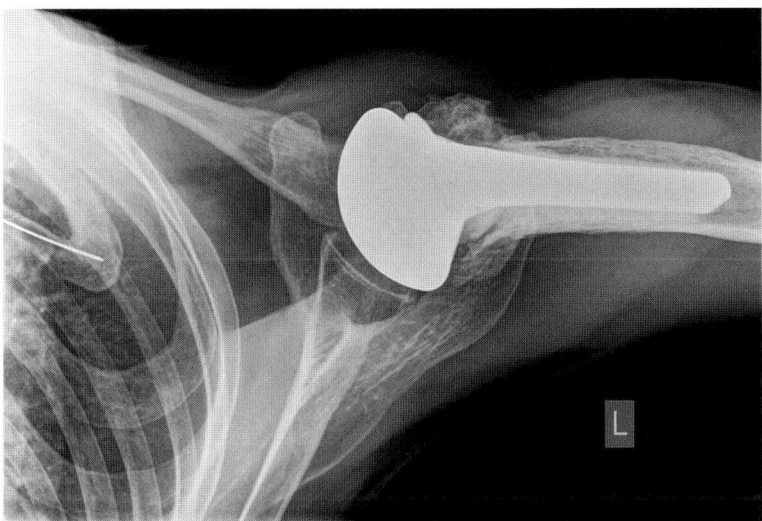

◧ Abb. 47.5

sich eine beträchtliche Retrotorsion des implantierten Humerusschaftes. Der Zementmantel ist fest. Nach Fenestrierung gelingt es, den Prothesenschaft zu entfernen. 2 zirkuläre Cerclagedrähte werden am proximalen Humerusschaft angelegt, um die Fenestrierung zu verschließen und das fehlverheilte Tuberculum minus am Ort zu halten. Nach ausgedehnter zirkumferenzieller Arthrolyse wird die Glenoidkomponente eingebaut, die exzentrische Glénosphère aufgesetzt. Das Tuberculum minus wird nun so reduziert, dass durch die Fehlverheilung keine Friktion am unteren Glenoidrand entsteht. Nach Testreposition mit den Probeprothesenkomponenten wird der Humerusschaft einzementiert, die Kopfkomponenten montiert. Nach Reposition ergeben sich suffiziente Spannungsverhältnisse. Die abgelöste Subscapularissehne wird mit 2 Fiber-Wire-Fäden refixiert. Die Röntgenkontrolle zeigt korrekte Lage der gewählten Schulterprothesenkomponenten (◧ Abb. 47.6).

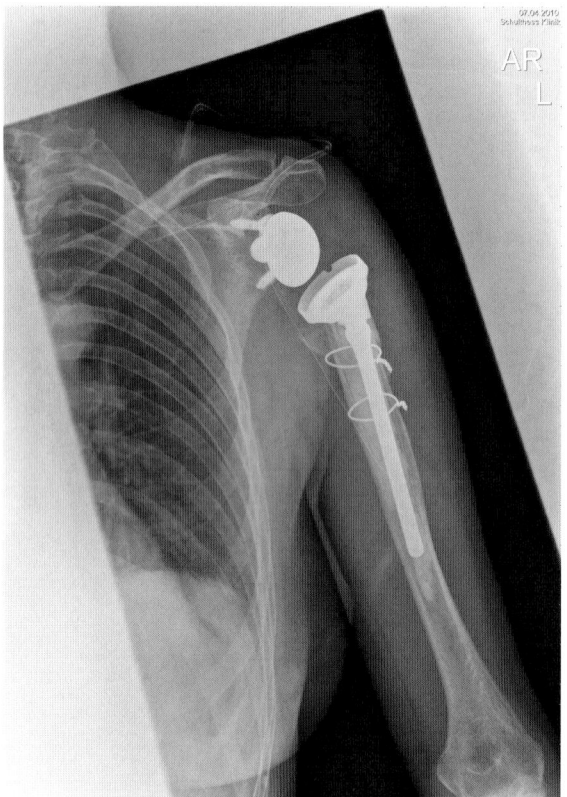
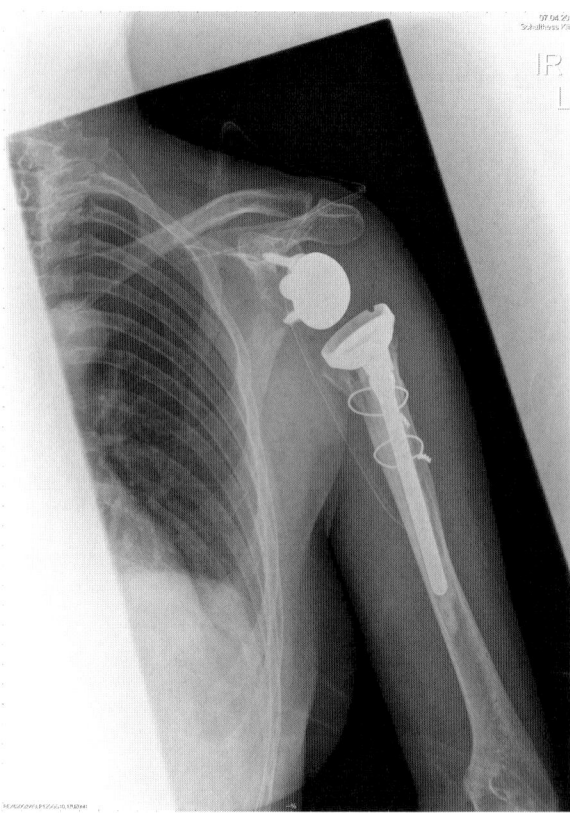

☐ Abb. 47.6

Verlauf

Die Physiotherapie setzt unmittelbar postoperativ ein. Ein Orthogilet wird als Schutz für 3 Wochen intermittierend getragen. 6 Wochen postoperativ besteht bereits eine weitgehende Beschwerdefreiheit bei einer Schulterfunktion von Flexion 140°, Abduktion 120° sowie AR/IR in Neutralstellung 15/0/80°, in Abduktionsstellung 50/0/40°. Der Nackengriff ist problemlos, der Schürzengriff bis glutaeal möglich. Radiologisch besteht eine korrekte Lage der Prothesenkomponenten bei guter glenohumeraler Zentrierung (☐ Abb. 47.7). 3 Monate nach dem Eingriff ist die Patientin beschwerdefrei. Die Schulterbeweglichkeit beträgt Flexion 170°, Abduktion 150°, die Außenrotation in Abduktionsstellung 60/0/60° bei sicher durchführbarem Nacken- und Schürzengriff. Die Röntgenkontrolle dokumentiert die korrekte Prothesenlage (☐ Abb. 47.8). 6 Monate nach Revisionsoperation an der linken Schulter ist die Patientin schmerzfrei und weist ein gutes funktionelles Resultat auf bei zunehmend symmetrischer Bewegungsamplitude mit Ausnahme der noch reduzierten Außenrotation. Die Röntgenbilder belegen die gute klinische Situation mit korrekter Prothesenlage ohne Hinweise auf Frühlockerung (☐ Abb. 47.9). Die Patientin arbeitet im angestammten Beruf als Verkäuferin bereits wieder zu 75 %. Die Jahreskontrolle ist 1 Jahr nach dem Eingriff vorgesehen.

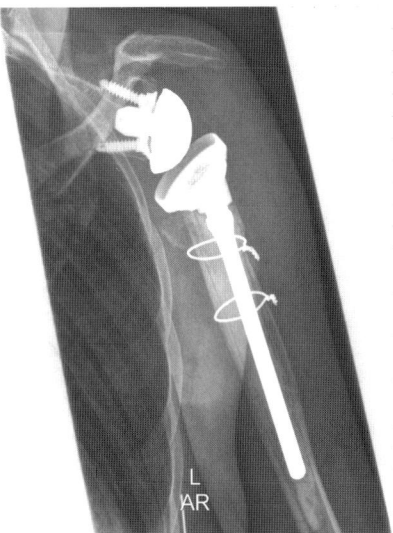
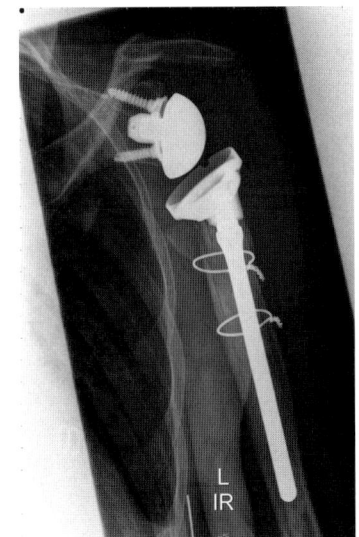
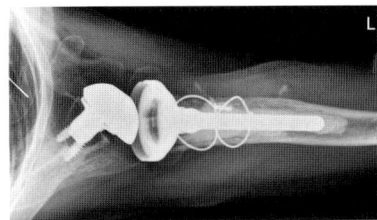

☑ Abb. 47.7

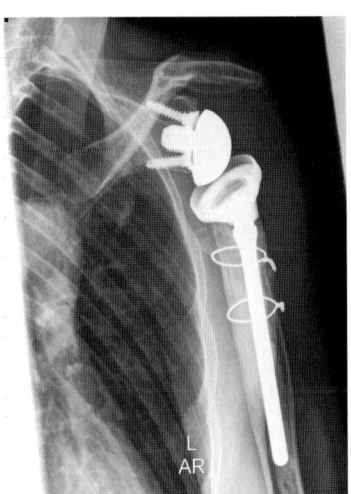
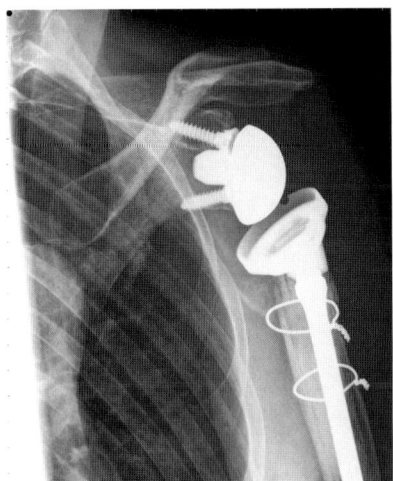
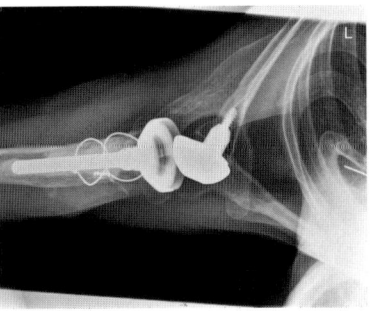

☑ Abb. 47.8

Diskussion

Bei der Erstintervention wurde das Tuberculum majus weitgehend reseziert, das Tuberculum minus nicht gefasst, der Prothesenschaft in erheblicher Retrotorsion einzementiert. Im Verlauf konsolidiert das Tuberculum minus in Fehlstellung. Die verbleibenden Reste des Tuberculum majus werden resorbiert. In der Folge führen die traumatische Läsion der Supraspinatussehne, der etwas zu groß gewählte Prothesenkopf sowie die zu starke Retrotorsion des Schaftes zur Funktionsuntüchtigkeit der Schulter mit progredienten Schmerzen. Trotz des jungen Alters der Patientin bleibt als effiziente Lösung lediglich die Implantation einer inversen Schulterprothese. Wie zu einem späteren Zeitpunkt bei Auslockerung der inversen Schulterprothese vorzugehen ist, wird zur entsprechenden Herausforderung werden.

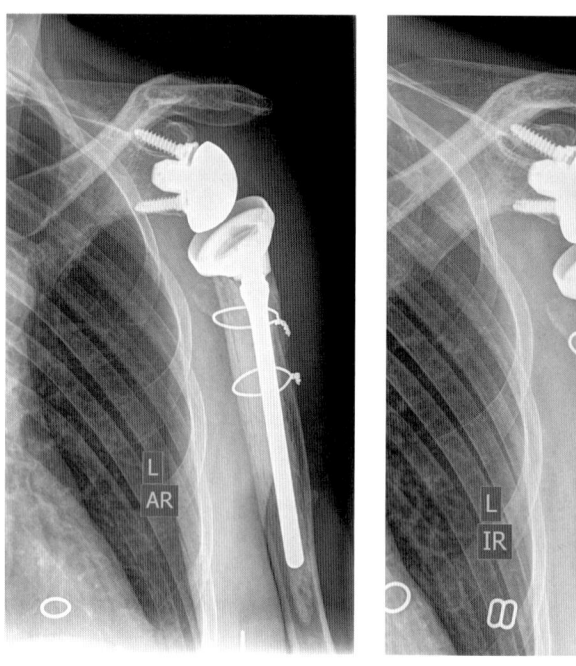
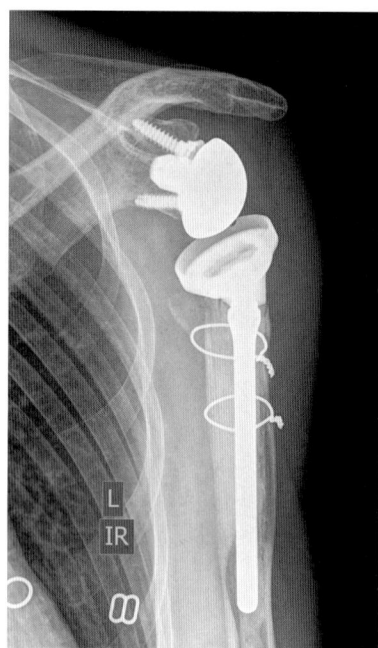
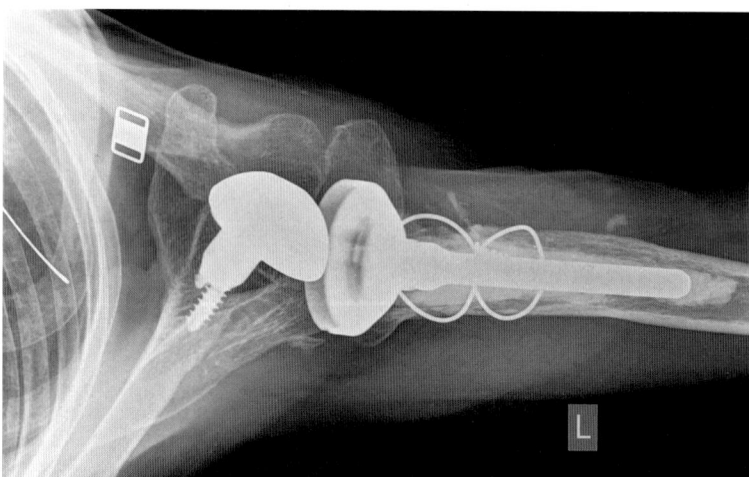

◻ Abb. 47.9

48   Periprothetische Humerusfraktur nach Implantation einer anatomischen Schultertotalprothese

H. Durchholz, M. Flury, F. Moro

Klinischer Fall

Eine heute 81-jährige Patientin berichtete 2005 über zunehmende Schulter-schmerzen und über ein deutliches Bewegungsdefizit der rechten dominanten Schulter. Die linke Schulter war 2 Jahre zuvor mit einer Turemos-Schulter-prothese versorgt worden, die im Verlauf mehrfach luxierte und offen repo-niert werden musste. An der rechten Schulter zeigte sich eine aktive Flexion von 80°und eine Abduktion von 60°. Das Infraspinatus-LAG-Sign sowie der Belly-press-Test sind negativ. Radiologisch zeigten sich eine fortgeschrittene Omarthrose mit aufgehobenem Gelenkspalt (◘ Abb. 48.1) sowie deutliche inferiore Osteophyten. Sonographisch war die Rotatorenmanschette intakt. Es erfolgte die Implantation einer anatomischen zementfreien Schulterpro-these rechts Ende 2005 (◘ Abb. 48.2). Bei initial unauffälligem Verlauf erlitt die Patientin etwa 1 Monat später einen Stolpersturz im häuslichen Umfeld und zog sich dabei eine dislozierte periprothetische Humerusfraktur rechts zu (◘ Abb. 48.3). Die Indikation zur Ostesynthese war gegeben.

Operative Revision

Eine Woche nach dem Sturz erfolgte eine offene Reposition und Plattenos-teosynthese des rechten Humerus bei liegender, zementfreier Schultertotal-prothese. Über einen dorsalen Zugang zum Humerus erfolgte die Darstel-

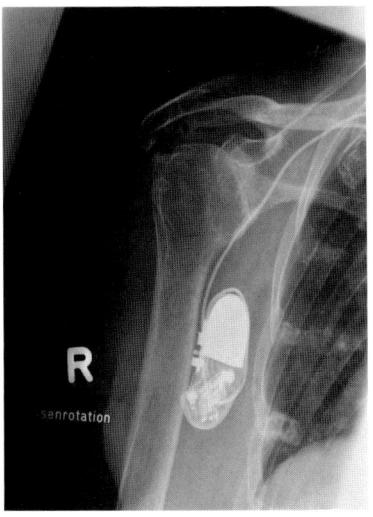
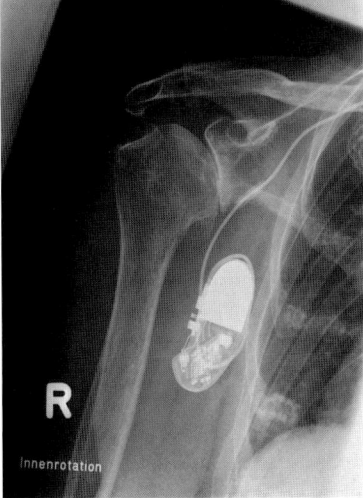
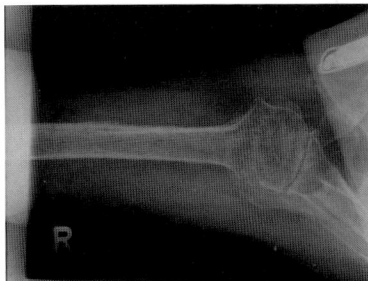

◘ Abb. 48.1

lung der Fraktur. Die Präparation wurde entlang des Septum intermusculare laterale vorgenommen, das Caput laterale des Trizeps nach medial weggehalten. Der N. cutaneus antebrachii posterior wurde geschont. Somit war eine gute Darstellung des Humerus bis zum metadiaphysären Übergang proximal sowie eine Darstellung und Schonung des Nervus radialis möglich. Ebenso war eine Darstellung und Schonung des N. axillaris proximal möglich. Es wurde die anatomische Reposition der Fragmente in Länge und Rotation vorgenommen sowie die preliminäre Fixation mit Repositionszangen und 3

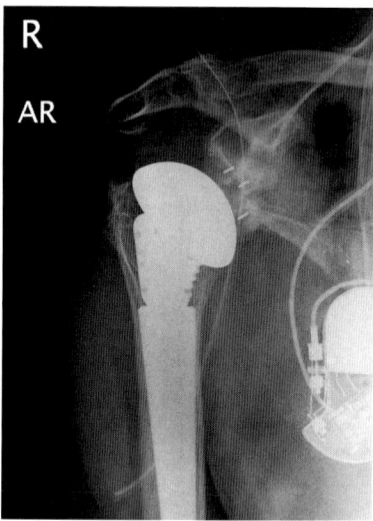

◘ Abb. 48.2

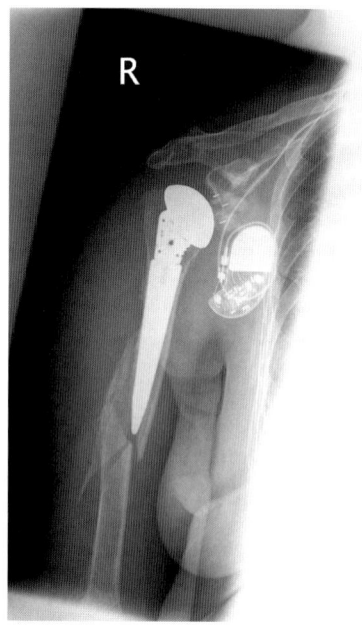 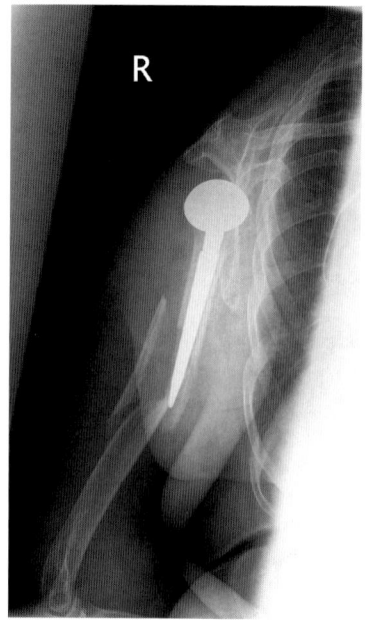

◘ Abb. 48.3

Fiber-Wire-Fadencerclagen. Eine 10-Loch-LCP-Platte wurde angepasst und distal winkelstabil fixiert. Proximal erfolgte die Fixation mit insgesamt 4 Cerclagen mit dem Orthopedic-cable-System. Abschließend wurde der Drehkeil mit 2 konventionellen Kortikalisschrauben zusätzlich fixiert (◘ Abb. 48.4).

Verlauf

Der postoperative Verlauf gestaltete sich komplikationslos. Radiologisch zeigte sich bereits 6 Wochen postoperativ eine beginnende Kallusbildung. 3 Kabelcerclagen waren bereits nach 6 Wochen gerissen, das Osteosynthesematerial war stabil in situ (◘ Abb. 48.5). 11 Monate nach der Fraktur und

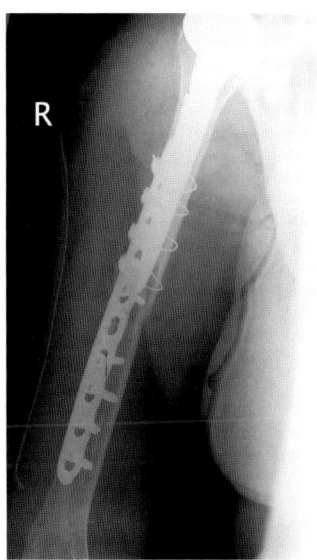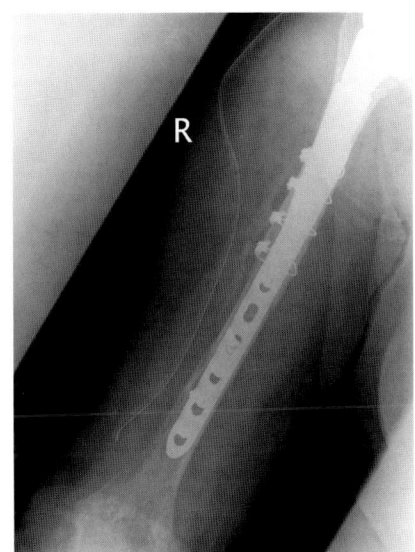

◘ Abb. 48.4

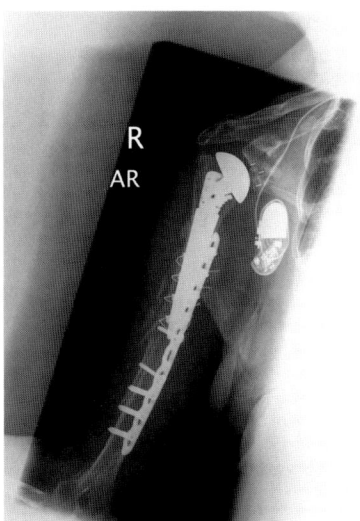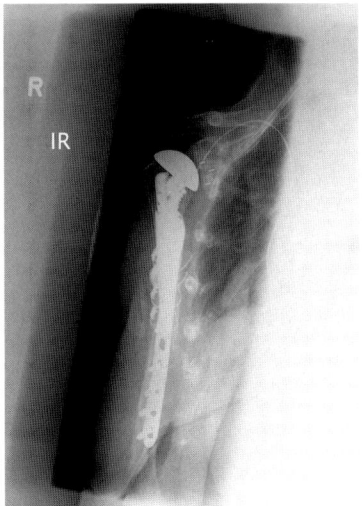

◘ Abb. 48.5

1 Jahr nach Implantation der Schulterprothese zeigten sich die Plattenosteosynthese stabil und die Fraktur unter kräftiger Kallusbildung komplett konsolidiert, ebenso eine korrekt, stabil und unverändert in situ liegende Promos-Prothese (◘ Abb. 48.6).

Diskussion

Der posteriore Zugang zum Humerus mit Präparation entlang des Septum intermusculare laterale unter Schonung des Nervus radialis ist für uns der Zugang der Wahl bei Humerusschaftfrakturen im mittleren Drittel. Sowohl radiologisch wie auch intraoperativ zeigte sich ein stabiler Sitz des Prothesenschaftes. Die zementfreien Schaftverhältnisse sprachen zusätzlich gegen einen Prothesenwechsel. Sollte im Verlauf eine Rotatorenmanschettendekompensation auftreten, so wäre jederzeit eine Konversion in eine inverse Schulterprothese möglich.

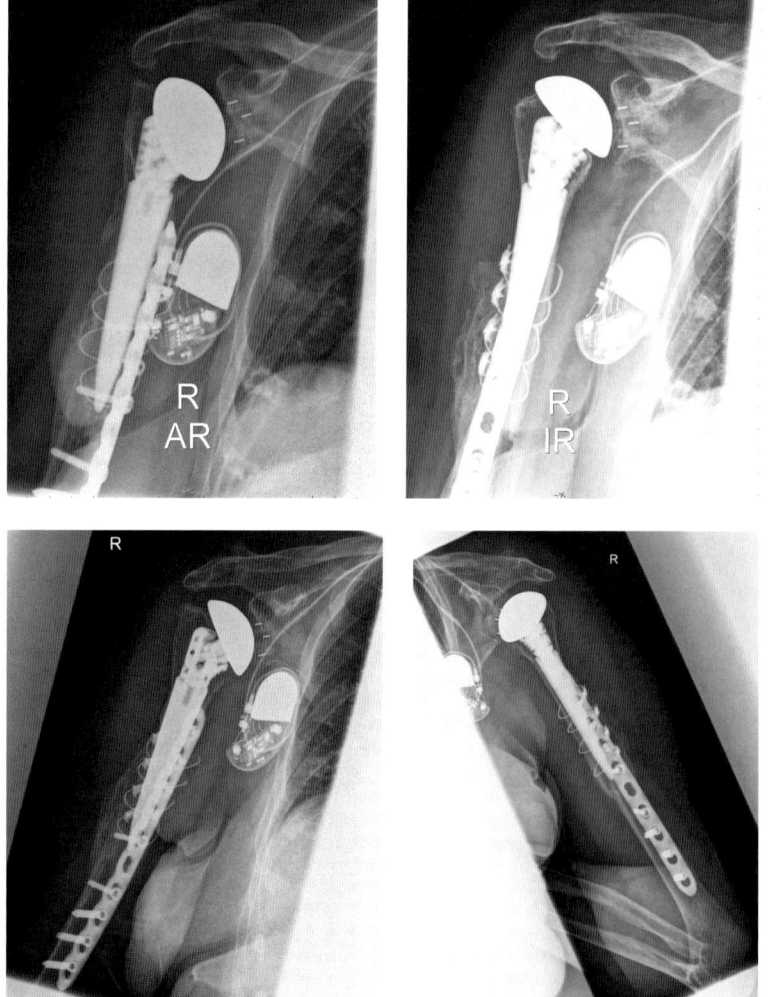

◘ Abb. 48.6

49   Periprothetische Humerusfraktur bei Schultertotalprothese – Osteosynthese mit Attachement Plate

H. Durchholz, F. Moro, M. Flury

Klinischer Fall

Eine heute 90-jährige Patientin stürzt im Oktober 2007 auf die linke Schulter. Es zeigt sich eine multifragmentäre, stark dislozierte Humeruskopffraktur bei sehr schlechter Knochenqualität (◘ Abb. 49.1). Zusätzlich gibt die Patientin bekannte Schulterschmerzen auf der linken Seite seit Jahren an, welche immer wiederkehrend sind.

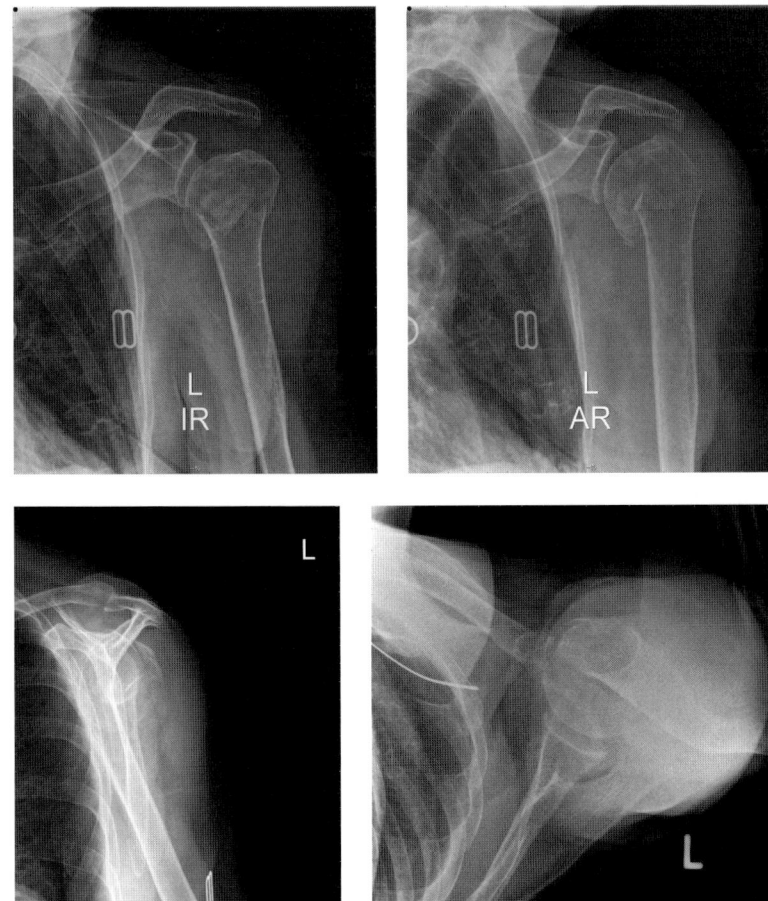

◘ Abb. 49.1

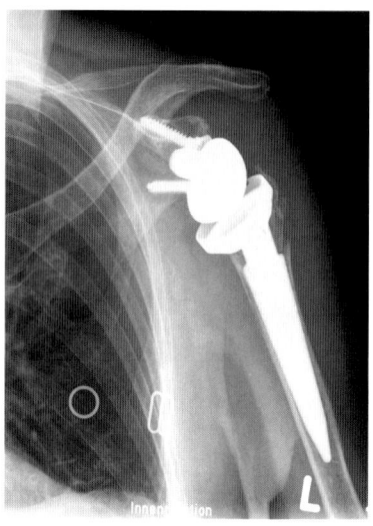
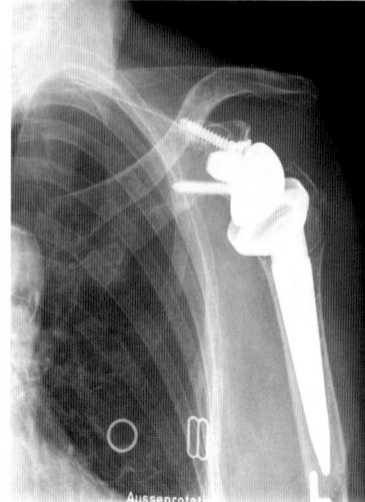
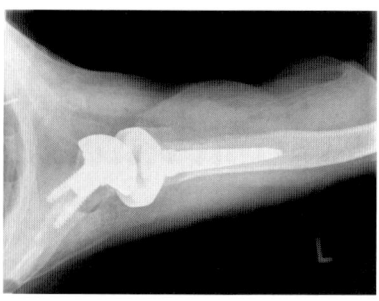

◘ Abb. 49.2

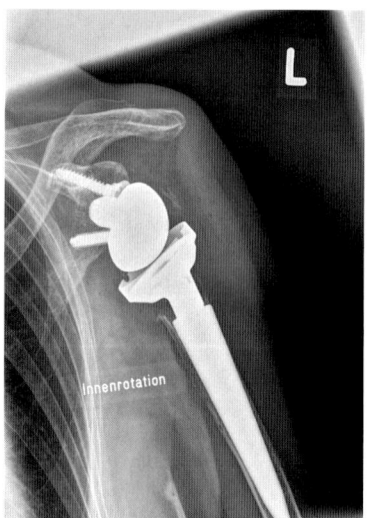
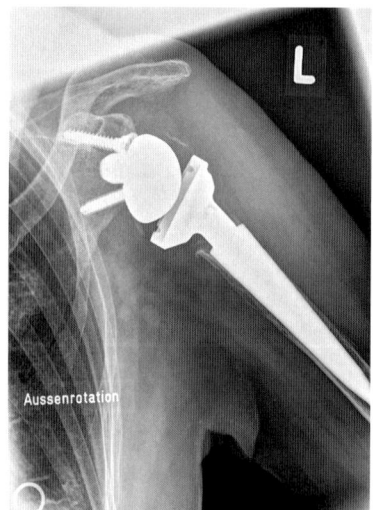
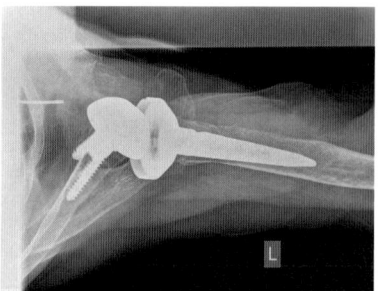

◘ Abb. 49.3

Bei der klinischen Untersuchung zeigt sich distal eine unauffällige Sensomotorik, insbesondere auch ein unauffälliger Untersuchungsbefund im Versorgungsgebiet des Nervus axillaris. Um die Patientin möglichst schnell wieder aktiv bewegen zu lassen, entscheiden wir uns zur primären Versorgung mittels inverser Schulterprothese (◘ Abb. 49.2).

Ein Jahr postoperativ zeigt sich ein unauffälliger Verlauf mit stabilem Prothesensitz bei eingeschränkter aktiver Beweglichkeit (◘ Abb. 49.3). Der Nackengriff ist unter Hilfe möglich, der Schürzengriff bis gluteal durchführbar. Die Patientin ist praktisch schmerzfrei.

Im September 2009 stürzt die Patientin wiederum auf den linken Arm und zieht sich dabei eine dislozierte Humerusschaftfraktur zu mit Lockerung des Prothesenschaftes (◘ Abb. 49.4). Aufgrund der Knochenqualität bei deut-

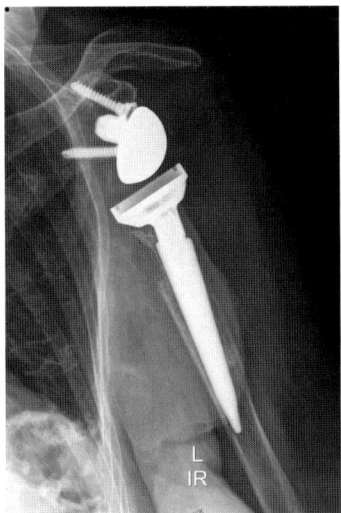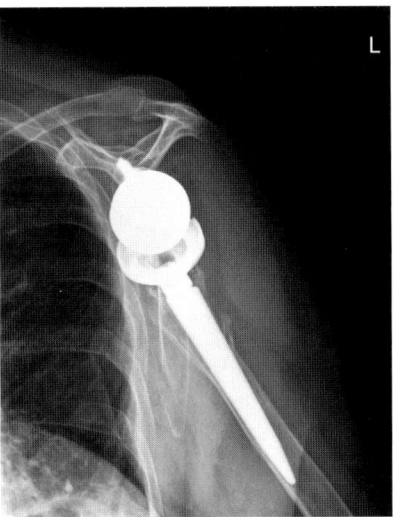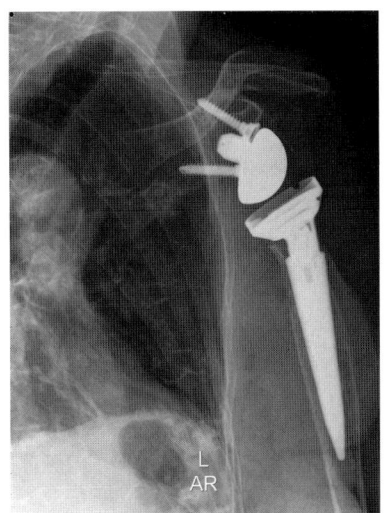

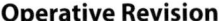 Abb. 49.4

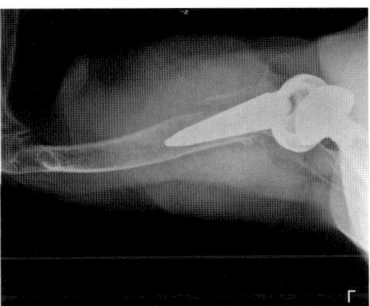

licher Osteoporose führen wir eine Verbundosteosynthese mit gleichzeitigem Humerusschaftwechsel durch (■ Abb. 49.5). 3 Monate nach der Zweitoperation zeigt sich die Prothese stabil bei anhaltendem, deutlichem Funktionsdefizit (■ Abb. 49.6).

Im Februar 2010 stürzt die Patientin erneut auf die linke Schulter. Radiologisch zeigt sich eine perioprothetische Humerusfraktur im Bereich der Prothesenspitze (■ Abb. 49.7). Trotz erhöhten perioperativen Operationsrisikos entscheidet sich die Patientin in Absprache mit ihrer Familie zu einer Operation. Bei schlechter Knochenqualität entscheiden wir uns für eine Überbrückungsosteosynthese mit Humerusallograft.

Operative Revision

Der Zugang erfolgt über einen dorsalen Hautschnitt. Der Trizeps wird sukzessiv von radial nach ulnar vom Humerus gelöst unter Verfolgung und Schonung des radialen Nervengefäßbündels. Dieses wird subperiostal von der Fraktur gelöst, bis die gesamte Fraktur dargestellt werden kann. Die 3 Cerclagen am proximalen Humerus werden entfernt. Am proximalen Hauptfragment wird der Zement bis zur Prothesenspitze entfernt, ebenso die Markraumsperre aus dem distalen Hauptfragment. Die Fragmente lassen sich anschließend unter Längszug gut reponieren. Entsprechend der Breitenvorgabe der Attachement Plate wird ein 1,8 cm breites Strut-Graft aus dem Humerusallograft mit sehr stabiler Kortikalis gebildet. Das Strut-Graft wird auf dem Humerus angepasst, die Fraktur überbrückt und das Nervengefäßbündel des N. radialis unterfahren. Es werden die anatomische Reposition und präliminäre Refixation mit Zangen vorgenommen. Eine Attachement Plate wird am distalen Hauptfragment direkt proximal der Fossa olecrani angepasst und mit 3 quer verlaufenden Kortikalisschrauben mit gutem Sitz fixiert, darüber hinaus erfolgt die Fixation des Grafts am distalen Hauptfragment mit einer posteroanterioren Kortikalisschraube. In gleicher Technik wird eine zweite Attachement Plate am distalen Hauptfragment direkt distal des N. radialis fixiert. Die Attachement Plate ist für den proximalen Humerus zu breit, sodass der Allograft am proximalen Hauptfragment mit 3 Orthopedic-cable-system-Cerclagen von 1,7 mm

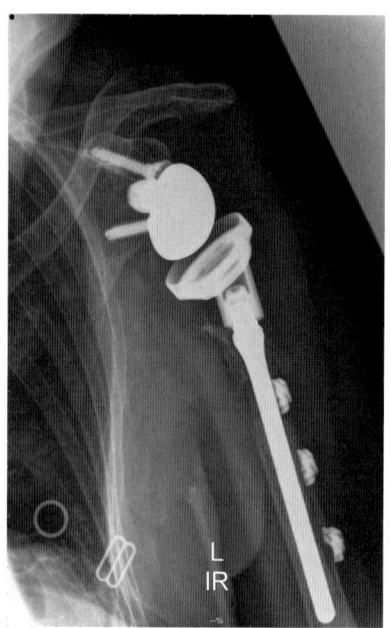
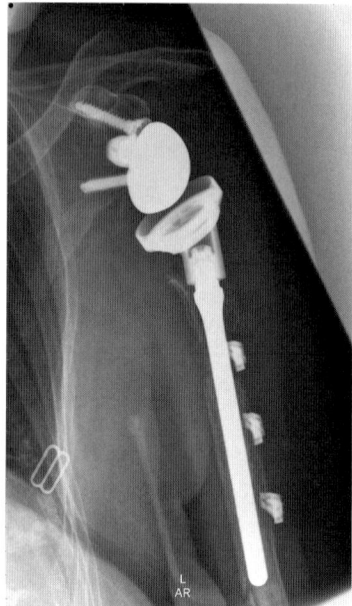
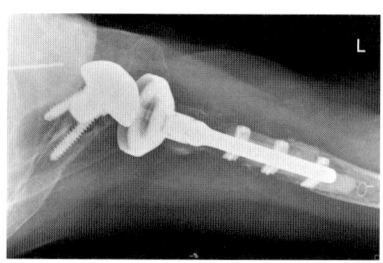

◘ Abb. 49.5

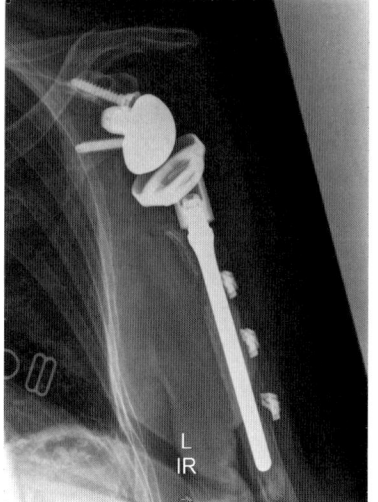
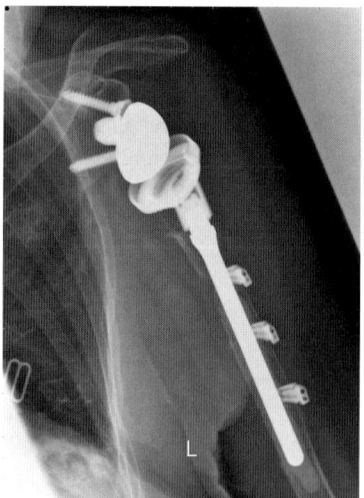
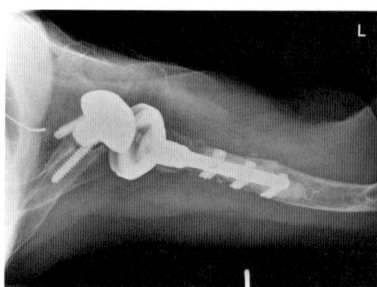

◘ Abb. 49.6

Dicke fixiert wird. Abschließend zeigt sich eine übungsstabile Frakturfixation mit anatomischer Reposition und spannungsfreiem Verlauf des N. radialis über den Allograft. Es erfolgt eine Fixation des Trizeps nach radial, sodass es zu einer kompletten Muskeldeckung des Allografts kommt (◘ Abb. 49.8).

Verlauf

Nach Durchführung der Überbrückungsosteosynthese zeigt sich wiederum ein erfreulicher und unauffälliger Verlauf. In den radiologischen Nachkontrollen sehen wir bereits nach 6 Wochen eine beginnende Kallusbildung im

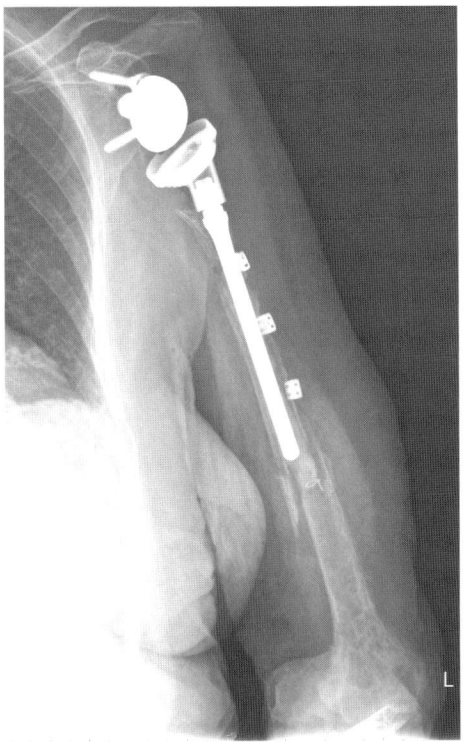
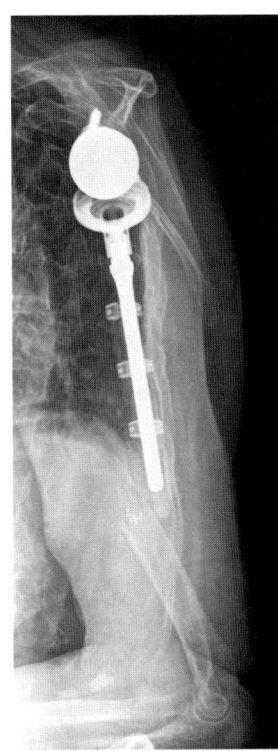

◘ Abb. 49.7

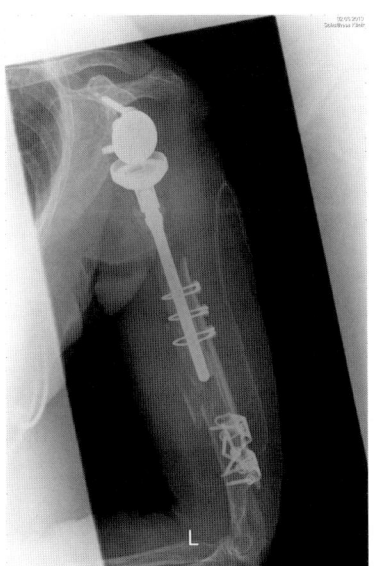
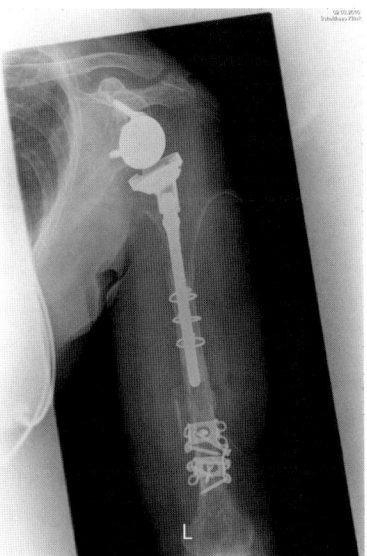

◘ Abb. 49.8

Frakturbereich (**◘** Abb. 49.9). 6 Monate postoperativ ist die Patientin praktisch wieder schmerzfrei. Der Arm kann gut für Stützbewegungen insbesondere am Rollator eingesetzen werden. Radiologisch zeigt sich eine anhaltend stabile Osteosyntheselage mit guter Integration des Strut-Grafts (**◘** Abb. 49.10).

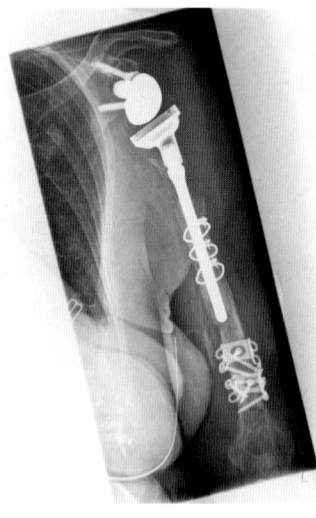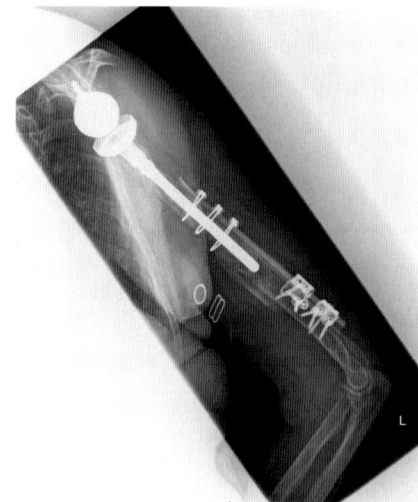

◘ Abb. 49.9

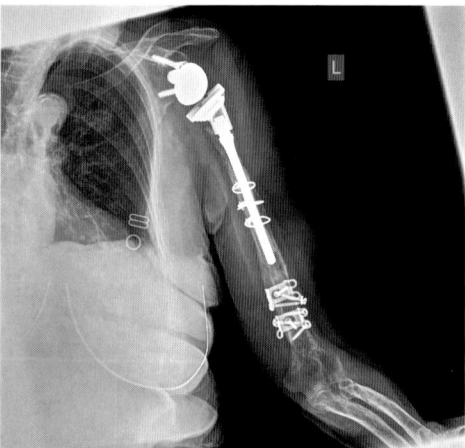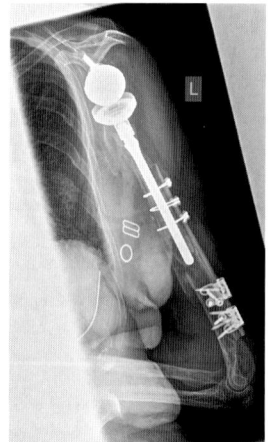

◘ Abb. 49.10

Diskussion

Mehrfache Revisionsoperationen bei periprothetischer Fraktur stellen an sich bereits eine Herausforderung an den Orthopäden dar. Eine begleitende massive Osteoporose erschwert die Situation noch zusätzlich. Bei ausgeprägtem Knochenverlust, wie wir ihn in diesem Fall vorgefunden haben, stellt sich die Frage, ob eine ossäre Konsolidierung der Fraktur durch den alleinigen Einsatz winkelstabiler Implantate im Sinn einer Überbrückungsosteosynthese erreicht werden kann. Durch den Einsatz eines Strut-Allografts bieten wir zusätzlich die Möglichkeit einer ossären Integration auch ohne massive Anlagerung von Spongiosa.

Zusätzlich kann durch die Fixation mit Hilfe der Attachment Plate ebenfalls eine winkelstabile Fixation des Strut-Allografts erreicht werden. Es bieten sich zahlreiche Fixationsmöglichkeiten mittels konventioneller oder winkelstabiler Schrauben an. Eine Kompromittierung der Durchblutung durch zirkuläre Cercalgen wird dadurch ebenfalls vermieden.

50   Periprothetische Fraktur bei Schultertotalprothese nach 20 Jahren idealer Funktion

R.P. Meyer, F. Moro, M. Flury

Klinischer Fall

Bei zunehmend schmerzhafter Omarthrose rechts wurde 1990 bei einer 55-jährigen Patientin an unserer Klinik eine Schultertotalprothese rechts, Typ Neer, implantiert. Der Patientin ging es in der Folge gut. Sie war beschwerdefrei und wies eine tadellose Schulterfunktion rechts auf. 18 Jahre nach Implantation der Schulterprothese meldete sich die Patientin bei uns wegen eines stechenden Schmerzes im anterolateralen Deltabereich rechts. Dieser Schmerz war plötzlich aufgetreten, war anlässlich der Untersuchung jedoch wieder weitgehend abgeklungen. Wir diagnostizierten klinisch eine Ruptur der langen Bizepssehne, sonographisch ließ sich zusätzlich eine Ruptur der Supraspinatussehne bei im Übrigen intakter Rotatorenmanschette dokumentieren. Die Position der Humeruskopfkomponente war unverändert, die Supraspinatussehnenruptur somit für die Stabilisierung der Schulter nicht von wesentlicher Bedeutung.

1 Jahr später stürzt die Patientin auf ihre rechte Seite und kontusioniert sich dabei ihren rechten Schultergürtel massiv. Die notfallmäßige Konsultation am selben Tag mit radiologischer Abklärung in einem Krankenhaus vor Ort zeigt eine mehrfragmentäre periprothetische Humerusschaftfraktur rechts bei implantierter Schulterprothese (◘ Abb. 50.1). Die Patientin wünscht die Verlegung in unsere Klinik zur Operation.

Operative Korrektur

Bei radiologisch stabilem Prothesensitz und auch intraoperativ fest sitzendem Prothesenschaft verzichten wir auf einen präoperativ diskutierten Prothesenwechsel mit langem Schaft und führen 3 Tage später die offene Reposition und Plattenosteosynthese am rechten Humerusschaft durch. In Linksseitenlage wird von einem dorsalen Zugang die Fraktur dargestellt, bei Lokalisation des N. cutaneus antebrachii posterior, des N. radialis sowie des N. axillaris. Die Fixation der Fraktur erfolgt mit einer winkelstabilen LCP-4,5-mm-Titanplatte sowie zusätzlichen 5 Kabelcerclagen des Cablesystems, 3 davon plattenabhängig (◘ Abb. 50.2).

Verlauf

Der postoperative Verlauf gestaltet sich ideal. Aus dem für 6 Wochen getragenen Schultergilet wird aktiv-assistiv physiotherapiert. Die klinische und radiologische Kontrolle 6 Wochen nach dem Eingriff zeigt stabiles Osteosynthesematerial bei beginnendem Durchbau und Zunahme der Bewegungsamplitude sowie stabilem Prothesenschaftsitz (◘ Abb. 50.3).

Die Kontrolle 4 Monate nach Intervention dokumentiert eine kräftige Kallusbildung mit weitgehender Konsolidierung des Fraktursystems (◘ Abb. 50.4). Die Schulterfunktion zeigt eine Flexion und Abduktion aktiv

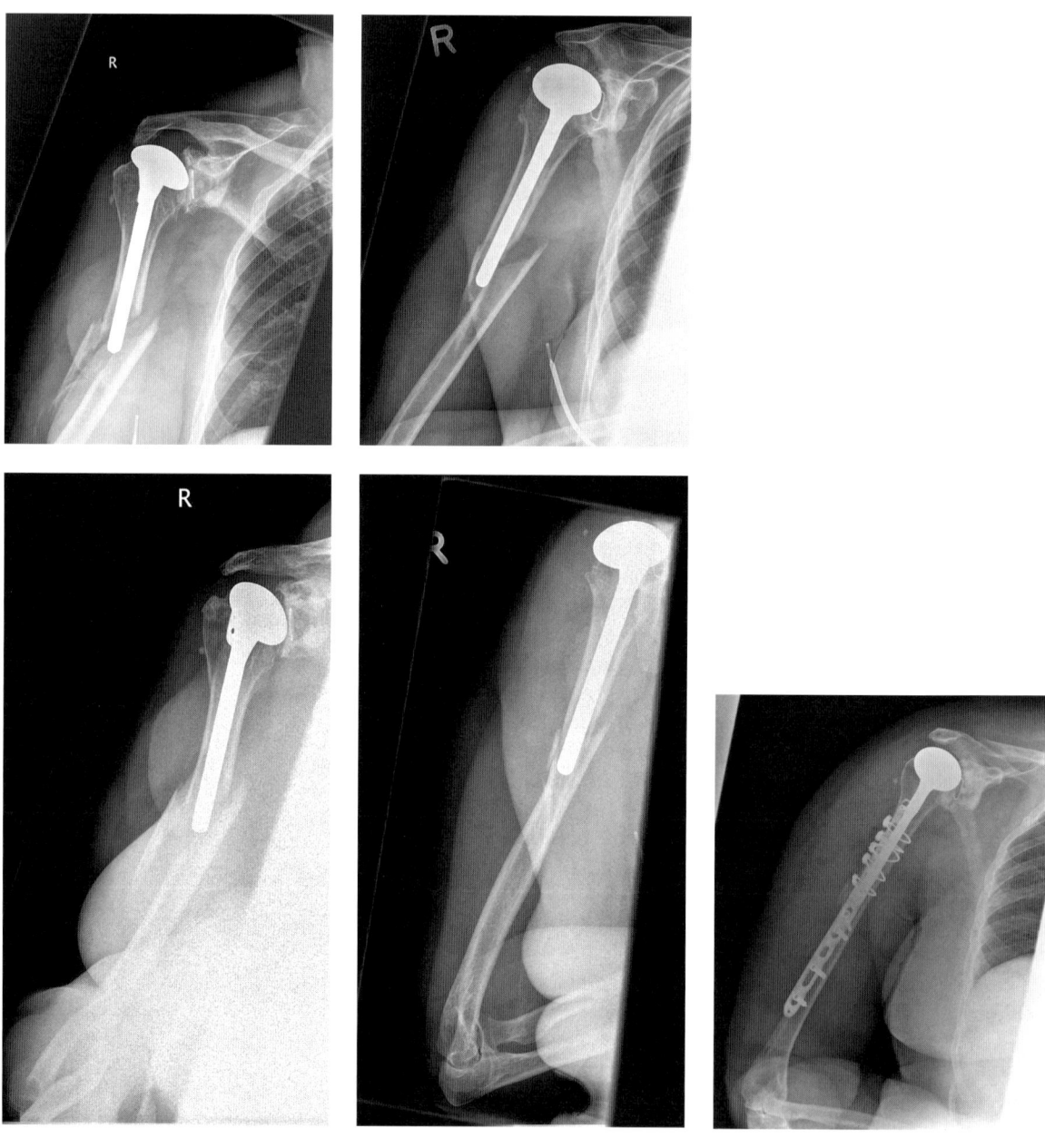

◘ Abb. 50.1   ◘ Abb. 50.2

bis 120° bei sicher durchführbarem Nacken- und Schürzengriff. Der rechte Arm darf nun nach Wunsch belastet und eingesetzt werden.

Die letzte klinische und radiologische Kontrolle findet bei uns 10 Monate nach dem Eingriff statt. Das Fraktursystem ist konsolidiert, das Osteosynthesematerial stabil. Ein leichter Hochstand der Schulterprothese bei rupturierter Supraspinatus- und Bizeps-longus-Sehne liegt vor (◘ Abb. 50.5). Die Patientin ist beschwerdefrei. Die Bewegungsamplitude ist praktisch symmetrisch (◘ Abb. 50.6). Die Abduktionskraft mit der Federwaage ergibt rechts 6 kg, links 7 kg.

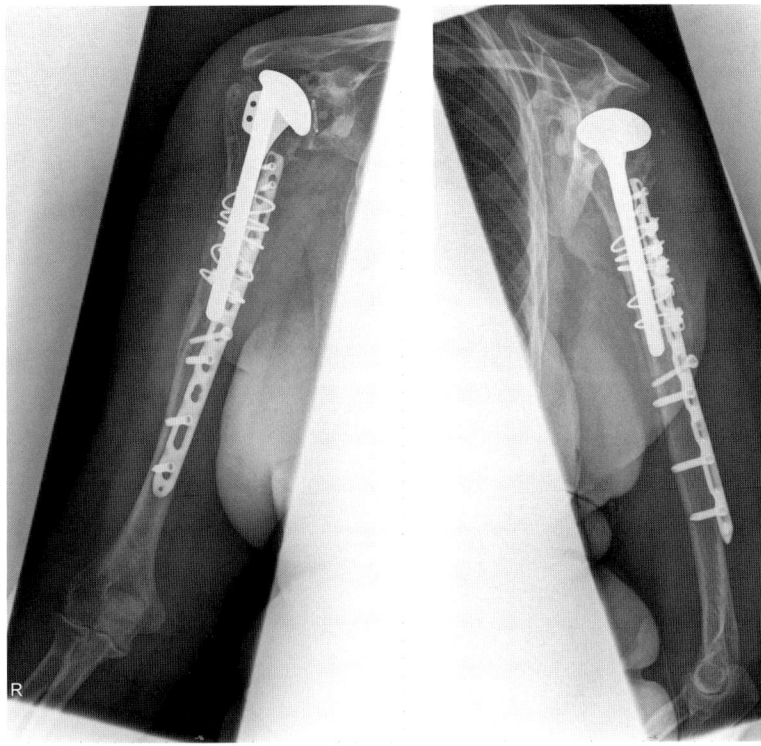

◱ Abb. 50.3

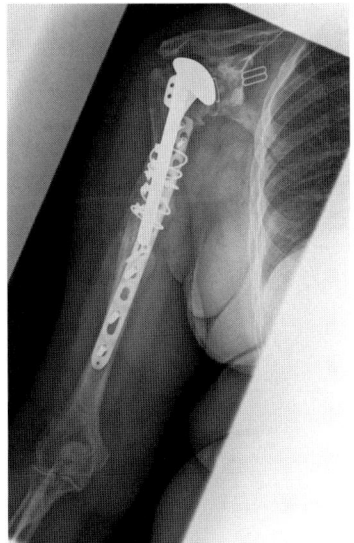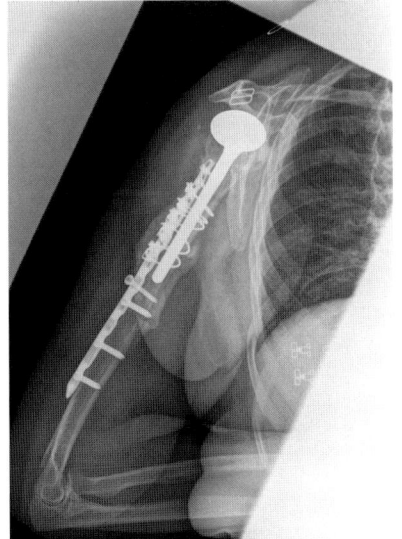

◱ Abb. 50.4

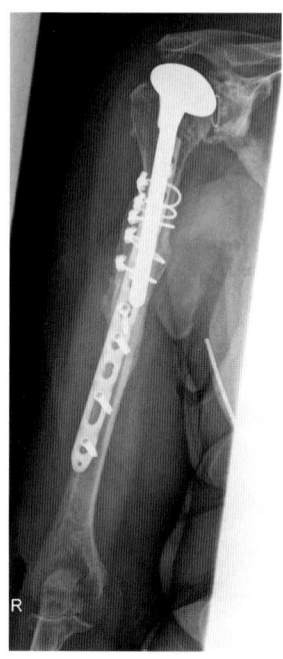

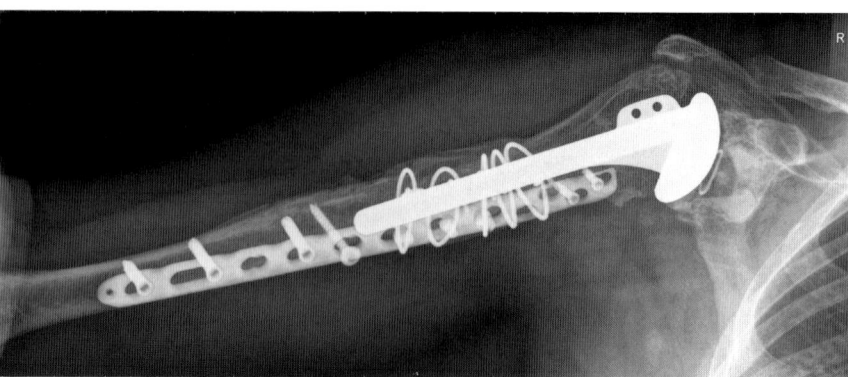

◘ Abb. 50.5

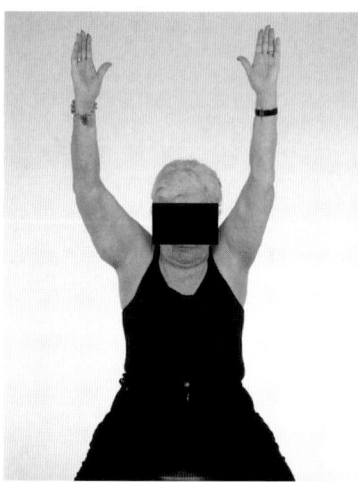
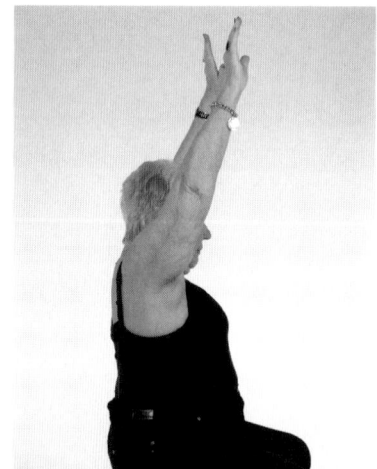
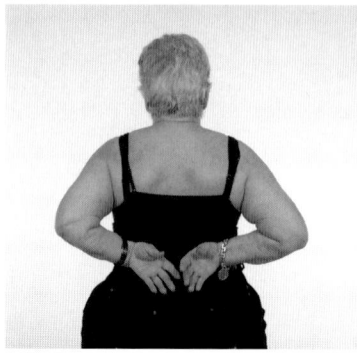
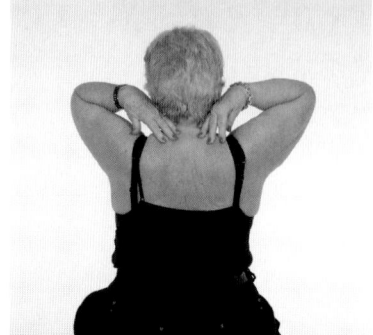

◘ Abb. 50.6

Diskussion

Bis zum Sturz mit periprothetischer Humerusschaftfraktur funktionierte die Schultertotalprothese tadellos. Auch eine Partialruptur der Rotatorenmanschette ließ das System nicht dekompensieren. Sowohl radiologisch präoperativ wie auch intraoperativ zeigte sich ein stabiler Prothesenschaftsitz. Die zementfreien Schaftverhältnisse sprachen zusätzlich gegen einen Prothesenwechsel auf einen langen Schaft.

Der postoperative Verlauf bestätigte in der Folge das von uns gewählte operative Vorgehen. Die Osteosynthese führte zu einer raschen Frakturkonsolidierung. Der Status quo ante trat 10 Monate nach der Intervention ein. Ob es bei dieser heute 75-jährigen Frau zu einem späteren Dekompensieren der Rotatorenmanschettenfunktion kommt, wird der Verlauf zeigen. Ein Wechsel auf ein inverses Schulterprothesensystem wäre dann die Therapie der Wahl.

51 Traumatisiertes, instabiles Os acromiale

R.P. Meyer, H.K. Schwyzer

Klinischer Fall

Ein Hochleistungsathlet stürzt im Juni 2005 beim Krafttraining auf den rechten extendierten, abduzierten Arm. Er traumatisiert sich dabei das AC-Gelenk sowie ein bereits bekanntes Os acromiale rechts. Wegen persistierender Schmerzen beim Training meldet sich der Patient 3 Wochen später in unserer Klinik. Die Untersuchung zeigt folgende Befunde: Das laterale Claviculaende ist druckdolent, das AC-Gelenk ist stabil. Eine diskrete Druckdolenz findet sich auch im Bereich der Pseudarthrose des Os acromiale. Radiologisch ist das AC-Gelenk stabil. Das Os acromiale vom Typ Mesoacromion stellt sich unauffällig dar (◘ Abb. 51.1). In Anbetracht des hohen Anforderungsprofils dieses Spitzensportlers werden zusätzlich eine CT-Untersuchung sowie ein Nativ-MRI der rechten Schulter durchgeführt. Das Os acromiale steht à niveau mit der lateralen Clavicula. Die Rotatorenmanschette ist intakt bei leichter Einengung des Subacromialraumes unter dem lateralen Os acromiale ventral. Eine konservative Therapie mit Ostenil-Infiltrationen ins AC-Gelenk und Reduktion der sportlichen Aktivität wird eingeleitet. Regelmäßige Kontrollen finden statt. Wegen persistierender Beschwerden wird 2 ½ Monate später die Arthro-MRI-Untersuchung wiederholt. Diese zeigt eine deutlich vermehrte Aktivierung des Os acromiale sowie eine kleine posterokraniale SLAP-Läsion. In Anbetracht der anhaltenden Schmerzen mit deutlicher Einschränkung der sportlichen Aktivität wird die Indikation zur Operation gestellt.

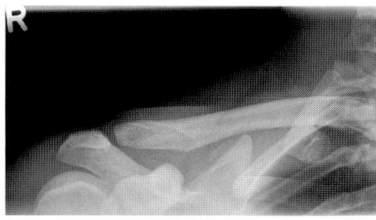
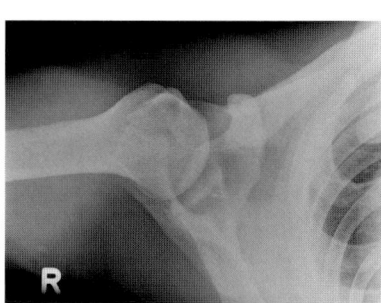
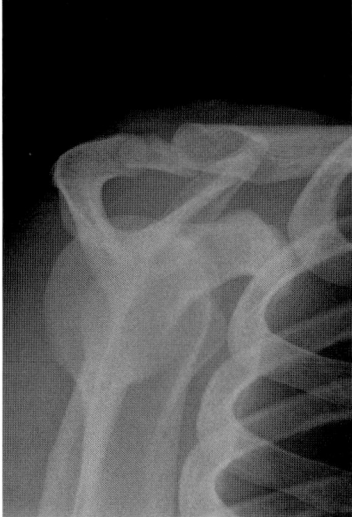

◘ Abb. 51.1

Operative Korrektur

Der Eingriff erfolgt eine gute Woche später. In Narkose ist das Os acromiale deutlich federnd instabil. Die Arthroskopie zeigt eine Auffaserung des posterokranialen Limbus mit radiärem Einriss in Position 11:00 Uhr. Der Bizepsanker ist nicht destabilisiert. Die Rotatorenmanschette ist allseits intakt. Der Limbus wird mit dem Shaver posterokranial geglättet.

Mit kurzer Saber-cut-Inzision wird nun über dem Os acromiale eingegangen. Das vordere Acromion mit AC-Gelenk wird subkutan dargestellt. Das Mesoacromion ist instabil. Das Pseudogelenk wird kranial und kaudal eröffnet, die Gelenkfläche mit dem Klingenmeißel angefrischt. Nach provisorischer Fixation des Os acromiale mit 2 Kirschner-Drähten werden 2 kanülierte 3,5er-Schrauben von anterior nach posterior eingebracht. Das Os acromiale kommt dabei unter gute Kompression. Zur Sicherung wird zusätzlich eine Drahtcerclage durch die beiden kanülierten Schrauben eingeführt. Die Fixation des Os acromiale ist stabil. Die Röntgenkontrolle zeigt die korrekte Schrauben- und Cerclagelage (◘ Abb. 51.2).

Verlauf

Ein Orthogilet wird für 6 Wochen getragen. Die nicht belastete Mobilisation passiv und aktiv bis zur Horizontalen ist erlaubt. 6 Wochen postoperativ ist der Patient weitgehend beschwerdefrei. Flexion/Elevation/Abduktion sind aktiv bis zur Horizontalen möglich. Die Röntgenbilder dokumentieren einen korrekten Sitz des Osteosynthesematerials. Das Os acromiale ist in korrekter Position ohne Gap (◘ Abb. 51.3). 3 Monate nach dem Eingriff ist die Schulterbeweglichkeit frei. Radiologisch ist das Os acromiale weitgehend durchgebaut (◘ Abb. 51.4). 4 Monate nach Intervention klagt der Patient noch über eine Druckdolenz im Bereich der Schraubenspitzen am Acromion dorsal. Bei freier Schulterbeweglichkeit ist radiologisch das Os acromiale

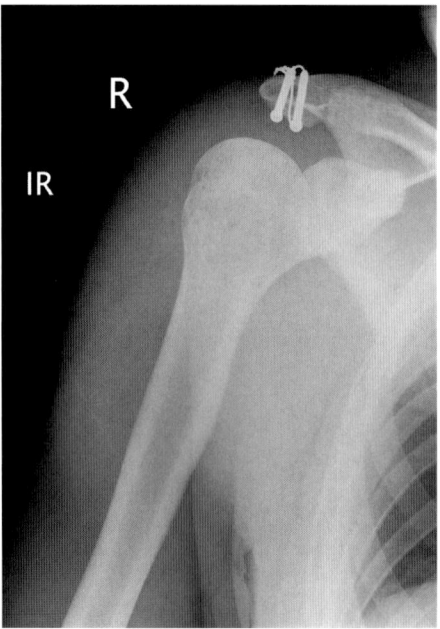

◘ Abb. 51.2

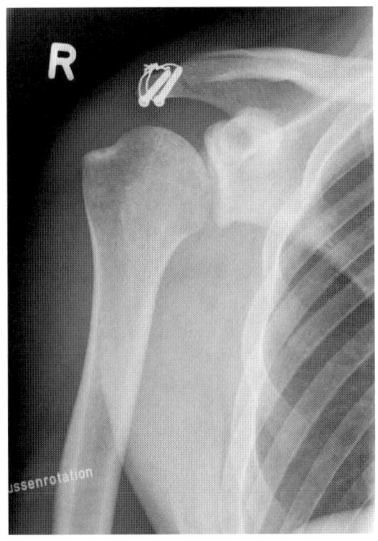
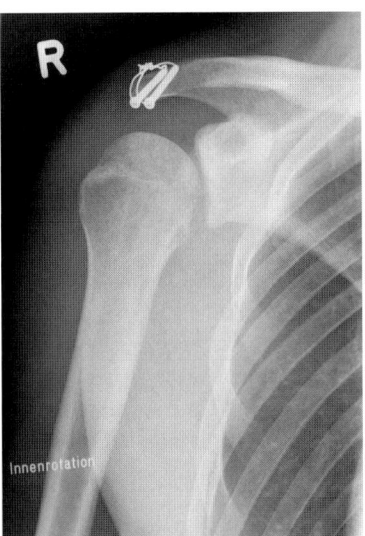

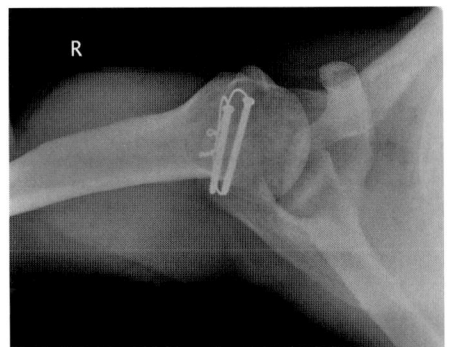
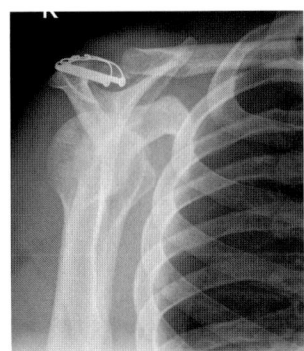
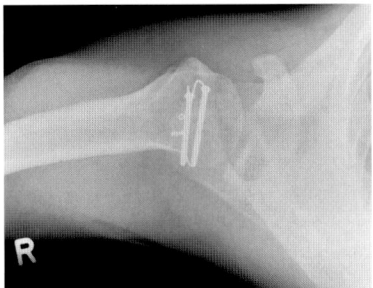

◻ Abb. 51.3

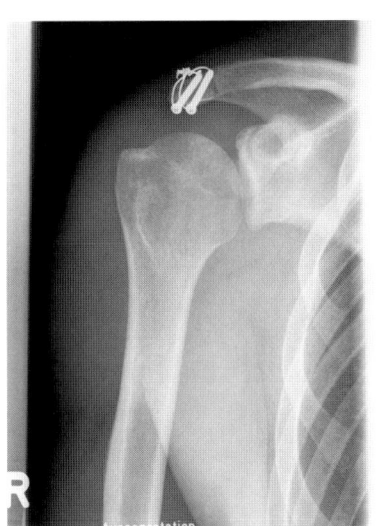
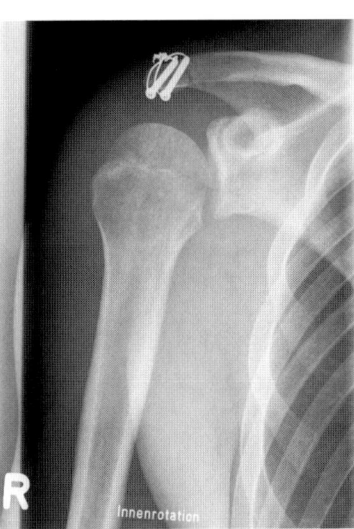
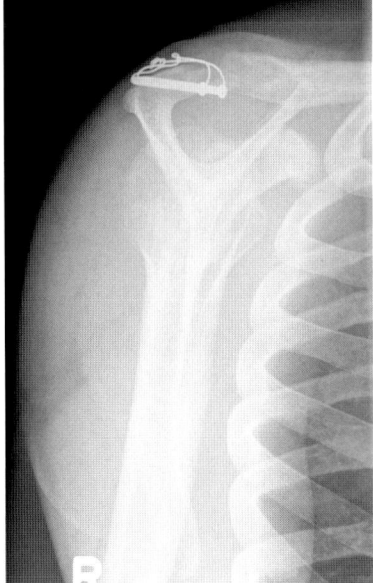

◻ Abb. 51.4

ossär konsolidiert (◘ Abb. 51.5). Die Metallentfernung erfolgt 4 Monate nach dem Eingriff. 1 Monat nach Entfernung des Osteosynthesematerials wird bei Beschwerdefreiheit und symmetrischer Schulterbeweglichkeit anhand von konventionellen Röntgenbildern sowie mit Computertomographie die volle Konsolidierung des Os acromiale gesichert (◘ Abb. 51.6) und dem Patienten die Wiederaufnahme des Trainings erlaubt.

Diskussion

Das Os acromiale ist ein kapriziöses Gebilde. Oft findet es sich als Zufallsbefund. Nach Traumatisierung können jedoch Schulterschmerzen durch ein Os acromiale ausgelöst und unterhalten werden. Es ist aber ein subtiles diagnostisches Vorgehen notwendig, um die Schmerzursache sicher auf das Os acromiale zurückführen zu können. Mit der MRI-Untersuchung haben wir eine gute Methode zur Bestätigung einer Traumatisierung. Bei sportlich belasteten Schultergelenken ist die osteosynthetische Stabilisierung meist die einzige Erfolg versprechende Therapie, was auch unser Fall bestätigt.

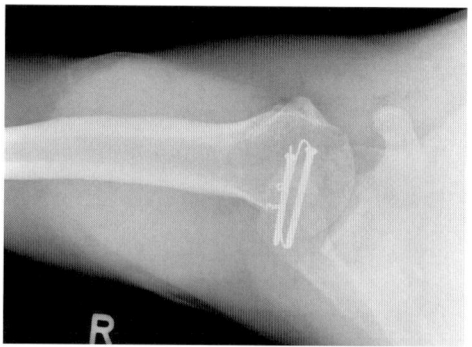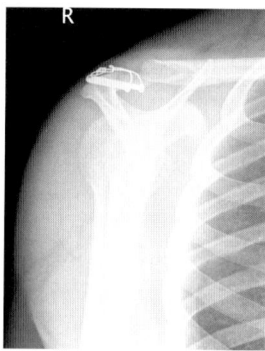

◘ Abb. 51.5

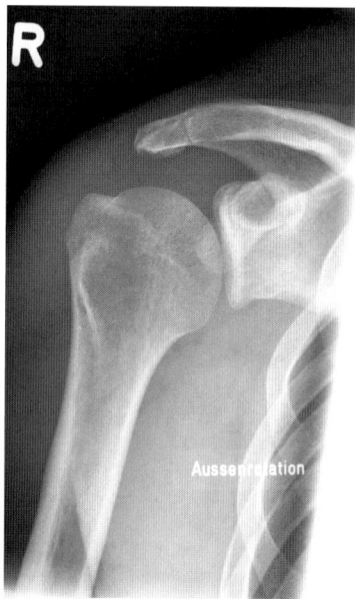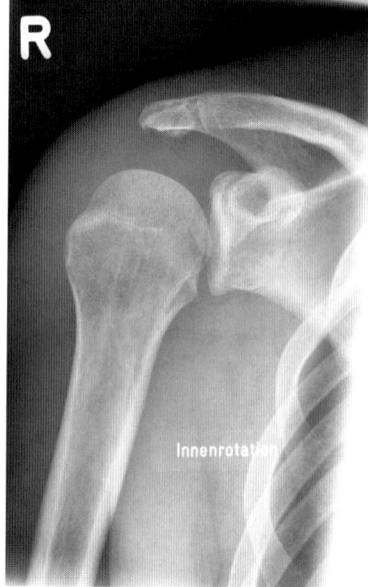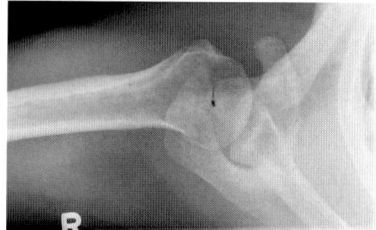

◘ Abb. 51.6

52 Traumatischer Abriss des M. pectoralis major am proximalen Humerus

R.P. Meyer, H.K. Schwyzer

Klinischer Fall

Ein heute 41-jähriger Mann war früher in der Leichtathletik als Spitzensportler aktiv. Eine laterale Claviculafraktur links wurde 2001 mit Plattenosteosynthese versorgt. Der Patient war in der Folge von Seiten seiner linken Schulter beschwerdefrei.

8 Jahre später erfolgt bei einem Beinahesturz beim Skilaufen eine brüske Abduktions-/Außenrotationsbewegung des linken Armes. Ein stechender Schmerz tritt im Schulterbereich ventral links auf. Der Patient meldet sich einen Tag später in unserer Klinik wegen persistierender Schmerzen im Pektoralismuskelbereich links. Die klinische Untersuchung zeigt eine fehlende vordere Axillarfalte links. Der M. pectoralis major links ist druckdolent im Vergleich zu rechts. Die Bizepszeichen sind negativ. Die Schultergelenkbeweglichkeit links ist frei. Es findet sich eine Hämatomverfärbung am Humerus ventral. Sonographisch bestätigt sich die Diagnose einer insertionsnahen Ruptur des M. pectoralis major links. Zusätzlich wird ein MRI durchgeführt zum Ausschluss einer intramuskulären Ruptur, wobei dies aufgrund des klinischen Befundes eher unwahrscheinlich ist. Das MRI dokumentiert dann den vollständigen Abriss des M. pectoralis major an seiner Insertionsstelle (vergl. ◘ Abb. 52.1). Die Indikation zur transossären Refixation ist gegeben.

Operative Korrektur

Die Operation erfolgt 2 Tage nach dem Unfallereignis. Über einen kurzen deltoideopektoralen Zugang links wird die Insertionsstelle des Pectoralis unmittelbar lateral der langen Bizepssehne dargestellt. Es bestätigt sich der frische, vollständige Ausriss des Pectoralis mit entsprechender Retraktion von 5 bis 8 cm. Nach Anfrischen der Insertionsstelle und Setzen von 5 Mitek-

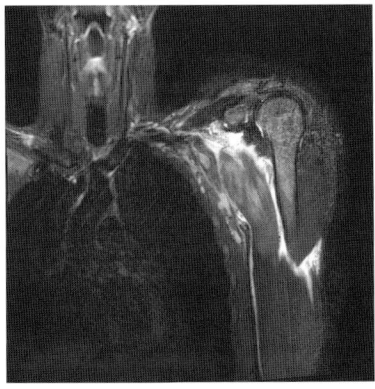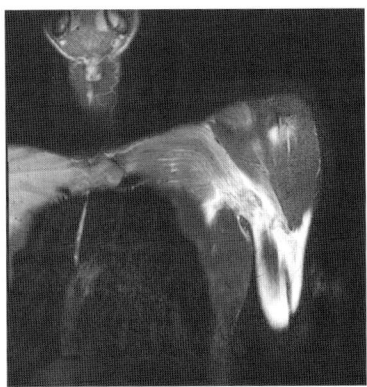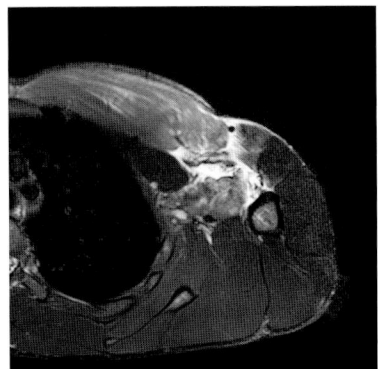

◘ Abb. 52.1

Ankern wird die Sehne mit 5 2er-Fiber-Wire-Fadenpaaren an anatomischer Stelle refixiert (☐ Abb. 52.2). Intraoperativ ist eine Außenrotation von 30° bis 40° mit gutem Anspannen des relaxierten Muskels möglich. Physiotherapeutisch geführte Rehabilitation postoperativ aus dem Orthogilet heraus wird in den ersten 6 Wochen verordnet. Die Mobilisation der linken Schulter bis Neutralrotation ist gestattet ohne aktive Außen-/Innenrotation.

Verlauf

Die erste postoperative Kontrolle nach 6 Wochen zeigt ein symmetrisches Muskelrelief des M. pectoralis major. Die Bewegungsamplitude der linken Schulter beträgt Flexion/Elevation 145°, Außenrotation 30° bei sicher durchführbarem Nackengriff. Die Physiotherapie wird weitergeführt, vorerst noch ohne Belastung des M. pectoralis major. Dieser darf jedoch zunehmend aufgedehnt werden. Bei der Kontrolle 3 Monate nach dem Eingriff ist die Schultergelenkbeweglichkeit seitengleich. Das Muskelrelief des M. pectoralis major ist optisch und palpatorisch symmetrisch. Der Patient ist beschwerdefrei. Ein weiterer Kraftaufbau unter physiotherapeutischer Aufsicht ist vorgesehen. Aufgrund des günstigen Verlaufes sind keine weiteren Kontrollen mehr notwendig. Die volle sportliche Belastbarkeit ist 6 Monate nach dem Eingriff wieder möglich.

Diskussion

Im vorliegenden Fall konnte bei einem hochmotivierten früheren Spitzensportler ein frischer M.-pectoralis-major-Abriss unter optimalen Voraussetzungen 2 Tage nach dem Unfall chirurgisch saniert werden. Der zeitlich und klinisch ideale Heilungsverlauf bestätigt das Konzept der frühzeitigen Intervention mit funktioneller Nachsorge. Wichtig ist die präzise präoperative Diagnostik mit Ultraschall und MRI. Es muss streng unterschieden werden zwischen einem isolierten Sehnenausriss an der Insertion und dem seltenen muskulären Riss des M. pectoralis major. In der Regel findet sich beim Sehnenausriss ein Hämatom am Oberarm ventral, beim muskulären Riss jedoch ein Hämatom pektoral. Die rein muskuläre Läsion kann und darf chirurgisch nicht angegangen werden.

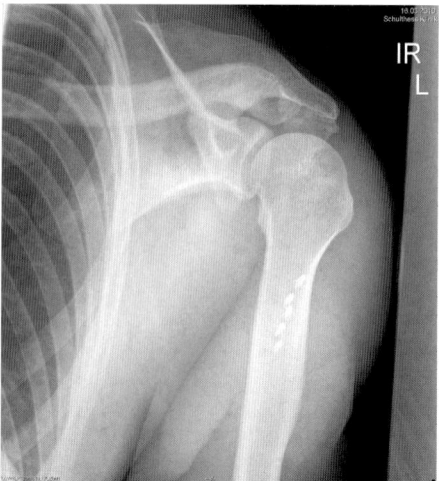

☐ Abb. 52.2

53 Traumatischer Abriss des M. pectoralis major am proximalen Humerus

R.P. Meyer, H.K. Schwyzer, F. Moro

Klinischer Fall

Ein 45-jähriger Mann stürzt im März 2009 beim Skilaufen auf die linke Seite. Dabei wird der linke Arm in Abduktion/Elevation/Außenrotation gezerrt. Es treten rasch Schmerzen im linken Schultergürtel auf. Die Abfahrt kann noch absolviert werden. Ein Stockeinsatz links ist kaum mehr möglich. In der Folge entwickelt sich ein ausgedehntes Hämatom am linken Oberarm. Der Hausarzt behandelt physiotherapeutisch mit gutem Effekt. Bei weitgehender Beschwerdefreiheit wird der Patient mit Verdacht auf Schulterinstabilität knapp 3 Monate später an uns überwiesen.

Bei schmerzfreier, seitengleicher Schulterbeweglichkeit sowie klinisch und sonographisch intakter Rotatorenmanschette beidseits zeigt sich eine eindrückliche Asymmetrie beim Anspannen des M. pectoralis major links im Vergleich zur Gegenseite. Das linke AC-Gelenk ist etwas prominenter als rechts mit leichter Druckdolenz. Die radiologische Abklärung der linken Schulter dokumentiert eine diskrete Subluxation des AC-Gelenks bei im Übrigen unauffälliger Skelettsituation (☉ Abb. 53.1). Die Arthro-MRI-Untersuchung bestätigt den humeralen Abriss des M. pectoralis major (☉ Abb. 53.2). Bei der Erstkonsultation empfehlen wir dem Patienten die Refixation des M. pectoralis major. Es handelt sich um einen kleinen

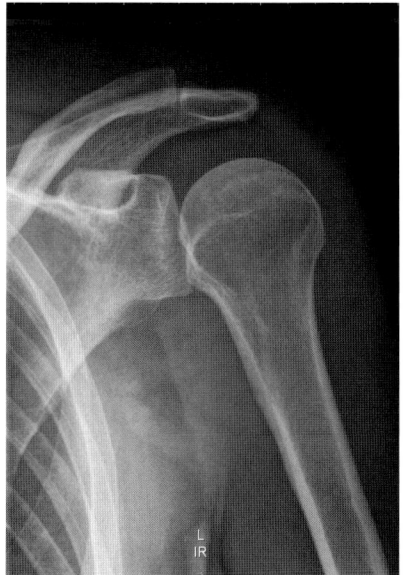
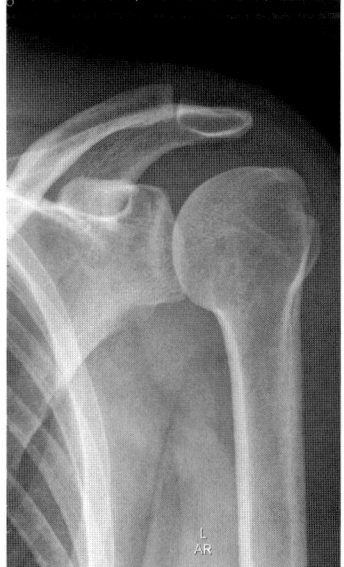
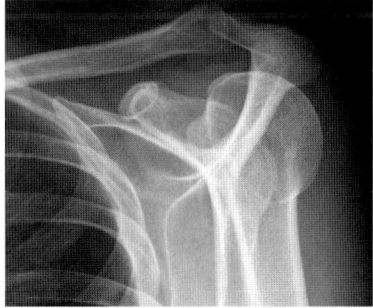
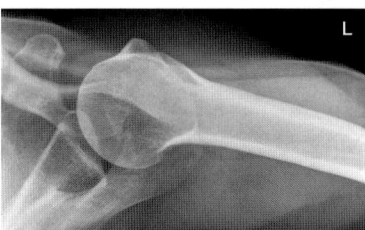

☉ Abb. 53.1

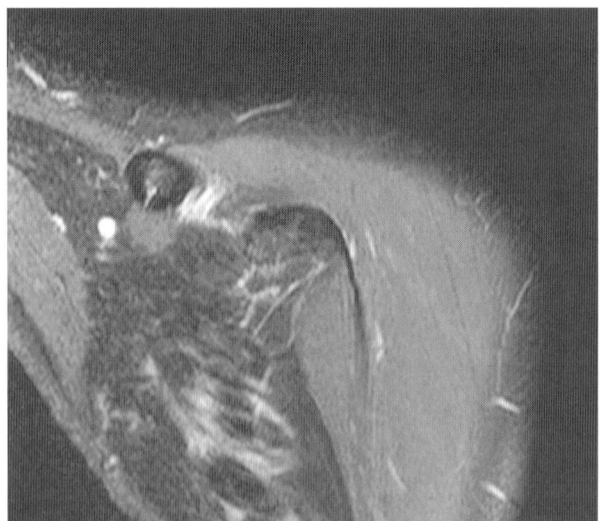
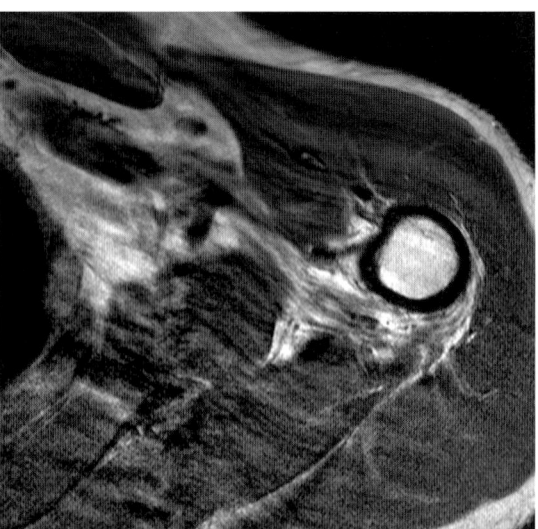

◨ Abb. 53.2

Eingriff mit guter Prognose. Bei längerem Abwarten wird das technische Vorgehen durch Muskelretraktion und narbige Veränderungen erschwert resp. die Prognose durch zunehmende, fettige Muskeldegeneration verschlechtert. Bei aktueller Beschwerdefreiheit kann sich der Patient jedoch für ein operatives Vorgehen nicht entscheiden. Einen Monat später meldet sich der Patient nochmals zu einer Konsultation und wünscht nun den Eingriff raschmöglichst.

Operative Korrektur

Die Operation erfolgt nach 6 Tagen. Über einen deltoideopektoralen Zugang wird bei erheblicher narbiger Alteration im Bereich des Pectoralisausrisses die Insertionsstelle unmittelbar lateral des Sulcus bicipitalis am proximalen Humerus freigelegt. Die Retraktion des ausgerissenen M.-pectoralis-Ansatzes beträgt ca. 4 cm. Nach vollständiger Mobilisation des Muskels und Anfrischen der Insertionsstelle kann die rupturierte Pectoralissehne mit 2 Super-Mitek-Ankern unmittelbar lateral der Bizepssehne refixiert werden. Eine abduzierte Außenrotation von 45° ist intraoperativ bei stabiler Fixation problemlos möglich. Die postoperative Nachsorge mit physiotherapeutisch geführter Remobilisation erfolgt aus dem Orthogilet, das im Wechsel mit Mitella 6 Wochen getragen wird. Aktive Innenrotation sowie forcierte Außenrotation sind in den ersten 6 Wochen postoperativ nicht gestattet.

Verlauf

Bei der ersten postoperativen Kontrolle nach 6 Wochen zeigt sich palpatorisch eine korrekte M.-pectoralis-major-Struktur links. Eine aktive Flexion/Elevation/Abduktion der linken Schulter über die Horizontale hinaus ist möglich, ebenso der Nackengriff und Schürzengriff bis gut glutaeal. Die Physiotherapie kann nun aktiv-assistiv durchgeführt werden. Eine weitere klinische Kontrolle 3 Monate nach Refixation ergibt eine aktive Flexion/Elevation/Abduktion von 150° bis 160° bei sicher durchführbarem Nackengriff.

Der Schürzengriff ist bis zur unteren BWS möglich. Es ist eine gute symmetrische Konturierung des M. pectoralis major erkennbar. Die Physiotherapie wird als Kräftigung noch begleitend weitergeführt. 6 Monate nach dem Eingriff zeigt sich subjektiv und objektiv eine weitgehende Restitution. Die Schulterbeweglichkeit ist symmetrisch und frei. Die M.-pectoralis-major-Sehne links spannt sich palpatorisch gut an. Die Physiotherapie wird sistiert, weitere Kontrollen sind nicht mehr geplant.

Diskussion

Bei akutem oder subakutem Abriss des M. pectoralis major empfehlen wir die raschmöglichste operative Refixation. Es ist bei guter Compliance mit einer weitgehenden Restitution zu rechnen. Bei allzu langem Abwarten oder veralteter Avulsion wird die Prognose zunehmend fraglich. Durch narbige Alteration und massive Retraktion des Muskels wird der Eingriff technisch schwierig, eine korrekte Refixation möglicherweise nicht mehr durchführbar. Durch die über längere Zeit wegfallende Muskelvorspannung nimmt die fettige Muskeldegeneration zu, mit entsprechend schlechter Muskelfunktion auch bei korrekter Refixation.

54   Schmerzhafte, rezidivierende Einblutungen ins Schultergelenk unter Antikoagulation bei Cuff-Arthropathie

R.P. Meyer, H.K. Schwyzer

Klinischer Fall

Ein 81-jähriger Mann leidet seit Jahren an einer Cuff-Arthropathie im rechten Schultergelenk. Zuletzt bestand eine Pseudoparalyse. In den letzten Wochen kommt es nun unter Plavix nach jeweils nur geringen Schulterbewegungen zu Einblutungen in die rechte Schulter mit massiven Schmerzen. Diese können nur mit Morphinpräparaten beherrscht werden. Mehrfach wird der Hämarthros im Krankenhaus am Wohnort des Patienten abpunktiert. Die Plavixmedikation wird sistiert und durch Fraxiparine ersetzt. Zur Besprechung des weiteren Vorgehens wird der Patient in unsere Klinik verlegt. Klinisch findet sich an der rechten Schulter ein in den Oberarm auslaufendes Hämatom. Eine Pseudoparalyse liegt vor. Radiologisch zeigt sich eine massive Cuff-Arthropathie mit glenohumeraler Arthrose und subacromialem Nearthros (◘ Abb. 54.1). Im Arthro-MRI wird der Verdacht auf pigmentierte vilonoduläre Synovitis geäußert. Die Rotatorenmanschette ist komplex rupturiert. Die Indikation zur Revision der rechten Schulter mit Hämatomausräumung und Implantation einer inversen Schulterprothese ist gegeben.

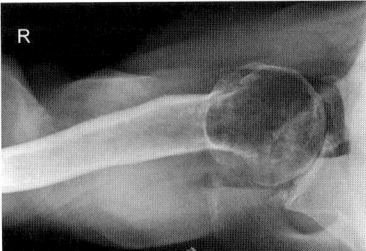

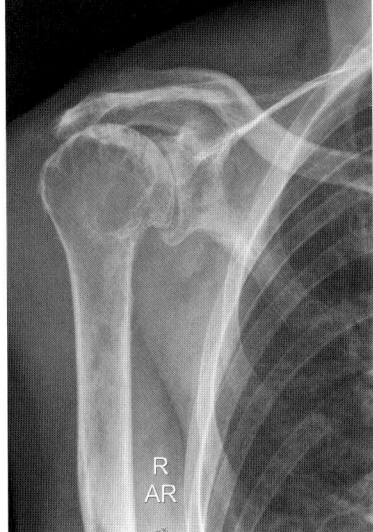

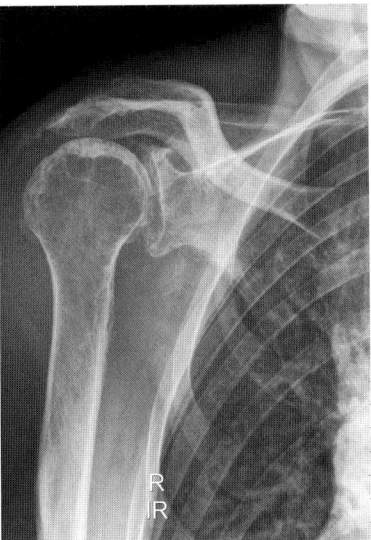

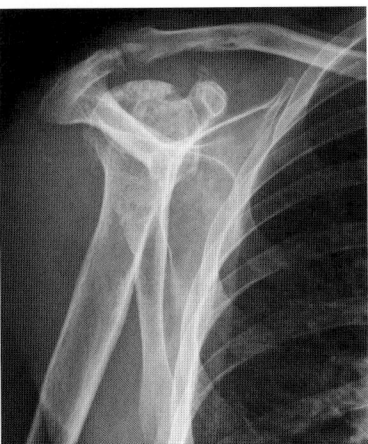

◘ Abb. 54.1

Operative Korrektur

Der Eingriff erfolgt im Oktober 2008. Durch eine deltoideopektorale Inzision wird auf die Subscapularissehne eingegangen. Diese ist zerschlissen, jedoch noch knapp in Kontinuität erhalten. Die Sehne wird mit Haltefäden angeschlungen, die Kapsel ventral eröffnet. Es finden sich massivste Koagula im Gelenk sowie in der Bursa bei vollständigem Rotatorenmanschettendefekt. Die Koagula werden entfernt. Es zeigen sich keine Hinweise für eine Synovitis vilonodulosa pigmentosa. Das Glenoid ist kranial ausgewalzt mit 4 mm tiefem Knochendefekt. Nach Freilegen und Präparation des Glenoids kann bei suffizientem Knochenlager die Base Plate autostabil montiert werden. Die exzentrische Glénosphère wird in posterokaudaler Exzentrizität eingebracht. Nach Darstellen des proximalen Humerus und nach Kontrolle mit einem Probeschaft wird der definitive Schaft auf gewünschter Höhe rotationsstabil implantiert. Es besteht die gewünschte Spannung. Die Subscapularissehne wird transossär refixiert.

Verlauf

Ein Orthogilet wird nachts für 3 Wochen getragen. Die Physiotherapie erfolgt ab dem erstem postoperativem Tag. 6 Wochen nach dem Eingriff ist der Patient weitgehend beschwerdefrei. Die aktive Flexion/Elevation beträgt 120° bei sicher durchführbarem Nacken- und Schürzengriff. Radiologisch zeigt sich ein korrekter Sitz der Prothesenkomponenten bei guter glenohumeraler Zentrierung (◗ Abb. 54.2). 3 Monate postoperativ ist eine praktisch symmetrische Schulterbeweglichkeit erreicht. 1 Jahr nach der Operation ist der Patient subjektiv zufrieden. Die Schulterbeweglichkeit ist symmetrisch, ebenso die Kraft für die Abduktion mit 5,5 kg. Die Röntgenkontrolle dokumentiert den

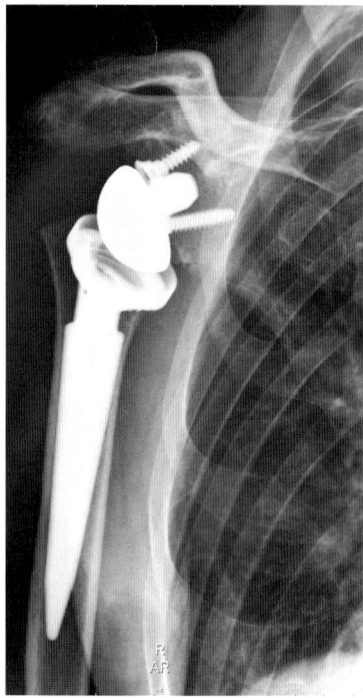
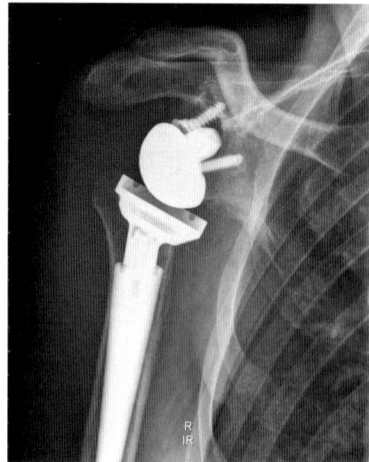
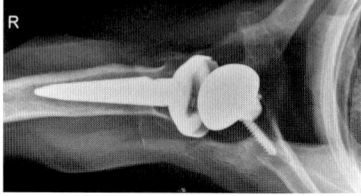

◗ Abb. 54.2

festen, korrekten Sitz der Prothesenkomponenten (◼ Abb. 54.3). Spezifische Maßnahmen sind nicht mehr notwendig. Die weiteren Kontrollen erfolgen im Rahmen der Kunstgelenknachsorge, das nächste Mal in einem Jahr.

Diskussion

In der hier vorliegenden Alterskategorie sind Patienten mit ausgeprägter Cuff-Arthropathie aus verschiedenen Gründen nicht selten antikoaguliert. Durch einreißende Adhäsionen oder aber auch durch simple Friktionen subacromial und glenohumeral können rezidivierende Einblutungen auftreten. Diese sind weder durch Punktion noch durch Hämostase unter arthroskopischer Sicht erfolgreich therapierbar. Die einzig kurative Behandlung besteht in der Implantation einer inversen Schulterprothese.

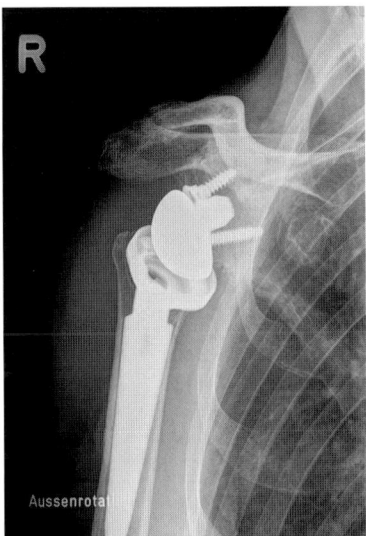 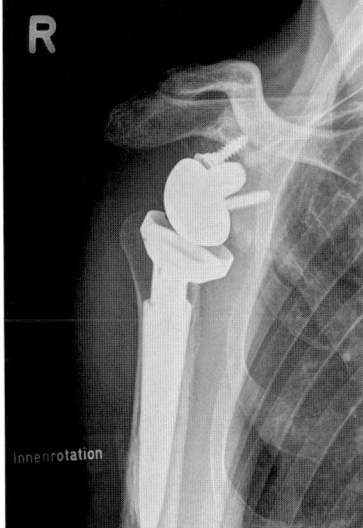 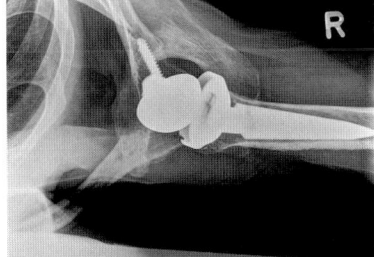

◼ Abb. 54.3

Nachwort

Plädoyer für eine differenzierte, hochspezialisierte Extremitätenchirurgie

Wenn Sie die 54 hier vorgelegten Fallverläufe nun in Ihrem Kopf Revue passieren lassen, realisieren Sie, wie schwierig die operativen Indikationsstellungen häufig sind und wie oft es bloß an dem berühmten dünnen Faden hängt, ob der Verlauf ins Gute oder ins Negative kippt.

Nehmen wir die berüchtigten 4-Segment-Frakturen am proximalen Humerus. Auch in den Händen des spezialisierten Schulterchirurgen ist dieser Frakturtyp eine Herausforderung. Allzu häufig wird bei diesen Fällen eine Hemiprothese implantiert, oft auch ohne Berücksichtigung des Rotatorenmanschettenzustands. Ein Zweiteingriff unter erschwerten Bedingungen mit Prothesenwechsel ist die unweigerliche Folge. Auch bei 4-Segment-Frakturen sollte, selbst in fortgeschrittenem Alter, nach Möglichkeit eine Osteosynthese geplant werden. Eine Notfallsituation stellt dieser Frakturtyp selten dar. Es können somit der Eingriff in Ruhe geplant und die entsprechenden Spezialisten als Team hinzugezogen werden. Auch der Transfer in eine Spezialklinik ist keine Schande.

Für viele Allroundchirurgen ist der Marknagel bei Humerusschaftfrakturen zum Allheilmittel geworden – das ist er zweifellos nicht. Rotationsfehler, iatrogene Rotatorenmanschettenschäden bei anterograd eingebrachtem Nagel, auch Pseudarthrosen verlangen nur allzu häufig nach Revisionseingriffen.

AC-Luxationen können heute arthroskopisch angegangen werden.

Die Schulterluxationen, das heißt das weite Spektrum der glenohumeralen Instabiltäten, gehören heute in die Hand des arthroskopisch versierten Schulterchirurgen.

Sollte diese differenzierte Spezialisierung in der Schultertraumatologie den Allgemeinchirurgen zu weit gehen, wird der Patient selbst die Differenzierung vornehmen. Hier steht nicht das Problem der Zweiklassenmedizin zur Diskussion, sondern die weitsichtige Planung einer spezifischen Ausbildung unserer orthopädischen Chirurgen in Orthopädie und Traumatologie.

R.P. Meyer
F. Moro
H.K. Schwyzer
B.R. Simmen

Printing and Binding: Stürtz GmbH, Würzburg